Michel Schiff

Das Gedächtnis des Wassers

Michel Schiff

Das Gedächtnis des Wassers

Homöopathie und ein spektakulärer Fall von Wissenschaftszensur

Aus dem Englischen von Michael Zillgitt

Zweitausendeins

Deutsche Erstausgabe.
1. Auflage, April 1997.
2. Auflage, Juni 1997.

Die Originalausgabe erschien 1994 unter dem Titel *Un cas de censure dans la science. L'affaire de la mémoire de l'eau* bei Albin Michel, Paris.
Die deutsche Ausgabe ist die Übersetzung der englischen Ausgabe, die 1995 unter dem Titel *The Memory of Water. Homoeopathy and the Battle of Ideas in the New Science* bei HarperCollins Publishers erschienen ist. Diese wurde vom Autor vom Französischen ins Englische übertragen, durchgesehen und erweitert.

Anmerkung des Verlages. In diesem Buch werden die Ergebnisse von Tierversuchen zitiert, durch die wissenschaftliche Hypothesen plausibler gemacht oder »verifiziert« werden sollen. Wir meinen, daß wissenschaftliche Forschung auf Tierversuche verzichten kann und muß. Tiere Leiden auszusetzen, ist schrecklich. Wir lehnen Tierversuche aus ethischen Gründen ab.

Lektorat Ekkehard Kunze und Martin Weinmann, (Büro W, Wiesbaden).
Umschlagfoto Ross M. Horowitz/The Image Bank.
Umschlaglayout Sabine Kauf.
Herstellung Dieter Kohler & Bernd Leberfinger, Nördlingen.
Druck Buch- und Offsetdruckerei Wagner GmbH, Nördlingen.
Gebunden bei G. Lachenmaier, Reutlingen.
Printed in Germany.

Dieses Buch gibt es nur bei Zweitausendeins
im Versand (Postfach, D-60381 Frankfurt am Main,
Telefon 01805-23 2001, Fax 01805-24 2001)
oder in den Zweitausendeins-Läden in Berlin, Düsseldorf,
Essen, Frankfurt, Freiburg, Hamburg, Köln, München,
Nürnberg, Saarbrücken, Stuttgart.

In der Schweiz über buch 2000, Postfach 89, CH-8910 Affoltern a. A.

ISBN 3-86150-220-8

Inhalt

Anhang

Vorwort
von J. Benveniste

Als ich gefragt wurde, ob ich ein Vorwort zur englischen Ausgabe von Michel Schiffs Buch *Un cas de censure dans la science. L'affaire de la mémoire de l'eau* schreiben wolle, war mein erster Impuls, abzulehnen; es war schon genug von »Benveniste« darin. Aber dann überzeugte mich der Autor davon, daß es die Leser interessieren könnte, was ich zu den Ansichten eines Außenstehenden über meine eigenen Arbeiten zu sagen habe. So stimmte ich zu. Als es soweit war, dieses Vorwort abzufassen, wollte ich zunächst nicht das kommentieren, was im Buch steht, sondern das, was fehlt. Bei der Lektüre des Manuskripts glaubte ich anfangs, ich sei gar nicht so sehr an der Schilderung der Ereignisse interessiert, die ich eigentlich besser kennen sollte als jeder andere. Zu meiner Überraschung war das aber nicht der Fall. Mir wurde klar, daß ich nicht nur viele Episoden vergessen hatte, sondern auch, daß Michel Schiff aufgrund seines besonderen Standpunkts als externer Beobachter und seiner Kenntnisse auf dem Gebiet der Wissenschaftssoziologie viele Aspekte der Auseinandersetzung bemerkt hatte, die den täglich involvierten Personen entgangen waren, auch mir selbst. Außerdem brachte er etwas ans Tageslicht, was wir zwar irgendwie wußten, aber nicht präzisieren konnten: die ungeheure Anzahl der blind oder offen durchgeführten Versuche mit positiven Ergebnissen. Die beiden Experimentgruppen, das heißt die Versuche mit den hohen Verdünnungen sowie die Übertragungsexperimente, wurden zum Kernpunkt der Kontroverse.

Im Manuskript des vorliegenden Buches fand ich meine Erwartungen bestätigt. Der eine Aspekt ist eine exakte Diagnose des Widerstands der wissenschaftlichen Gemeinschaft gegen eine Änderung ihrer Paradigmen. Der zweite Punkt ist die Schilderung, wie das konsequent angewandte System der Überprüfung durch Gleichrangige (frei nach Churchill: das schlechteste System, abgesehen von allen anderen) zu einem Amoklauf führte. Dieser ergab sich, als die Gutachter mit Ergebnissen konfrontiert wurden, die sie mit ihren Mitteln nicht verstehen können, die also nicht der gerade herrschenden Lehrmeinung entsprechen. Ebenso ist offensichtlich, daß viele Autoren, ausgehend von Kuhn, Theorien vorschlugen, um die Ablehnung gegen eine Veränderung der Paradigmen zu begründen. Als die Krise offen zutage trat, schien es fast so, als wäre sie die erste der Wissenschaftsgeschichte. Es wurden Banalitäten und falsche Beurteilungen mündlich und gedruckt verbreitet, beispielsweise folgende: »Es kann nicht sein; denn wenn es wahr wäre, hätte man es schon vor zweihundert Jahren festgestellt.« ... »Es kann nicht sein, weil es Jahre und Jahrhunderte wissenschaftlicher Erkenntnis für null und nichtig erklären würde.« ... »Es kann nicht sein, weil es nicht immer reproduzierbar ist.« ... »Es kann nicht sein, weil es keine zugrundeliegende Theorie gibt.« Und so weiter. Für dermaßen taube und blinde Haltungen ist das vorliegende Werk geradezu ein Lehrbuch.

Als Experimentator, der ungeklärte Fragen zu lösen versucht, möchte ich an dieser Stelle von Sorgen sprechen, von denen in diesem Buch nicht die Rede ist. Die eine Sorge betrifft Bemerkungen, die ich in der Zeitschrift *Nature* las. Dort hieß es, ungewöhnliche Ergebnisse erforderten »besondere redaktionelle Anforderungen« (Henry Metzger). Es scheint mir, daß eine solche Auffassung (die leider von den meisten Wissenschaftlern akzeptiert wird) die sinkende Produktivität der Wissenschaft unmittelbar erklärt. Die Biologie folgt immer noch Grundsätzen aus dem 19. Jahrhundert, und selbst die neuesten Umwälzungen

in der Physik wurden anscheinend alle in den 30er Jahren begründet. (Für jene, die scheinbar *nolens volens* dem Fortschrittsglauben anhängen, sollte der Hinweis genügen, daß es in der Zeitspanne zwischen dem Mendelschen Experiment und dem Klonen eines Gens mit molekularbiologischen Methoden *keinen* Paradigmenwechsel gab. Die Doppelhelix-Struktur – so wichtig deren Aufklärung auch war – ist einfach die strukturelle Verkörperung dessen, was man als Chromosomen und Gene kannte, und der Fortschritt des Klonens ist ein rein technischer.)
Besessen von »Qualität« und großartiger Forschung, hat das heutige Wissenschaftssystem ein Instrumentarium geschaffen, das in der Tat »Qualität« sicherstellt – aber nur streng im Rahmen der zugelassenen Lehrmeinungen, denn die Gutachter gehören *per definitionem* zum existierenden System. Auf Ergebnisse, die eine Veränderung der Lehrmeinungen implizieren könnten, reagieren sie mit der Forderung nach besonderen Regeln für die Handhabung besonderer Resultate. Wäre das System wirklich intellektuell beherrscht, würde auch eine völlig konträre Meinung hingenommen. Ohne die Furcht vor der destruktiven Wirkung eines sich selbst erhaltenden Gutachtersystems könnten wir dann ein Gegensystem etablieren, das umstrittene, unsichere oder vorläufige Ergebnisse toleriert. Man erkennt unmittelbar den Haupteinwand: Wie kann dieses System wirksam vor Fehlern oder gar vor Betrug schützen? Dieser Einwand greift aber nicht, einfach weil Wissenschaftler die Natur nicht schaffen, sondern nur »entdecken«, also sozusagen die Decke bzw. den Schleier lüften, der sie (noch) vor uns verbirgt. Falsche Ergebnisse – irrtümlich oder betrügerisch ermittelt – haben keine Chance, sich lange zu halten, denn die Wissenschaft ist inzwischen ein gewaltiger »Industriezweig« mit vielen Möglichkeiten geworden. (Übrigens ist eines der Argumente für die Existenz des Wassergedächtnisses damit zu begründen, daß nach zehn Jahren immer noch niemand eine annehmbare alternative Erklärung der Befunde geben

konnte.) Wenn die Wissenschaft ihre Pflänzchen der Erkenntnis nicht mit derselben Sorgfalt hegt und pflegt wie die Menschen ihre zarten Sprößlinge und wenn sich die »besonderen Regeln«, ähnlich denen der meisten autokratischen Regime, durchsetzen sollten, dann ist zu erwarten, daß die Wissenschaft diesen letzten Schlag nicht überstehen wird.

Meine zweite Sorge gilt vor allem der Biologie, weil sich diese mit den höchst komplexen lebendigen Systemen befaßt. Es geht mir um folgendes: Auch wenn sie es nicht offen sagen, sind sich die meisten Wissenschaftler inzwischen dessen bewußt, daß die derzeitige Neigung zur Reduktion, zum Beispiel auf die Mikroanatomie, in die Irre führt. Diese Vorgehensweise bedeutet, kurz gesagt: »Wenn wir alle Einzelteile kennen, dann wissen wir, wie das System funktioniert«. Die erarbeitete Menge an Informationen schwillt schon wenige Jahre nach der Erschließung eines neuen Forschungfeldes (etwa der Untersuchung von Interleukinen oder Proteinkinasen) dermaßen an, daß niemand mehr die volle Bedeutung auch nur irgendeines Teilaspekts verstehen kann, geschweige denn die vielfältigen Wechselwirkungen aller Teile des Systems. Aus diesem Grund wissen wir heute, nach Jahrzehnten des Bemühens, praktisch kaum mehr als zuvor über die Reaktionen und die Steuerung des Immunsystems oder darüber, wie und warum Zellen zu Krebszellen werden. Folglich haben wir keine besseren Mittel als vor dreißig Jahren, um diese Vorgänge zu beeinflussen. Inzwischen erkennen auch die vertrauensseligsten oder gedankenlosesten Politiker die Kluft zwischen den Versprechungen der Wissenschaftler und dem, was sie zum Nutzen der Steuerzahler erreicht haben. Unsere recht neue Erkenntnis, daß »Moleküle über bestimmte elektromagnetische Wellen miteinander kommunizieren«, könnte übrigens dazu führen, daß wir biologische Systeme nicht mehr aus der Sicht der Struktur untersuchen, sie also in einem endlosen Prozeß nach und nach zerlegen, sondern daß wir sie mit Hilfe moderner elektronischer und computergestützter Mittel erforschen. Das führt uns zurück zum Wassergedächtnis und zur Eröffnung neuer Möglichkeiten, die Versprechen einzulösen und einen der seltenen Paradigmenwechsel in der Biologie einzuleiten (möglicherweise auch in der Physik der kondensierten Materie). Dabei haben wir noch einen langen Kampf vor uns, und ich glaube, daß dieses Buch ein entscheidender Schritt in Richtung Erfolg sein kann.

Einführung

»Homöopathische Verdünnungen« und »Wassergedächtnis« sind zwei Begriffe, die manch friedfertigen und intelligenten Menschen zu einer heftigen, irrationalen Reaktion verleiten können. Dieses Buch berichtet über wissenschaftliche Untersuchungen homöopathischer Verdünnungen und damit verwandter Phänomene sowie über die Art und Weise, wie diese Studien bislang von den meisten Wissenschaftlern aufgenommen wurden. Diese Experimente und die Reaktionen darauf führten zu einem lang andauernden wissenschaftlichen Disput, der als »Benveniste-Affäre« bekannt geworden ist.

Einer der Lehrer an meinem ehemaligen Gymnasium pflegte seinen Schülern zu sagen, er glaube nicht an die Existenz von Atomen. Zum Glück unterrichtete in meiner Klasse ein verständigerer Lehrer, der mir seinen Enthusiasmus für die Naturwissenschaften vermitteln konnte. Ich erinnere mich noch daran, was er über Atome sagte: »Wie kann jemand ihre Existenz bestreiten? Heutzutage können wir sie zählen und wiegen und sie sogar auf einen Spaziergang mitnehmen!«

Vielleicht spielten diese Worte zwei Jahrzehnte später eine Rolle, als ich mich entschied, ein klassisches Lehrbuch über Atomphysik[1] ins Französische zu übersetzen. Ich hatte dieses Werk als Student benutzt. Womöglich hat diese Äußerung meines Lehrers auch dazu beigetragen, daß ich mich noch vierzig Jahre später sehr für Publikationen interessierte, die der Vorstellung zu wider-

[1] Born, Max, und Sauter, F.: *Moderne Physik*, 1933

sprechen schienen, daß Atome und Moleküle die Grundlage der chemischen und biologischen Wechselwirkungen sind. Wie allgemein bekannt ist, werden in der homöopathischen Medizin häufig Lösungen eingesetzt, die so stark verdünnt sind, daß von der ursprünglich vorhandenen aktiven Substanz kein einziges Molekül mehr vorhanden ist, das chemisch oder biologisch wirken könnte.

In den achtziger Jahren legte ein renommierter Wissenschaftler Beweise für den umstrittensten Aspekt der Homöopathie vor: Er hatte gezeigt, daß Wasser die Eigenschaft hat, sich an frühere Kontakte mit biologisch aktiven Substanzen zu »erinnern«. Dieser Forscher war der Franzose Jacques Benveniste; er hatte das Team geleitet, das auf diesem Gebiet mehrere bahnbrechende Erkenntnisse erzielen konnte. Nach vierjährigen experimentellen Arbeiten über hohe Verdünnungen publizierte sein Team einen Artikel in *Nature*, der einflußreichsten wissenschaftlichen Zeitschrift.

Die Reaktionen auf die Abhandlung waren sehr heftig. Schon einige Tage nach ihrer Veröffentlichung besuchte der Chefredakteur von *Nature* Benvenistes Laboratorium in Begleitung eines für die Aufdeckung wissenschaftlichen Betrugs spezialisierten Physikers und eines professionellen Magiers. Kurz nach ihrer fünftägigen Visite veröffentlichte dieses wissenschaftliche »Einsatzkommando« in *Nature* einen Bericht mit dem Titel »›High dilution‹ experiments a delusion« (Experimente zu ›hohen Verdünnungen‹ eine Täuschung).

Ein französischer Pilot hatte einmal in einem Buch über Flugzeugunglücke geschrieben: »Wenn ein Pilot Ihnen sagt, er mache niemals Fehler, dann folgen Sie meinem Rat und fliegen Sie nicht mit ihm, denn er ist gefährlich.« Zu Beginn dieser Reise zu den Grenzen der Wissenschaft kann ich dasselbe über Wissenschaftler sagen: »Wenn Ihnen ein Wissenschaftler sagt, seine einzige Richtschnur sei die ›Objektivität‹ und er suche nur die ›wissenschaftliche Wahrheit‹, die sich in den Fakten äußere, dann seien Sie vorsichtig: Er belügt sich selbst und wird Sie – in gutem Glauben – irreführen.« Ich bin Wissenschaftler, aber ich behaupte nicht, daß das, was ich über das Wassergedächtnis und über wissenschaftliche Zensur zu sagen habe, völlig »objektiv« ist. Wie jeder andere Mensch habe ich Gefühle, die zuweilen im Widerstreit mit meinen Einsichten liegen. Dennoch hoffe ich, daß mir dieses Bewußtsein dabei half, die wissenschaftlichen Fakten um das Wassergedächtnis besser zu verstehen und auch die menschlichen Aspekte dieses Falles näher zu ergründen. Beispielsweise wurde mir sehr schnell klar, daß ich Gefahr lief, mich zu sehr mit Benveniste zu identifizieren. Das hätte zu Träumereien über einen Nobelpreis führen können oder zur Verwirrung zwischen seinen und meinen Konflikten mit dem Establishment. Daher verbrachte ich nur zwei Tage pro Woche in seinem Labor und nutzte die restliche Zeit zum Lesen und zum Gedankenaustausch mit anderen Wissenschaftlern.

In diesem Buch schildere ich die Ergebnisse meiner dreijährigen Recherchen zum »Wassergedächtnis«. Mit diesem Begriff ist im folgenden das merkwürdige Verhalten von Wassermolekülen gemeint, die sich anscheinend irgendwie an frühere Kontakte mit andersartigen Molekülen erinnern können. Das Verhalten vieler Kollegen war gleichermaßen merkwürdig. Ich werde zu zeigen versuchen, daß die Moral dieser Geschichte folgende ist: Bei einem wissenschaftlichen Streit sind menschliche Faktoren eng mit den augenscheinlicheren technischen Faktoren verwoben.

Weil ich die menschlichen Aspekte der wissenschaftlichen Erkenntnis betone, möchte ich auch einige Worte über mich selbst als Wissenschaftler sagen. Ich habe Physik studiert und an der Universität Chicago mit einer Arbeit auf dem Gebiet der Hochenergiephysik promoviert. Zu jener Zeit konnten solche Forschungsarbeiten noch ohne großen Aufwand betrieben werden. Inzwischen ist daraus aber ein großes Geschäft geworden, denn es werden immer umfangreichere Apparaturen benötigt. Diese Veränderungen kosteten mich fast alle meine Illusionen. Das nächste Forschungsgebiet, dem ich mich für die folgenden fünfzehn Jahre zuwandte – die Kontroverse um den IQ sowie Fragen über Genetik und menschliches Verhalten –, schien mir anregender und in sozialer Hinsicht relevanter zu sein.

Aufgrund dieser Erfahrungen wurde mir klar, welche Bedeutung Vorurteile in der Forschung besitzen. Seitdem habe ich die Frage der Subjektivität in der Wissenschaft auch in anderen Forschungsbereichen untersucht. Wissenschaftssoziologische Studien der letzten zwei Jahrzehnte zeigen, daß menschliche Faktoren selbst in so »harten« Fächern wie Physik und Chemie wichtig sind. Ein Laie wird sich nicht zu sehr um die Konsequenzen akademischer Voreingenommenheit in der Chemie des 19. Jahrhunderts oder in der heutigen Astrophysik kümmern. Beim Wassergedächtnis geht es jedoch weniger um akademische Aspekte, sondern um medizinische Forschung und menschliche Gesundheit sowie um das Monopol von Experten auf medizinische Erkenntnisse. Aus diesem Grund habe ich versucht, meinen Bericht nicht in akademischer Manier abzufassen. Weil aber die entscheidenden Punkte auch technischer bzw. experimenteller Natur sind, können diese Aspekte nicht einfach vernachlässigt werden; sie werden daher in den Anhängen dokumentiert.

Für das Wassergedächtnis begann ich mich schon im Jahre 1988 zu interessieren. Ich schrieb darüber einen zehnseitigen Abschnitt in einem Buch, das im März 1992 in französischer Sprache erschien. Darin nahm ich gegenüber dem Phänomen eine skeptische Haltung ein. Gleichzeitig mißbilligte ich das, was mir als ein Fall von wissenschaftlicher Zensur erschien. Meine eigentliche Beschäftigung mit Benvenistes Forschungen über das Wassergedächtnis begann im März 1992. Damals erhielt ich die Gelegenheit, bei seinen letzten Experimenten hierüber zugegen zu sein. Ich war so fasziniert, daß ich schließlich an einigen weiteren Übertragungsexperimenten direkt teilnahm. Bei diesen Versuchen wird offensichtlich chemische Information mit Hilfe einer elektronischen Vorrichtung übertragen, ohne daß damit ein Materietransport verknüpft ist.

Während der drei Jahre meiner Recherchen versuchte ich, sowohl die wissenschaftlichen als auch die sozialen Aspekte des Konflikts zu verstehen. Dabei stieß ich auf viele Fälle wissenschaftlicher Irrationalität. Ich behaupte keineswegs, daß ich alles erfaßt habe, was man darüber wissen könnte. Doch sind Informationen über die Erforschung des Wassergedächtnisses und über wissenschaftliche Zensur so rar, daß ich hier einen großen Nachholbedarf verspürte. Ich hoffe, daß das, was ich in diesem Buch dokumentiere, denen helfen möge, die mehr über den wissenschaftlichen Status der homöopathischen Verdünnungen wissen wollen oder darüber, was geschieht, wenn die orthodoxe wissenschaftliche Lehre bedroht erscheint.

Benvenistes Behauptungen sind in wissenschaftlicher und soziologischer Hinsicht eine Herausforderung. Wissenschaftlich beschreibt er Beobachtungen, die mit den derzeit anerkannten Theorien nicht erklärt werden können. Und er weist darauf hin, daß eben dieses Fehlen einer adäquaten Theorie seine Experimente interessant macht, denn dies sollte die Wissenschaftler anspornen, ihren derzeitigen Wissensstand zu überprüfen. Vom soziologischen Standpunkt aus ist die hartnäckige Weigerung von Wissenschaftlern, über die Fakten ernsthaft zu diskutieren, ein Indiz dafür, daß in der akademischen Welt einiges nicht in Ordnung ist. Auch wenn ich den Widerstand von Wissenschaftlern gegen neue Vorstellungen nicht auf genau die gleiche Weise analysiere wie Benveniste, so bin ich doch mit ihm darin einig, daß ernstzunehmende Anzeichen von Zensur und Selbstzensur vorliegen.

Jedenfalls hat die vordergründige Benveniste-Affäre das Phänomen des Wassergedächtnisses derart in den Hintergrund gedrängt, daß man vor lauter Bäumen den Wald nicht mehr sieht.

Es ist viel leichter, Benveniste als Person und als Wissenschaftler anzugreifen (oder ihn zu verteidigen), als sich zu einer fundierten Meinung über das Wassergedächtnis und über die Zensur in der Wissenschaft durchzuringen. Ein chinesisches Sprichwort sagt: Wenn jemand mit dem Finger zum Mond zeigt, dann schaut der Narr auf den Finger, aber der Weise blickt zum Mond. Wir sollten versuchen, weise zu sein.

TEIL I

Das sonderbare Verhalten gewöhnlichen Wassers

Kapitel 1

Anomalien aller Fachgebiete, vereinigt euch!

In letzter Zeit haben einige Wissenschaftlerteams über biologische Effekte »hoher Verdünnungen« berichtet. In diesem Kapitel möchte ich meine Leserinnen und Leser mit einem theoretischen Aspekt dieser Wirkungen vertraut machen. Dabei soll deutlich werden, daß die von verschiedenen Wissenschaftlern festgestellte biologische Aktivität mancher homöopathischer Verdünnungen keineswegs als ein pathologischer oder isolierter Befund angesehen werden darf. Vielmehr ist sie unter vielen Beobachtungen nur eine, die die derzeitigen Auffassungen über die Wechselwirkung zwischen Wasser, elektromagnetischen Feldern und lebenden Zellen in Frage stellt.

Das Problem der homöopathischen Verdünnungen

Die Vorstellung ist sehr alt, daß die Materie einen diskontinuierlichen, sozusagen »körnigen« Aufbau hat, also aus kleinsten Teilchen besteht. In der Antike fragten sich einige griechische Naturphilosophen, was wohl geschähe, wenn man ein Stück Materie in immer kleinere Bröckchen zerteilte. Ergäbe sich dabei irgendwann ein praktisch nur punktgroßes Materiestückchen, das nicht weiter geteilt werden kann? (Das Wort »Atom« stammt aus dem Griechischen und bedeutet »unteilbar«.) Bis in das 19. Jahrhundert hinein, als sich die moderne Chemie zu entwickeln begann, waren solche Fragen und Überlegungen rein philosophische Spekulationen.

In der Schule lernten wir, daß die Atomtheorie heute sehr viele empirische Beobachtungen erklären bzw. deuten kann. Dazu gehört die Tatsache, daß sich chemische Elemente stets in konstanten Mengenverhältnissen zu Verbindungen vereinigen. Wenn jemand Lavoisiers Experiment sehr oft wiederholt, bei dem sich Wasserstoff und Sauerstoff zu Wasser verbinden, dann findet er jedesmal das gleiche Mengenverhältnis: Pro Gramm Wasserstoff werden 8 Gramm Sauerstoff verbraucht. Dem entspricht die chemische Formel H_2O; denn ein Sauerstoffatom ist 16mal schwerer als ein Wasserstoffatom. Kommen also zwei Wasserstoffatome auf ein Sauerstoffatom, so beträgt das Massenverhältnis 1:8.
Außerdem lernten wir im Chemieunterricht die Avogadro-Zahl kennen. Sie hat ziemlich genau den Wert 6×10^{23} und gibt die Anzahl von Atomen bzw. Molekülen in einem Mol der betreffenden Substanz an. (Das Mol ist die SI-Einheit der Stoffmenge.) Also enthält 1 Mol Wasserstoffgas ebensoviele zweiatomige Moleküle wie 1 Mol Sauerstoffgas, das ebenfalls aus zweiatomigen Molekülen besteht. 1 Mol Wasserstoffgas wiegt 2 Gramm, und 1 Mol Sauerstoffgas wiegt 32 Gramm. Weil die Bildung von Wasser doppelt so viele Wasserstoffatome wie Sauerstoffatome erfordert, folgt wieder das Massenverhältnis 1:8. Die Anzahl der Teilchen in einem Mol, die Avogadro-Zahl, ist mit fast einer Billiarde Milliarden unvorstellbar groß, aber sie ist nicht unendlich hoch. Beispielsweise hat ein Mol Wasser eine Masse von 18 Gramm und enthält, wie gesagt, 6×10^{23} Wassermoleküle. Wir entnehmen ein Zehntel davon, dann ein Zehntel dieses Zehntels und so weiter. Machen wir das insgesamt 23mal, dann erhalten wir ein »Häufchen« von nur sechs Molekülen, das wir nicht mehr in zehn gleiche Portionen aufteilen können.
Die wiederholte Teilung durch 10 entspricht der Methode zum Herstellen homöopathischer Verdünnungen. Stellen wir uns vor, von einem Wirkstoff sei eine geringe Menge, nämlich 10^{12} Moleküle, in einem bestimmten Volumen Wasser gelöst. Eine soge-

nannte Dezimalverdünnung erhält man, indem man ein Zehntel der gegebenen Lösungsmenge mit dem Neunfachen dieses Volumens an Wasser auffüllt. Damit hat die neue Lösung das gleiche Volumen wie die ursprüngliche, aber eine 10mal geringere Konzentration. Mit anderen Worten: Sie enthält im selben Volumen 10mal weniger Wirkstoffmoleküle, nämlich 10^{11}.

Stellt man sukzessive 11 weitere Dezimalverdünnungen her, dann ergibt sich (bei jeweils absolut gleichmäßiger Verteilung) eine Lösung, die im gleichen Volumen nur noch ein einziges Wirkstoffmolekül enthält. Erzeugt man hiervon eine Dezimalverdünnung, dann resultiert eine Lösung, die mit einer Wahrscheinlichkeit von 90 Prozent kein Wirkstoffmolekül mehr enthält. Und von der zwanzigsten Dezimalverdünnung müßte man im Durchschnitt 100 Millionen Proben untersuchen, um auch nur ein einziges Wirkstoffmolekül zu finden! Das Rätsel der biologischen Effekte solcher Verdünnungen hängt mit der medizinischen Wirkung hochwirksamer homöopathischer Mittel zusammen. Die entscheidende Frage ist: Wie kann eine kleine Flüssigkeitsmenge auf eine biologische Zelle wirken, obwohl sie doch kein einziges Wirkstoffmolekül enthält?

Offensichtlich stehen die Ergebnisse wissenschaftlicher Untersuchungen extrem verdünnter Lösungen in krassem Widerspruch zu den heutigen Vorstellungen vom atomaren, diskontinuierlichen Aufbau der Materie. Mit diesem Problem konfrontiert, sagen die meisten Wissenschaftler nicht etwa: »Wir verstehen es nicht; laßt uns nach Erklärungen suchen.« Nein, sie reagieren anders: »Wir verstehen es nicht, also ist es unmöglich.« Dabei ignorieren sie alle früheren Beispiele in der Wissenschaftsgeschichte, bei denen ein unerwartet auftretendes Ergebnis, sozusagen eine Anomalie, letztlich zu völlig neuen Einsichten in manche Phänomene geführt hatte.

Im zweiten Teil dieses Buches werden wir uns die verschiedenen Strategien ansehen, mit denen Wissenschaftler der Frage ausweichen: »Was geschähe, wenn dieser Befund sich bestätigte?«

Eine dieser Strategien hat das Schreckgespenst des wissenschaftlichen Chaos an die Wand gemalt, so als könnten Experimente mit hohen Verdünnungen nur ernstgenommen werden, wenn man zwei Jahrhunderte wissenschaftlicher Forschung beiseite schiebt. In Wahrheit aber hat kein Wissenschaftler, der sich mit diesen hohen Verdünnungen befaßte, jemals gesagt, er werfe die Atomtheorie zum alten Eisen oder bezweifle die Bedeutung der Avogadro-Zahl. Die Wissenschaftler, die auf diesem Gebiet arbeiten, behaupten vielmehr: »Es gibt hier einige Befunde, die wir nicht verstehen. Deshalb suchen wir nach Erklärungen.«

Die Hypothese des Wassergedächtnisses bedeutet nicht, daß die Existenz von Atomen und Molekülen geleugnet wird. Vielmehr besagt sie: Die Wassermoleküle können sich irgendwie auf stabile Weise organisieren und dadurch Informationen speichern, die sie zuvor von anderen Molekülen übernommen haben. Die so gespeicherte Information kann danach wieder »gelesen« werden, etwa wie ein Musikstück von einem Tonband. Somit werden die molekulare Struktur des Wassers und die Organisation der Wassermoleküle nicht bestritten, sondern um einen neuen Aspekt erweitert.

Nach meiner heutigen Kenntnis behauptet kein Wissenschaftler, eine einleuchtende Theorie des Wassergedächtnisses zu haben. Niemand weiß genau, worauf die Speicherung und der Abruf von Informationen durch die molekulare Organisation des Wassers beruht. Diese Wissenslücke stellt eine bedeutende wissenschaftliche Herausforderung dar.

In diesem Kapitel möchte ich zeigen, daß das Wassergedächtnis nur einer der verschiedenen Hinweise darauf ist, daß unsere derzeitigen Theorien über das Wasser in fundamentalen Punkten lückenhaft sind. Mit den Theorien meine ich die heute allgemein akzeptierten Vorstellungen über das Wasser als Flüssigkeit, als chemisches Lösungsmittel und als Bestandteil biologischer Zellen.

Biomagnetismus: Vom Allgemeinwissen zu wissenschaftlichen Erkenntnissen

Die Begriffe »Energie« und »Magnetismus« werden vom Wissenschaftler in einer anderen Bedeutung verwendet als vom Laien. Wissenschaftlich faßt man unter Magnetismus die magnetischen Felder und deren Wirkungen auf Materie zusammen. Landläufig nimmt man den Begriff weniger streng und bezieht ihn zuweilen sogar auf eine Anziehung, die zwischen Personen bestehen kann. Elektromagnetismus und Lebewesen miteinander in Beziehung zu setzen ist sehr umstritten. Solche Ansätze riechen ein bißchen nach »Vitalismus« und waren bis vor kurzem für seriöse Wissenschaftler rundweg tabu; wer es wagte, die vom Establishment gezogenen Grenzen zu überschreiten, wurde automatisch aus der Wissenschaftsgemeinde ausgeschlossen.

Eine solche Exkommunikation erfuhr beispielsweise der französische Physiker Yves Rocard. Seine Karriere führte ihn von der Mitarbeit an der französischen Atombombe bis zum Direktor der hochangesehenen Ecole Normale Supérieure. Er wandte sich später der Frage zu, wie der menschliche Organismus auf magnetische Felder reagiert. Dabei versuchte er, eine wissenschaftliche Erklärung für die Beobachtungen zu finden, die er bei Wünschelrutengängern auf der Suche nach Wasseradern machen konnte.

In diesem besonderen Fall war es allerdings nicht die *Antwort*, die von vielen Wissenschaftlern verworfen wurde, denn sie war recht konventionell: Rocard führte die Empfindlichkeit gegenüber Magnetfeldern auf kleine Kristalle eines magnetischen Materials im menschlichen Körper zurück. Nein, das Mißfallen der etablierten Wissenschaft wurde allein schon durch die *Fragestellung* erregt! Einerseits wird es allgemein akzeptiert zu untersuchen, auf welche Weise sich Tiere mit Hilfe physikalischer Effekte (zum Beispiel Ultraschall) orientieren oder sich miteinander verständigen. Andererseits aber werden Wissenschaftler des Mystizismus oder des Betrugs bezichtigt, wenn sie dieselben Fragen in bezug auf den Menschen stellen. Noch immer steht das Dogma im Raum, nach dem der Elektromagnetismus im menschlichen Organismus keinerlei Rolle spielen kann.

Vor kurzem hat sich hier jedoch einiges geändert. Man kann zwar noch immer keine Forschungsmittel dafür erhalten, daß man den Einsatz hölzerner Stöckchen bei der Suche nach Wasseradern untersucht. Wenn man aber das richtige wissenschaftliche Brimborium macht, darf man die Wechselwirkung von lebender Materie und elektrischen sowie magnetischen Feldern untersuchen, ohne gleich aus der wissenschaftlichen Gemeinschaft ausgeschlossen zu werden. Was die Wissenschaftler bewog, hier ihre Vogel-Strauß-Politik aufzugeben, war wohl der öffentliche Druck im Zusammenhang mit Gesundheitsrisiken durch elektrische Anlagen, insbesondere Hochspannungsüberlandleitungen. Was auch immer der Grund für die nun zunehmende Toleranz sein mag: Die Forschung auf dem Gebiet des Biomagnetismus wird nicht mehr als eine Angelegenheit von Spinnern oder Scharlatanen angesehen, sondern ist ein zwar kontrovers diskutierter, aber seriöser Zweig der Wissenschaft geworden. So untersuchen heute Arbeitsgruppen in einigen Ländern, wie sich elektromagnetische Felder auf die Entwicklung bestimmter Tumorarten auswirken. Andere Forscher beschäftigen sich mit den Effekten solcher Felder auf biologische Zellen im Labor.

Zwei Tatsachen belegen die Behauptung, daß die biomagnetische Forschung nach und nach anerkannt wird: Zum ersten werden immer mehr wissenschaftliche Tagungen über die relevanten Fragen veranstaltet, und zum anderen erscheinen entsprechende Übersichtsartikel in Fachzeitschriften. Das ist ein Indiz für die steigende Anzahl wissenschaftlicher Publikationen in der jeweiligen Disziplin. Allein im Jahre 1992 brachte das *FASEB-Journal*, ein führendes Organ der biologischen Forschung, vier Übersichtsartikel über verschiedene Auswirkungen von periodisch variierenden Feldern auf das Immunsystem. Die Effekte von niederfrequenten elektrischen oder magnetischen Feldern werden heute in vielen Instituten untersucht; eine kürzlich veranstaltete internationale Tagung zu diesem Thema zählte rund tausend Teilnehmer. Die Frage, wie niederfrequente Felder die Entwicklung lebender Zellen beeinflussen können, ist das erste von mehreren wissenschaftlichen Problemen, die mit dem Rätsel des Wassergedächtnisses verknüpft sein können.

Ebenso wie die biologische Aktivität hoher Verdünnungen liegt diese wissenschaftliche Anomalie im Grenzgebiet von Physik, Chemie und Biologie. Hier sehen sich die Wissenschaftler wiederum einer scheinbaren Unmöglichkeit gegenüber. Jedoch wird bei der Bioelektrizität und beim Biomagnetismus inzwischen von immer mehr Biophysikern eingeräumt, daß noch einiges zu erforschen ist. Das bedeutet, die Realität der jeweiligen Effekte wird nicht mehr bestritten, wenn diese auch wissenschaftlich noch rätselhaft sind; denn Felder mit sehr niedrigen Frequenzen sollten im Prinzip keine meßbaren Wirkungen haben.

Um dem Leser einen Eindruck vom theoretischen Hintergrund zu geben, möchte ich eine Analogie zu einem vertrauten Phänomen herstellen. Ein kleiner Metallstab, ähnlich einer Stimmgabel, hat eine Eigenfrequenz von einigen hundert Hertz, das heißt, er schwingt mehrere hundert Mal pro Sekunde. Eine Brücke aus demselben Material schwingt dagegen ungefähr einmal pro Sekunde. Das weiß jeder Soldat, denn eine Marschkolonne darf nicht im Gleichschritt über Brücken gehen, damit derartige Resonanzen vermieden werden. Wenn nämlich die Schrittfrequenz mit der Eigenfrequenz der Brücke übereinstimmt, schaukelt sich die Schwingung auf, und die Brücke kann bersten. Mit diesem Vergleich sollen hier zwei Aspekte illustriert werden: Erstens sind die Eigenfrequenzen von Gegenständen aus dem gleichen Material um so geringer, je größer die Körper sind. Zweitens kann man die Struktur eines Körpers verändern, wenn man ihn einer Schwingung mit geeigneter Frequenz aussetzt.

Die Eigenfrequenzen von Atomen oder Molekülen sind um viele Größenordnungen höher als die 50 Hertz unseres Wechselstromnetzes. Daher können Felder mit so geringen Frequenzen keinen Einfluß auf einzelne Atome oder Moleküle haben. Der Vergleich der Stimmgabel mit der Brücke zeigt aber, daß niederfrequente Felder nicht auf einzelne Moleküle wirken, sondern vielmehr auf das Gefüge vieler solcher Teilchen in einem makroskopischen Gegenstand, das heißt in einem Körper mit gewöhnlichen Abmessungen. Die Gesetze, die für die Wechselwirkung zwischen Feldern und Materie gelten, werden unter anderem mit Hilfe der Quantenmechanik beschrieben. Die anomalen Effekte niederfrequenter Felder auf lebende Zellen erfordern nun, daß diese Gesetze vielleicht neu formuliert werden müssen – zumindest wenn sich erweist, daß sich Atome oder Moleküle als Kollektive verhalten, und das tun sie vermutlich im Wasser biologischer Zellen. Die beiden italienischen Wissenschaftler Emilio del Giudice und Giuliano Preparata haben hierfür kürzlich die »Theorie der kohärenten Bereiche« aufgestellt. Sie beschreibt solch kollektives Verhalten von Wassermolekülen, wie im weiteren Verlauf dieses Kapitels noch besprochen wird.

Wie verständigen sich Moleküle in einer lebenden Zelle?

Wissenschaftler vermeiden gern frustrierende Fragen – also solche Fragen, auf die sie nicht schon einen Großteil der Antworten wissen. Die über diesem Abschnitt stehende Frage ist sicher von dieser Art. Einige Forscher, darunter Benveniste, interessierten sich aber für die Art und Weise, wie chemische Vorgänge in lebenden Zellen ablaufen. In einem Aufsatz für ein Seminar, das ich mit ihm veranstaltete, stellte er folgende Frage: »Wie können wir es uns erklären, daß Moleküle in einer Zelle aufeinandertreffen, angesichts der gigantischen Ausmaße der Zelle im Vergleich zur

Größe eines Moleküls?« Das Problem kann auch anders formuliert und dabei in zwei Fragen aufgeteilt werden: 1) Wie kommunizieren einzelne Moleküle über eine gewisse Entfernung hinweg und erkennen dabei, daß sie miteinander wechselwirken können? 2) Durch welche Kräfte werden sie für diese Wechselwirkung zusammengebracht?

Das führt uns zur Vorstellung einer weitreichenden Wechselwirkung zwischen Molekülen. Wie wir sehen werden, liegt hier der Kernpunkt der von den beiden Italienern aufgestellten Theorie der kohärenten Bereiche. Weil Moleküle und biologische Zellen sich in ihrer Größe so stark unterscheiden, ist die Frage nach der weitreichenden Wechselwirkung von Molekülen unausweichlich. Bei näherer Überlegung muß man annehmen, daß Signale der Moleküle innerhalb der – vornehmlich von Wasser erfüllten – Zelle übertragen werden. Anders gesagt: Zumindest in biologischen Zellen *kann sich die chemische Information eines Moleküls durch Wasser ausbreiten.*

Die Vorstellung einer weitreichenden Wirkung ist die Grundidee der Feldtheorie. Sie widerspricht aber unserer Alltagserfahrung, denn die gewöhnlichen Gegenstände wechselwirken nur in sehr geringem Abstand miteinander. Wir können in diesem Zusammenhang eine Fernwirkung fast ebenso schwer einsehen, wie es die Vorgänger von Isaac Newton bei der Gravitation konnten. Er sollte ja, um keine abwegigen Gedanken aufkommen zu lassen, auch eher an Engel denken, die die Himmelskörper auf ihren Bahnen führen. Wenn man eine Fernwirkung zwischen Molekülen ablehnt, dann bleibt als Erklärung nur die thermische Bewegung, die die Teilchen nahe genug zusammenbringt. Diese Anschauung wäre aber ebenso unangemessen, als würde man heutzutage die Auswirkungen von Rundfunk und Fernsehen auf die gesellschaftlichen Gegebenheiten und Abhängigkeiten ignorieren.

Schließlich möchte ich hervorheben, welch wichtige Rolle das Wasser in der Biologie spielt. Der Biochemiker und Nobelpreisträger Albert Szent-Györgyi bemerkte hierzu scherzhaft, daß die Proteine (die Bausteine alles Lebendigen) nichts als Verunreinigungen des Wassers seien. Das ist natürlich stark übertrieben, erinnert uns aber daran, daß in einer lebenden Zelle jedes Proteinmolekül von Tausenden Wassermolekülen umgeben ist. Wer weiß, im nächsten Jahrhundert wird das Wasser vielleicht für das Verständnis der Lebensvorgänge noch wichtiger sein als heute die DNA.

Ebenso wie die Fragen über das Wassergedächtnis betrifft die Frage der molekularen Kommunikation im Zellwasser solche molekularen Informationen, die ihre ursprüngliche Grundlage im Molekül verlassen haben. Aber das Problem, das durch die Experimente mit hohen Verdünnungen entstand, ist noch verzwickter, weil die Information in der Lage sein muß, durch das Wasser zu gelangen, und außerdem von diesem gespeichert werden muß. Die im nächsten Abschnitt vorgestellte Theorie der kohärenten Bereiche könnte ein Modell für diese Wechselwirkungen sein.

Kohärente Bereiche: Neue physikalische und chemische Objekte?

Die beiden Wissenschaftler Giuliano Preparata und Emilio del Giudice sind am Institut für Kernphysik in Mailand tätig. Preparata arbeitete früher am Europäischen Kernforschungszentrum CERN (*Centre Européen de Recherches Nucléaires*) und hat heute einen Lehrstuhl für Kernphysik an der Universität Mailand. Die beiden italienischen Physiker befassen sich mit einem recht ehrgeizigen Forschungsprogramm, bei dem sie einige Anomalien von Flüssigkeiten und Festkörpern erklären wollen. Ich möchte mich hier auf die Physik des Wassers beschränken, insbesondere darauf, wie die Temperatur dessen Eigenschaften beeinflußt.

Wasser ist für alle Lebensvorgänge unentbehrlich. Außerdem ist es, vom rein physikalischen Standpunkt her gesehen, eine Substanz mit vielen Anomalien: Es bleibt auch bei relativ hoher Temperatur flüssig und hat im festen Zustand (als Eis) eine geringere Dichte als im flüssigen; daher schwimmt das Eis auf dem Wasser. Diese beiden Anomalien trugen dazu bei, daß auf der Erde Leben entstehen konnte. Biologisch bedeutsam ist auch die ungewöhnlich hohe Dielektrizitätskonstante des Wassers, denn diese erlaubt ziemlich starke elektrische Felder in lebenden Zellen.

Im 19. Jahrhundert gelangen den Physikern große Fortschritte im Verständnis der Gase; diese verhalten sich wie eine riesige Ansammlung *isolierter* punktförmiger Teilchen. Jeder dieser »Punkte« ist in Wahrheit ein Atom oder ein Molekül mit einer mehr oder weniger komplexen Struktur. In unserem Jahrhundert lernten die Physiker diese Strukturen besser zu verstehen, unter anderem mit Hilfe der Quantenmechanik. Nun konnten Theorien über den komplexen Aufbau und die Eigenschaften von Atomen und Molekülen aufgestellt werden. Zu den beeindruckendsten Erfolgen der Quantenmechanik gehörte die Deutung der Periodizität der Elementeigenschaften, wie sie in Mendelejews Periodensystem offenkundig wurde. Aber die Quantenmechanik erklärt weniger gut, was geschieht, wenn Atome oder Moleküle einander so nahe kommen, daß eine Flüssigkeit oder ein Festkörper entsteht.

Die derzeitigen Modelle der kondensierten Materie beruhen teils auf der klassischen Physik (die das Verhalten von Gasen gut zu deuten erlaubt) und teils auf der modernen Physik (die den Aufbau der Bestandteile von Atomen und Molekülen erklärt). Diese Modelle sind jedoch ungeeignet, wenn die Atome oder Moleküle hundert- bis tausendmal dichter gepackt sind als in den Gasen. In Gasen sind die einzelnen Moleküle (die »Punkte«) relativ weit voneinander entfernt. Sie stoßen häufig zusammen, wie winzige Billardkugeln. Aber abgesehen davon üben sie keine merklichen Wirkungen aufeinander aus. Wenn Atome oder Moleküle jedoch dicht gepackt sind, gibt es keine strenge Trennung mehr zwischen den (von der klassischen Mechanik beschriebenen) Effekten außerhalb und den (von der Quantenmechanik beschriebenen) Effekten innerhalb ihrer inneren Struktur. Weil es also keine einheitliche Theorie für die geschilderte Situation gibt, haben die Physiker verschiedene Modelle aufgestellt, die auf zahlreichen empirischen Parametern beruhen.

Beim Vergleich mit der historischen Entwicklung der Astronomie wird die Unterscheidung zwischen angemessenen Modellvorstellungen und echten Theorien deutlich. Mehr als tausend Jahre lang konnten die Astronomen die Bewegungen der sichtbaren Planeten und die Zeitpunkte von Finsternissen recht genau voraussagen, und zwar mit Hilfe eines sehr verzwickten Modells, das im wesentlichen auf den aus Griechenland stammenden ägyptischen Astronomen Ptolemäus zurückgeht. Mit diesem Epizyklen-Modell konnte man die meisten Beobachtungen erklären, obwohl die ihm zugrundeliegende Annahme falsch ist. Ptolemäus war ja davon ausgegangen, daß die Sonne und die Planeten um die Erde kreisen, die das Zentrum des Systems sei (geozentrisches Modell). Galileis Entdeckung der Venusphasen lieferte schließlich die entscheidenden Argumente für das heliozentrische Modell, bei dem – wie der Name sagt – die Sonne (griechisch *helios*) das Zentrum bildet. Dennoch hielt sich das geozentrische Modell noch einige Zeit, indem man immer mehr zusätzliche Annahmen und Parameter hinzufügte, um Abweichungen zwischen Theorie und Beobachtung zu berücksichtigen.

Der Übergang von einem bloßen Modell zu einer echten Theorie gelang schließlich, indem die Keplerschen Gesetze der Planetenbewegungen und die Newtonsche Gravitationstheorie vereinigt wurden. Nach diesem radikalen Umschwung in den astronomischen Theorien wurden die Voraussagen allerdings nicht sehr viel genauer, und es wurden nur wenige neue Phänomene vorhergesagt. Die wesentliche Verbesserung lag vielmehr darin, daß sehr viele Beobachtungen nun *in einen Zusammenhang gebracht werden konnten.* Beispielsweise ist die Gravitationskonstante für alle Planetenbewegungen dieselbe, und diese Bewegungen können mit anderen Phänomenen verknüpft werden, zum Beispiel mit der Pendelbewegung oder mit dem Fallen eines Apfels wie auch mit den Bewegungen des Wassers in den Meeren, das heißt mit den Gezeiten.

Den heutigen Kenntnisstand über Festkörper und Flüssigkeiten (insbesondere über das Wasser) können wir mit dem astronomischen Wissensstand vor Galilei, Kepler und Newton vergleichen. Wie sagen die Fachleute für Computersimulation? »Gib uns drei Parameter, und wir zeichnen einen Elefanten. Gib uns vier, und wir lassen ihn laufen.« Diese Aussage illustriert im Grunde, wie wenig man wirklich weiß. Das vorhin erwähnte Forschungsprogramm von Preparata und del Giudice soll dazu dienen, die gewaltige Menge an empirischen Daten über Flüssigkeiten und Festkörper auf wenige grundlegende Tatsachen zurückzuführen, anstatt sich mit den derzeitigen Modellen zufriedenzugeben, die nebeneinander bestehen und eher anhand von Einzelfällen aufgestellt wurden.

Im März 1993 besuchten Preparata und del Giudice in Paris das dreitägige Seminar, das ich mit Benveniste organisiert hatte. Sie gingen auch in eine Buchhandlung, in der der französische Physik-Nobelpreisträger de Gennes sein Buch signierte. Mit seinem charmanten Akzent fragte einer der beiden: »Herr Professor, wie können die Tragflächen eines Flugzeugs überhaupt stabil sein? Wie bleiben die Atome in der richtigen Anordnung, wo sie doch nur ihre nächsten Nachbarn ›spüren‹ können?« In einer scheinbar einfachen Weise stellte er damit eine der unangenehmen Fragen, denen die Wissenschaftler so gern ausweichen. Das mit der anscheinend naiven Frage aufgeworfene Paradoxon ist folgendes: Wenn Atome nur durch kurzreichweitige Kräfte zusammengehalten würden, wäre die feste Materie instabil wie ein Kartenhaus. Wie Preparata und del Giudice glauben, kann Stabilität nur auf langreichweitigen Kräften beruhen, die ein kollektives Verhalten bewirken. Solche Kräfte müssen auch für die Existenz des flüssigen Wassers verantwortlich sein, denn durch sie ist es für die Moleküle energetisch günstiger, sich in kondensierter Form (als Flüssigkeit) anzuordnen anstatt in Form des stärker verteilten Dampfes.

Del Giudice und Preparata mögen als Revolutionäre erscheinen, aber sie sind treue Anhänger der wichtigsten Theorie der modernen Physik, nämlich der Quantenmechanik. Nach ihrer Theorie bilden dicht gepackte Moleküle kohärente Bereiche, weil eine solche Anordnung niedrigere Energieniveaus ermöglicht. Moleküle gehen spontan von einem chaotischen in einen geordneten Zustand über, wenn dieser einen geringeren Energieinhalt erlaubt. Dem liegt das Prinzip zugrunde, daß der stabile Zustand eines Systems stets derjenige mit der minimalen Energie ist. (Es muß betont werden, daß dieses Prinzip eine der wichtigsten Grundlagen der Physik ist; es gilt sowohl in der klassischen Physik als auch in der Quantenmechanik.)

Zurück zu unseren Wassermolekülen. Bei einzelnen Atomen oder Molekülen sind die einzig relevanten Kräfte die kurzreichweitigen elektrostatischen Kräfte, die man mit Haken vergleichen könnte. Diese Kräfte sind jenseits der nächsten Nachbarn vernachlässigbar klein. Sind Atome oder Moleküle jedoch ausreichend dicht gepackt, dann beginnen gemäß der Quantenmechanik die langreichweitigen Kräfte eine Rolle zu spielen. Diese Kräfte sind zwar schwach, wirken aber über größere Abstände. Daher beeinflussen sie die Energiebalance merklich, wenn pro Volumeneinheit mehr Teilchen vorhanden sind. Diese Modifikation der Energiebalance führt zu qualitativ neuen Effekten. Preparata und del Giudice konnten mit Hilfe genauer Berechnungen zeigen, daß Atome oder Moleküle bei dichter Packung ein kollektives Verhalten zeigen, also »kohärente Bereiche« bilden. Die Teilchen wirken damit einheitlich und nicht als einzelne Objekte. Bildlich gesprochen, »marschieren sie vereint«, anstatt getrennt herumzuirren; so formen sie im flüssigen Wasser Bereiche mit Millionen von Molekülen.

Mit dieser Theorie konnten Preparata und del Giudice einige seltsame, zuvor nicht erklärbare Effekte an Flüssigkeiten und Festkörpern deuten (zum Beispiel scheint die absolute Temperaturskala, die ja bei null Kelvin beginnt, nach oben verschoben zu sein). Um diese skizzenhafte Schilderung der Theorie der kohärenten Bereiche abzuschließen, habe ich in Tabelle 1.1 einige Ergebnisse zusammengestellt, die aus dieser Theorie bisher abgeleitet wurden.

Tabelle 1.1: Gemäß der Theorie der kohärenten Bereiche erwartete und gemessene Werte

	Werte	
	theoretisch	gemessen
Wasser		
kritisches Volumen von N_A Molekülen	57 cm^3	55,6 cm^3
zweiter Van-der-Waals-Koeffizient	4,4	5
Verdampfungswärme	40,9 kJ/mol	40,5 kJ/mol
Helium		
Temperatur des Phasenübergangs	2,25 K	2,18 K

In seinem wegweisenden Buch *Les Atomes* vertrat Perrin die Meinung, daß Atome anscheinend einem zugrundeliegenden Prinzip gehorchen, denn ihre in einer gegebenen Substanzmenge vorhandene Anzahl kann auf 13 verschiedene Arten ermittelt werden, die alle denselben Wert ergeben. (Dieser Wert wurde aus Messungen erhalten, die auf ganz unterschiedlichen Phänomenen beruhen, zum Beispiel auf der blauen Farbe des Himmels, der Viskosität der Gase oder der ungeordneten Brownschen Bewegung kleiner Teilchen in Flüssigkeiten.) Die in Tabelle 1.1 aufgeführten Ergebnisse weichen aber deutlich von den 13 gleichen Resultaten ab, die Perrin bei den Atomen erwähnte; daher können kohärente Bereiche noch nicht als das »zugrundeliegende Prinzip« angesehen werden. Wenn sich aber ermutigende Übereinstimmungen zwischen Vorhersagen und Beobachtungen nach und nach häufen, könnte sich die Sachlage noch in diesem

Jahrhundert ändern. Die durch die Theorie der kohärenten Bereiche aufgeworfene Frage ist: Wollen die Wissenschaftler mit den Vorstellungen der klassischen Physik (die im 19. Jahrhundert entwickelt wurden) in das 21. Jahrhundert gehen, oder wollen sie endlich die im 20. Jahrhundert aufgestellte Quantentheorie einbeziehen?

»Ich will davon nichts hören«

Ich bemerkte in der Einleitung, daß die »Bäume« der Benveniste-Affäre den Blick auf den »Wald«, die Phänomene des Wassergedächtnisses, teilweise verstellt haben. In diesem Kapitel haben wir schon gesehen, daß es nicht nur um die homöopathischen Verdünnungen geht. Das Wassergedächtnis erscheint nur als ein einzelnes Stückchen eines größeren wissenschaftlichen Puzzles. Derzeit kann man unmöglich sagen, welche Beziehungen zwischen den hier beschriebenen Phänomenen herrschen. Diese sind die biologischen Effekte homöopathischer Verdünnungen, ferner die chemischen Signale, die über größere Entfernungen hinweg wirken, sowie die Auswirkung niederfrequenter Felder auf einige Prozesse in den Zellen und schließlich die verschiedenen ungewöhnlichen physikalischen Eigenschaften des Wassers. Es könnte sich letztlich herausstellen, daß der Zusammenhang zwischen diesen Phänomenen deutlich anders geartet ist, als nach der Theorie der kohärenten Bereiche zu erwarten ist. Die historische Entwicklung der Wissenschaft zeigt, daß noch verborgene Verknüpfungen zwischen Phänomenen nur offenkundig werden, wenn die von diesen Effekten aufgeworfenen theoretischen Probleme gelöst werden. Der sich über lange Zeit hinziehende Ausbau der Atomtheorie und der Quantenmechanik ist ein gutes Beispiel dafür. Vor der endgültigen Formulierung der Atomtheorie konnte niemand wissen, daß hier ein enger Zusammenhang mit dem Blau des Himmels besteht, ebenso wie mit der Viskosität von Gasen und mit der ungeordneten Bewegung kleiner Teilchen, die in einer Flüssigkeit suspendiert sind. Ähnlich war es mit der Aufstellung der Quantentheorie: Wer konnte zuvor auch nur vermuten, daß die Analyse der von heißen Körpern ausgehenden Strahlung (der sogenannten Strahlung schwarzer Körper) eine Theorie hervorbrächte, mit der auch die Periodizität der chemischen Eigenschaften der Elemente zu erklären ist, die Mendelejew ein Jahrhundert zuvor bemerkt hatte?

Ein wohlbekanntes historisches Beispiel macht deutlich, was wir aus der Vergangenheit über verborgene Verknüpfungen zwischen verschiedenen Phänomenen lernen können. Bei diesem geht es um das Alter der Erde. Ende des vorigen Jahrhunderts setzten die Geologen eine Größenordnung von einer Milliarde Jahren an. Sie waren von Beobachtungen und Theorien ausgegangen, die in ihrem Fachgebiet anerkannt waren. In der Hackordnung der wissenschaftlichen Disziplinen stand die Geologie nicht gerade weit oben; daher nahmen die Physiker den angegebenen Wert nicht besonders ernst. Zu jener Zeit genossen die Physiker das höchste Ansehen, wie übrigens heute noch. Lord Kelvin, einer der damals führenden Physiker, hielt das von den Geologen ermittelte Erdalter schlicht für unsinnig.[1]

Kelvin wollte zeigen, daß das von den Geologen angegebene hohe Alter der Erde unmöglich ist. Mit einer anscheinend zwingenden Argumentationskette, die von den thermodynamischen Gesetzen ausging, »bewies« Kelvin, daß die Erde in den ersten 100 Millionen Jahren ihrer Existenz bereits so viel Wärme hätte abgeben müssen, daß auf ihr kein Leben mehr möglich gewesen wäre. Weil die Erde aber nicht so stark abgekühlt ist, müßte sie nach Kelvins Folgerung jünger als 100 Millionen Jahre sein. Wie so oft war die Überlegung richtig, aber der Ausgangspunkt war falsch.

[1] Als ein Wissenschaftler hörte, daß bei Benvenistes Experimenten zu hohen Verdünnungen Herzen verwendet werden, meinte er: »Sie können die physikalischen Gesetze nicht mit einem Herzschlag umstoßen!«

Der Fehler lag hier in der impliziten Annahme, daß bei der Energiebalance keine weitere (etwa im Erdinneren verborgene) Energiequelle eine Rolle spielt. Seit der Entdeckung der natürlichen Radioaktivität, die der Erde Energie zuführt, »darf« diese nun viel älter als 100 Millionen Jahre sein.

Dieses historische Beispiel mag diejenigen ermutigen, die verborgene Verknüpfungen zwischen Phänomenen suchen, die noch nicht zu deuten sind. Ein Wissenschaftler kann natürlich sagen, etwas, das er nicht versteht, sei »unmöglich«. Aber im Fall des Wassergedächtnisses wäre er besser vorsichtig, sonst könnte er nach vielleicht einem Jahrzehnt ziemlich dumm dastehen. Zugegeben, die Wissenschaftler haben derzeit keine Theorie, mit der sie die chemischen Vorgänge in der wäßrigen Zellflüssigkeit oder die Auswirkungen magnetischer Felder auf diese Prozesse angemessen beschreiben können. Wenn aber solche Felder auf Zellen im Reagenzglas einwirken oder wenn sie bestimmte Krebsformen fördern, dann tun sie dies, ohne daß wissenschaftliche Gremien oder sonst irgendwer das anerkennen müssen. Seien wir uns darüber im klaren, daß sich die Wissenschaftler um die Phänomene in der Natur kümmern müssen, und nicht umgekehrt. Die Theorie der kohärenten Bereiche könnte sich letzten Endes als ungeeignet zum Erklären solcher Effekte herausstellen, sich vielleicht gar als falsch erweisen. Aber selbst dann verschwänden die hier angesprochenen Probleme nicht von allein – im Gegenteil: Sie wären um so schwieriger zu lösen.

Zum Schluß dieses Kapitels möchte ich noch einmal daran erinnern, daß die hier behandelten Aspekte eher Fragen aufwerfen als Antworten geben. Wer konventionelle Theorien über die Wechselwirkung elektromagnetischer Felder mit dem Wasser in lebender Materie heranzieht, der kann nicht unbedingt alle derzeitigen Vorstellungen mit den Effekten in Einklang bringen. Aber er ist in der Lage, die Widersprüche zwischen den alten Theorien und zahlreichen Beobachtungen zu erkennen und zu untersuchen. Einige der Befunde sind durchaus nicht neu, sondern schon seit einiger Zeit bekannt. Mit anderen Worten: Ich betone eher die Unzulänglichkeit der anerkannten Theorie, als daß ich die Leistungsfähigkeit der unsicheren neuen Theorie behaupte.

Natürlich spreche ich hier von einer intellektuellen Überzeugungskraft, nicht von einer institutionellen. Wie Max Planck (von dessen unorthodoxen Ideen die Entwicklung der Quantenmechanik ausging) meinte, setzen sich neue Vorstellungen nicht durch, weil die Gegner bekehrt würden, sondern weil diese nach und nach aussterben. Ich versuche, gegen diese pessimistische Sichtweise anzukämpfen, und hoffe, daß ich den Ausgang der hier zu erzählenden Geschichte noch erleben werde.

Wie das wissenschaftliche Establishment die Theorie der kohärenten Bereiche bisher aufnahm, läßt sich mit dem Titel dieses Abschnitts treffend zusammenfassen: »Ich will davon nichts hören.« Im Jahre 1988 erschien in der renommierten Zeitschrift *Physical Review Letters* ein Artikel über eines der Ergebnisse dieser Theorie. Angesichts der Bedeutung der in dieser Publikation aufgestellten Behauptungen sollte man meinen, daß bald eine intensive Diskussion folgte und der Artikel häufig zitiert würde, und wenn auch nur, um ihn zu kritisieren. Aber im *Science Citation Index*, der bedeutenden Zeitschrift, die die wissenschaftlichen Publikationen auswertet, fand ich nur zwei Bezugnahmen auf den besagten Artikel, die nicht von Benvenistes Team selbst stammten.[2]

Anhang 1 dieses Buches enthält ein anderes Beispiel für die Neigung gewisser Wissenschaftler, unangenehme Fragen zu meiden. Dort geht es um eine Anomalie des Wassers, die man anfangs Polywasser nannte. Dem Forscher, der diese Anomalie entdeckte, unterlief bei der ersten Interpretation seiner Ergebnisse ein Fehler.

[2] Eine Publikation in einer kanadischen Zeitschrift zitiert den Artikel von del Giudice, Preparata und Vitellio ohne jeden Kommentar. Dieser Artikel wurde auch in einer russischen Zeitschrift zitiert, die ich aber in meine Recherchen nicht einbezog.

Das nahmen viele Wissenschaftler zum Anlaß, die Anomalie insgesamt zu bestreiten. Die ungelegene und daher abgewiesene Frage ist: Kann völlig reines Wasser genügend Glas auflösen, so daß sich Kieselsäuregel bildet? Ein anderer Fall einer bestrittenen Anomalie war der thermische Prozeß der »kalten Fusion«. Auch hier führte ein Fehler in der ersten Interpretation zur Ablehnung.

Um dieses Kapitel abzuschließen, möchte ich die Vorstellung von wissenschaftlichen »Territorien« untersuchen. Wie viele andere, die über Wissenschaft schreiben, erwähne auch ich zuweilen »Forschungsgebiete« oder auch »Grenzen« zwischen Physik, Chemie und Biologie. Diese Unterteilungen sind von einem soziologischen Standpunkt aus gerechtfertigt, dem zufolge sich akademische Disziplinen als voneinander getrennte Realitäten in Universitätsfakultäten, gelehrten Gremien und wissenschaftlichen Zeitschriften manifestieren. Es sind aber von Menschen geschaffene und keine natürlichen Realitäten. Man sollte Physik, Chemie und Biologie vielmehr als drei Perspektiven derselben Natur ansehen. Mit anderen Worten: Wenn sich Atome in lebenden Zellen unter dem Einfluß oszillierender elektromagnetischer Felder umgruppieren, dann spielt es für die Atome keine Rolle, ob die Veränderungen physikalischer, chemischer oder biologischer Natur sind.

Das Problem ist, daß die meisten Wissenschaftler in einem bestimmten Fach ausgebildet und daher häufig unfähig sind, die verschiedenen Dimensionen eines Phänomens wahrzunehmen. Dies verstärkt ihre Neigung, Grenzphänomene zu bestreiten und sich taub zu stellen: »Ich will davon nichts hören.« Die Frage des Wassergedächtnisses kann aber nur interdisziplinär erforscht werden; das hat sie gemeinsam mit anderen Fragestellungen zu Anomalien, die in diesem Kapitel bereits erwähnt wurden. Effekte wie das Wassergedächtnis wurden in ein »nicht-wissenschaftliches« Niemandsland abgedrängt. Ein Grund dafür ist die Unfähigkeit vieler Physiker, Chemiker und Biologen, miteinander zu kommunizieren oder die Phänomene außerhalb ihres Fachgebiets zur Kenntnis zu nehmen und zu untersuchen, wo sie nur eine begrenzte Sachkenntnis haben. Vielleicht sollte die UNESCO eine Abteilung gründen, die sich mit interdisziplinären Phänomenen befaßt, also mit der Suche nach der wissenschaftlichen Wahrheit.

Mit der Weigerung, die Grenzen des eigenen Fachgebiets zu überwinden, erweist sich ein Wissenschaftler als ebenso »blind« wie die Figuren in einer Metapher, die Buddha zugeschrieben wird. In dieser Geschichte bringt ein Radscha vier blinde Männer zu einem Elefanten. Die Hand des einen wird an einen Stoßzahn geführt, die des zweiten an ein Ohr, die des dritten an den Schwanz und die des vierten an ein Bein. Zu allen sagt der Radscha: »Das ist ein Elefant.« Nach einer Weile fragt er sie, ob sie den Elefanten nun kennen. Sie antworten alle: »Ja, Herr.« Er forscht nach: »Und was wißt ihr jetzt über ihn?« Er erhielt vier aufschlußreiche Antworten: »Der Elefant ähnelt einem Speer.« – »Nein, eher einem Fächer.« – »Nein, es ist eine Art Seil.« – Der letzte ist überzeugt: »Der Elefant ähnelt einem Baumstamm.« – Um die ganze Realität des Elefanten zu erfassen, muß man die vier Ergebnisse zusammenfassen, die die Männer an den verschiedenen Körperteilen gefunden hatten. So ist es auch beim Wassergedächtnis: Die Resultate von Biologen, Physikern und anderen Wissenschaftlern müssen zu einem zutreffenden Gesamtbild kombiniert werden.

Kapitel 2

Homöopathische Verdünnungen: Schüttle kräftig, ohne zu erhitzen

Dieses Kapitel beruht weitgehend auf Labortagebüchern von Elisabeth Davenas. Zwischen 1985 und 1989 füllte sie rund 2000 Seiten mit Aufzeichnungen über 500 Experimente. Im folgenden möchte ich die Erkenntnisse vorstellen, die ich aus dem gründlichen Studium dieser Labortagebücher ableiten konnte. Ich verbinde damit die bescheidene Hoffnung, endlich eine Bresche in die Mauer des wissenschaftlichen Dogmatismus schlagen zu können, der bisher eine ernsthafte Erforschung des Wassergedächtnisses verhindert hat.

Zum Erforschen der biologischen Eigenschaften hoher Verdünnungen wurde ein Standardverfahren angewandt, nämlich das Anfärben der sogenannten Basophilen; dies sind eine Art der weißen Blutzellen, die im Immunsystem des Organismus eine Rolle spielen.

Die Ausführungen in diesem Kapitel unterscheiden sich nicht wesentlich von denen, die Davenas, Benveniste, Poitevin und zehn andere Wissenschaftler im Juni 1988 in der Zeitschrift *Nature* publizierten. Jedoch bringe ich hier mehr Details und weniger technische Beschreibungen. Damit dieses Buch für Laien leichter verständlich ist, habe ich die meisten technischen Einzelheiten in den Anhang verbannt. Der Bericht über die Experimente mit hohen Verdünnungen findet sich im Anhang 2, Seite 194 (siehe auch Anhang 6d, Seite 235). Dennoch ist dieses zweite Kapitel das schwierigste. Aber ich kann Sie beruhigen: Danach wird es wieder leichter.

Ein hochempfindlicher biologischer Test: Das Anfärben von Basophilen

Benveniste und sein Team verwendeten eine biologische Testroutine, mit der sie vertraut waren; sie hatten sie rund ein Jahrzehnt zuvor selbst entwickelt. Das französische staatliche Institut für Gesundheit und medizinische Forschung, INSERM, hatte sich das Verfahren patentieren lassen. Dieses nutzt eine bestimmte Eigenschaft der Basophilen. Wie viele biologische Zellen haben die Basophilen eine gelartige Beschaffenheit. Wegen ihrer Transparenz müssen sie mit einem bestimmten Farbstoff angefärbt werden, damit sie sichtbar werden. Das Färben ist eine der wichtigsten Methoden der Biologen; das zeigt schon die Bezeichnung der Chromosomen, denn dieses Wort ist aus den griechischen Wörtern für Farbe (*chroma*) und für Körper (*soma*) abgeleitet.
Die Fähigkeit der Basophilen, den im jeweiligen Experiment verwendeten Farbstoff zu absorbieren, hängt von vielen Faktoren ab, unter anderem vom Gesundheitszustand der Person, deren Blut untersucht wird. Bei der Erforschung der hohen Verdünnungen wurde ermittelt, auf welche Weise die betreffende Substanz das Färben der Basophilen jeweils beeinflußt.

anti-IgE

Die bei den hier betrachteten Arbeiten eingesetzte Substanz ist das anti-Immunoglobulin E, meist abgekürzt als anti-IgE oder aIgE. Für uns sind drei seiner Eigenschaften wichtig.
Zum ersten kann das anti-IgE die Färbung von Basophilen hemmen oder auch entfernen, so daß diese unsichtbar werden, als wären sie nie gefärbt worden. Es kann sozusagen als ein biologisches Abbeizmittel angesehen werden, das einigen der Basophilen die Farbe entzieht (aufgrund der sie überhaupt erst sichtbar waren). Der Anteil der Basophilen, die unsichtbar bleiben, hängt natürlich von der eingesetzten Menge an Entfärbemittel

ab. Je verdünnter dieses ist, desto schwächer sollte es wirken. Wir werden aber noch sehen, daß dies nicht immer der Fall ist. Zuweilen wirkt das Entfärbemittel in hoher Verdünnung selbst dann noch als solches, wenn kein einziges seiner Moleküle mehr in der Lösung vorhanden ist.

Zum zweiten sind die Moleküle des anti-IgE sehr groß. Daher kann man in Experimenten mit hohen Verdünnungen unterscheiden zwischen den biologischen Effekten aufgrund des Vorhandenseins der Moleküle und den gleichen Effekten, die auf der »Erinnerung« an die Moleküle beruhen, einer Erinnerung, die vom Wasser gespeichert wird. Mit einer Standardmethode der kalibrierten Filtration zum Entfernen großer Moleküle aus den Lösungen konnte man überprüfen, daß die bei einigen hohen anti-IgE-Verdünnungen beobachtete biologische Wirksamkeit nicht auf übriggebliebenen anti-IgE-Molekülen beruhte, die der Elimination bei den sukzessiven Verdünnungen eventuell entgangen waren.

Zum dritten variiert die Wirksamkeit des anti-IgE als »Entfärbemittel« der Blutzellen bei optimaler Konzentration von Person zu Person sehr stark. Diese Veränderlichkeit der Färbungsreaktion ist kein Charakteristikum hoher Verdünnungen des anti-IgE, sondern der Reaktion selbst. Deren empfindlicher Mechanismus kann durch viele Faktoren beeinflußt werden, die man nicht steuern kann und die teilweise noch nicht bekannt sind. In einigen Fällen wird eine bestimmte Menge von anti-IgE das Färben praktisch aller Basophilen verhindern, und in anderen Fällen wird dieselbe Menge anti-IgE keine deutliche Auswirkung auf die Färbeeigenschaften der Basophilen haben. Der maximale Anteil der Basophilen, die ihre Sichtbarkeit bzw. Färbung verlieren, liegt irgendwo zwischen diesen beiden Extremen, mit einem Mittelwert von rund 50 Prozent.

Um die mögliche Wirkung hoher Verdünnungen von anti-IgE beim Fehlen jeglicher anti-IgE-Moleküle zu erforschen, waren die Wissenschaftler zu einem hochempfindlichen Testverfahren gezwungen. Wie so oft, mußten sie einen Kompromiß finden, und zwar zwischen den einander widersprechenden Anforderungen nach Empfindlichkeit und nach Reproduzierbarkeit. Die Hemmung (Inhibition) der Färbung ist ein sehr empfindlicher Test auf die Gegenwart von anti-IgE-Molekülen. Aber wie die meisten anderen hochempfindlichen Verfahren hat sie einen Nachteil: Die Ergebnisse können schon bei geringster Variation der experimentellen Bedingungen voneinander abweichen.

Die wissenschaftliche Untersuchung homöopathischer Verdünnungen

Die experimentelle Methode

Das hier anzuwendende experimentelle Verfahren gehört wohl zu den leistungsfähigsten überhaupt. Die Methode versucht eine Beziehung herzustellen zwischen einem beobachtbaren Phänomen und der von diesem zu unterscheidenden »Ursache«. Beginnen wir mit einem einfachen Beispiel für die Methode und für die Schwierigkeiten, denen man in der Praxis begegnen kann. Stellen wir uns vor, ein Marsbewohner sei der Meinung, der Geschmack des irdischen Meerwassers rühre von kleinen Tierchen her, die darin leben. Auf welche Weise können Sie ihn davon überzeugen, daß in Wirklichkeit das darin gelöste Salz den Geschmack bestimmt?

Sie könnten zunächst das Wasser einige Minuten lang kochen, um die »Tiere« abzutöten. Dann lassen Sie es abkühlen und fragen den Marsbewohner, wie es denn nun schmeckt. Er wird natürlich denselben Geschmack feststellen und meinen, die Tierchen hätten das Kochen überlebt. Also werden Sie das Wasser so lange kochen, bis alles verdampft ist und nur noch das Salz am Boden des Topfes zurückbleibt. Dieses Salz geben Sie in ein Glas mit Leitungswasser und lassen ihn wieder kosten. »Ich kann nichts schmecken«, wird er sagen, »das ›Wesen‹ des Geschmacks ging beim Eindampfen verloren«. Offensichtlich ist der Marsbewohner jetzt unfähig, das Salz herauszuschmecken, weil er glaubt, daß im Wasser nichts mehr mit diesem besonderen Geschmack vorhanden sei. Sie geben nicht auf, sondern wollen ihn immer noch überzeugen. Deshalb versuchen Sie es mit einer Blindprobe: Zuerst kochen Sie eine große Menge Meerwasser, bis es verdampft ist. Dabei lassen Sie den Dampf an anderer Stelle zu reinem Wasser kondensieren. Außerdem haben Sie jetzt das beim Verdampfen zurückgebliebene Salz. Sie füllen zehn kleine Gläser mit dem destillierten, reinen Wasser und sagen zu dem Marsbewohner: »Ich verlasse jetzt den Raum. Du wirst einen Löffel der weißen Substanz in eines der Gläser geben und sie gut verrühren. Nach fünf Minuten werde ich zurückkommen und das Wasser in den zehn Gläsern kosten.« Gesagt, getan. Anschließend werden Sie ihm ohne weiteres sagen können, in welches Glas er das Salz gegeben hat. »Ja«, könnte er entgegnen, »du hast das richtige Glas herausgefunden – aber nur, weil du Glück gehabt hast.«

Vielleicht können Sie noch etwas Geduld aufbringen und schlagen vor, das Experiment 10- oder 20mal zu wiederholen. Wenn Sie ihm oft genug zeigen, daß Sie das richtige Glas herausfinden, könnte der Marsbewohner irgendwann zugeben, daß Ihre Behauptung über die Ursache des Geschmacks zutrifft. Aber selbst wenn er sich niemals bei der Zuordnung des Glases mit dem Salz irrt und auch wenn Sie praktisch immer sofort das richtige Glas finden, könnte er vielleicht dennoch sagen: »Ich habe keine Ahnung, wie du es machst, aber es muß einen Trick geben. Ich *weiß*, daß der Geschmack des Meerwassers von kleinen Tierchen herrührt, die in den Ozeanen leben.«

Im zweiten Teil dieses Buches werde ich erklären, was diese erfundene Geschichte mit den Experimenten zum »Wassergedächtnis« zu tun hat. Außerdem werde ich Informationsquellen für diejenigen nennen, die sich weigern, etwas zu glauben, was sie nicht verstehen. Natürlich ist Skepsis gegenüber der Aussagekraft von Experimenten oft angebracht, denn kein Experiment – wie gut es auch konzipiert und ausgeführt sein mag – kann einen absoluten Beweis für irgend etwas liefern. Der einzige Wissenschaftszweig, in dem absolute Beweise möglich sind, ist vermutlich die Mathematik. In den anderen Bereichen kann man nur Indizien erhalten. Der zweite Teil dieses Buches befaßt sich mit der Frage der Beweiskraft und mit der Haltung, die etliche Wissenschaftler gegenüber dem Wassergedächtnis einnehmen. Vorab möchte ich nur die beiden wesentlichen Aspekte der experimentellen Methode herausstellen:

1 Es werden zwei Situationen geschaffen, die in allem identisch sind, außer in dem zu untersuchenden Faktor. Die eine Situation wollen wir die Kontrollsituation (C) nennen. In ihr fehlt der betreffende Faktor. In der anderen (X) ist er jedoch vorhanden. (Im obigen Beispiel bestand der variierte Faktor im Vorhandensein bzw. Fehlen von Salz im Wasser.)
2 Wenn bei ausreichend vielen Versuchen das Ergebnis (im Beispiel der Geschmack des Wassers) in der Situation X wesentlich anders ist als in der Situation C, dann können wir annehmen, daß dieser Unterschied auf das Vorhandensein bzw. das Fehlen des betreffenden Faktors zurückzuführen ist.

Die Versuchsmethode bei den Experimenten mit hohen Verdünnungen

Beim Erforschen hoher Verdünnungen ist die in Abbildung 2.1 dargestellte Anordnung am besten geeignet. In der Phase 1 werden auf exakt dieselbe Weise zwei Lösungen mit hoher Verdünnung hergestellt. Der einzige Unterschied ist folgender: In einem Fall befindet sich die Substanz X im Reagenzglas Nr. 1 (dieses enthält zum Beispiel eine Lösung von anti-IgE in Wasser), und im anderen Fall befindet sich die Kontrollsubstanz C darin (beispielsweise Wasser, wie es im anderen Glas zum Lösen des anti-IgE dient). Die Substanz X ist biologisch aktiv, das heißt, sie entfernt die Färbung eines merklichen Anteils der eingefärbten

Phase 1: **Herstellen hoher Verdünnungen. Bei jedem Verdünnungsschritt wird ein Zehntel der Lösung in das nächste Reagenzglas gegeben, das dann mit neun Zehnteln Wasser bis zum ursprünglichen Volumen aufgefüllt wird. Vor jeder Verdünnung wird kräftig geschüttelt.**

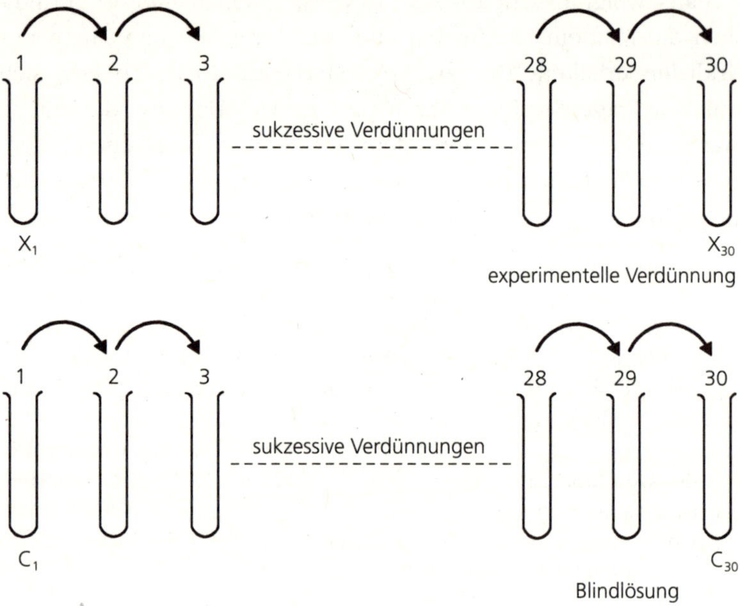

Phase 2: **Vergleich der Wirksamkeit zweier Lösungen**

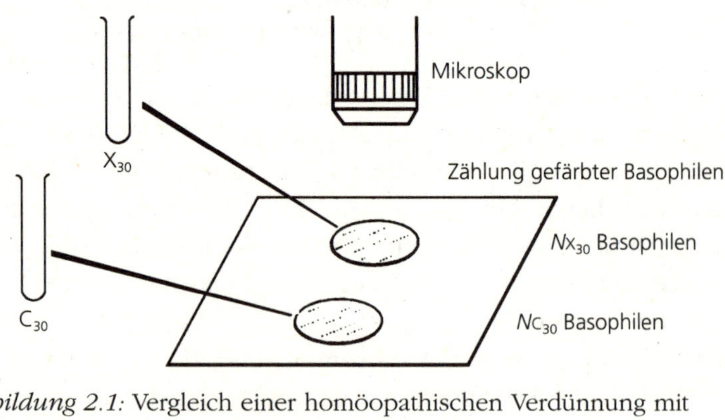

Abbildung 2.1: Vergleich einer homöopathischen Verdünnung mit einer Blindlösung

Basophilen. Dagegen ist die Kontrollsubstanz oder Blindsubstanz C inert, das heißt, sie bewirkt keine Entfärbung. Jede der ursprünglichen Flüssigkeiten wird nun mehreren sukzessiven 10fachen Verdünnungen unterzogen, wobei sie zuvor jedesmal intensiv geschüttelt wird. In Abbildung 2.1 wird in Phase 1 des Experiments die Konzentration der beiden Lösungen (derjenigen mit X und derjenigen mit C) 30mal hintereinander auf jeweils ein Zehntel reduziert.

In der zweiten Phase des Versuchs gemäß Abbildung 2.1 wird die biologische Wirksamkeit der beiden hohen Verdünnungen untersucht. Dazu wird die jeweilige Lösung zu Basophilen zugefügt, die dann unter dem Mikroskop gezählt werden. Das Resultat der Testlösung (X_{30}) gilt als positiv, wenn die Anzahl der unter dem Mikroskop sichtbaren Basophilen geringer ist als in der entsprechenden Blindlösung (C_{30}).

Nachweis der Wirksamkeit einiger homöopathischer Verdünnungen

Der an Homöopathie interessierte Wissenschaftler Bernard Poitevin nahm im Jahre 1983 Kontakt mit Benveniste auf. Er schlug ihm ein Forschungsprojekt vor, in dem die biologischen Wirkungen einiger homöopathischer Verdünnungen geklärt werden sollten. Benveniste verhehlte seine Skepsis nicht, ging aber auf den Vorschlag ein. Ich selbst war nicht Zeuge seiner anfänglichen Zurückhaltung, fand aber Hinweise darauf in den Laborbüchern von Elisabeth Davenas.

Am 5. November 1985 beobachteten Elisabeth Davenas und Francis Beauvais erstmals das ziemlich überraschende Phänomen, das in Abbildung 2.2 veranschaulicht ist und das sie später die »zweite Kurve« nannten. Die Wirksamkeit des biologischen »Entfärbers« (anti-IgE) ist maximal bei einer Konzentration, die der dritten Dezimalverdünnung entspricht, und fällt dann

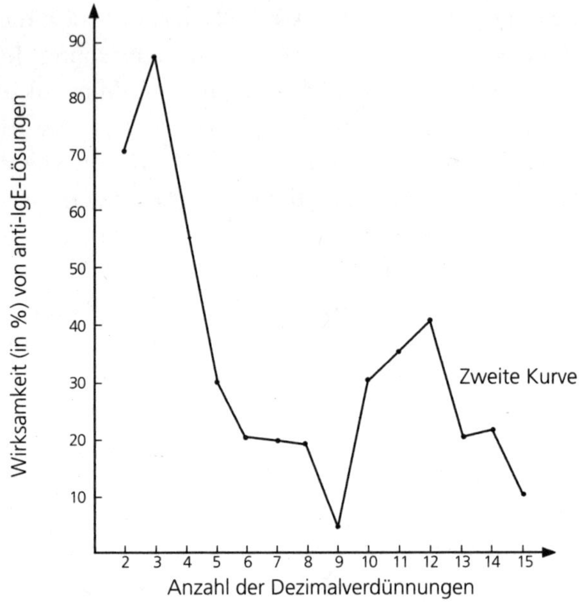

Abbildung 2.2: Die »zweite Kurve«

erwartungsgemäß bei jeder weiteren Verdünnung ab. Aber nach der neunten Verdünnung ändert sich die Situation: Die Wirksamkeit der Lösung *steigt erneut an,* obwohl die im betreffenden Glas vorhandene *Menge* von anti-IgE bei jeder Verdünnung auf ein Zehntel verringert wird.

Zehn Tage nach dieser Entdeckung begannen die beteiligten Wissenschaftler mit einer Reihe von Blindversuchen; hierfür verwendeten sie drei verschiedene homöopathische Lösungen zum Hemmen der anti-IgE-Wirkung. Bei diesen Experimenten erhielt Elisabeth Davenas zwei Paar jeweils identische Röhrchen, die nur mit »A« bzw. »B« und mit »1« bzw. »2« beschriftet waren. Eines der Röhrchen jedes Paares enthielt eine Lösung einer hemmend wirkenden Substanz und das andere nur Wasser. Davenas konnte beim Herstellen der hohen Verdünnungen also nicht wissen, was sich in welchem Glas befand. Aus den

Aufzeichnungen aus den ersten sechs Monaten dieser Experimente konnte ich ermitteln, daß insgesamt zwölf verschiedene Personen an den Codierungen der 34 Blindversuche beteiligt waren. Ich erwähne diese Details, um Benvenistes ursprüngliche Skepsis gegenüber den homöopathischen Verdünnungen zu illustrieren. Seine Zurückhaltung widerspricht den Behauptungen bestimmter Kreise, er sei leichtgläubig gewesen und habe merkwürdige Ergebnisse ohne angemessenen Beweis akzeptiert.

Im Anschluß an die eben beschriebenen Experimente zur Entfärbung befaßten sich die Wissenschaftler des INSERM mit der direkten Wirkung hoher Verdünnungen von anti-IgE auf die Färbungseigenschaften von Basophilen. (Details zu diesen Experimenten und den Resultaten finden Sie im Anhang 2, S. 194. Die Kritik an diesen Versuchen wird im zweiten Teil dieses Buches behandelt, vor allem im 6. Kapitel.) Zwischen 1986 und 1990 wurden ungefähr 250 direkte Experimente mit anti-IgE durchgeführt. Alles in allem lieferten die Ergebnisse beeindruckende Beweise für das Wassergedächtnis. Ich möchte an dieser Stelle nur ein Experiment vorstellen, um das Prinzip zu verdeutlichen, das hinter den verschiedenen Tests steht.

Bei diesem Versuch wurde eine Reihe von 25 Dezimalverdünnungen einer anti-IgE-Lösung mit einer entsprechenden Reihe von 25 Dezimalverdünnungen einer Blindsubstanz verglichen. Der Verdünnungsbereich war recht groß, zwischen 21 und 45. Die Ergebnisse sind in Abbildung 2.3 aufgetragen. Kurve (a) zeigt die Anzahl der Basophilen, die nach den entsprechenden Verdünnungen der anti-IgE-Lösung gefärbt blieben, und Kurve (b) zeigt die Anzahl der Basophilen, die nach den entsprechenden Verdünnungen der Blindlösung gefärbt blieben. Dieses Experiment ergab, daß sich das Wassergedächtnis auf dreierlei Arten manifestiert:

Erster Effekt (Test 1): Im Durchschnitt ist (mit 80 anstatt 96) die Anzahl der gefärbt bleibenden Basophilen *kleiner*, wenn sie

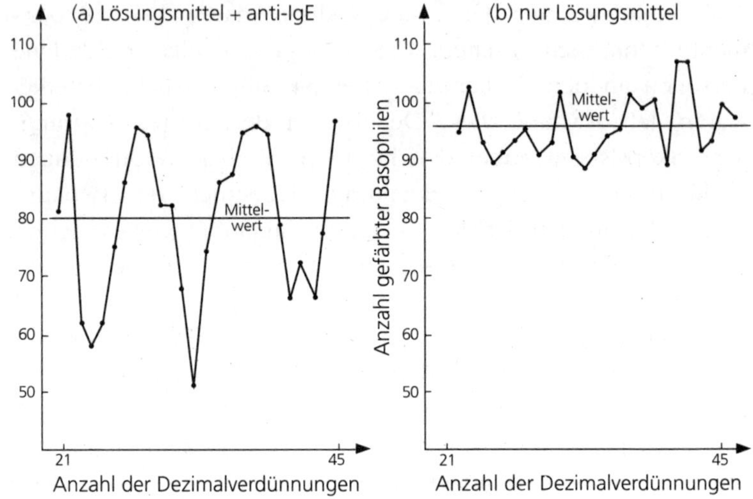

Abbildung 2.3: Ergebnisse eines Experiments zur Färbung von Basophilen

mit hohen Verdünnungen von anti-IgE behandelt wurden, als wenn sie mit entsprechenden Lösungen der Blindsubstanz versetzt wurden.

Zweiter Effekt (Test 2): Die Anzahl der gefärbten Basophilen *variiert stärker*, wenn diese mit hohen Verdünnungen von anti-IgE behandelt wurden, als wenn sie mit entsprechenden Lösungen der Blindsubstanz versetzt wurden.

Dritter Effekt (Test 3): Die linke Kurve (a) scheint periodisch zu verlaufen wie eine Welle.

Vom Standpunkt der Statistik liefert jeder der genannten Effekte ein unabhängiges Kriterium für das Wassergedächtnis. Ein viertes Kriterium, das im Anhang 2 (Seite 194) beschrieben wird, enthüllt einen Effekt, der mit der Wärme zusammenhängt: Wenn hochverdünnte Lösungen von Histamin erwärmt werden, so verlieren sie ihre Fähigkeit, den Effekt des anti-IgE zu hemmen, *obwohl die ursprünglichen Histaminmoleküle selbst bei den angewandten Temperaturen nicht wärmeempfindlich sind.*

Quantitative Zusammenfassung der Ergebnisse der Experimente mit hohen Verdünnungen

Beim Zusammenfassen aller Experimente, die die im Anhang 2 aufgestellten strengen Bedingungen erfüllten, erhielt ich die in Tabelle A2.3 (Seite 198) zusammengestellten Ergebnisse. Die Wahrscheinlichkeit, solche Resultate rein zufällig zu erzielen, ist vernachlässigbar klein. Sie entspricht der Chance, daß beim 453maligen Werfen einer Münze 326mal das Wappen erscheint. *Jede* Ergebnisreihe ist für sich genommen von einer rein zufällig auftretenden Wertekombination so weit entfernt, daß sie als statistisch signifikant anzusehen ist. Insgesamt sind die Ergebnisse in der Tat unmöglich durch rein zufälliges Auftreten zu erklären. Um das zu verstehen, stellen Sie sich vor, sehr viele Wissenschaftler könnten die in Tabelle A2.3 zusammengefaßten Experimente an einem einzigen Tag durchführen (anstatt in vier Jahren, die das kleine INSERM-Team benötigte). Um eine ebenso signifikante Ergebnisreihe wie die oben geschilderte rein zufällig zu reproduzieren, müßten sie die Versuche über Milliarden von Jahren hindurch wiederholen! Also können die Ergebnisse nicht aufgrund statistischer Überlegungen abgetan werden. Sollten sich die Versuchsergebnisse als verfälscht erweisen (was bei einem Experiment nie völlig auszuschließen ist), dann müßte die Fehlerquelle anderswo gesucht werden.

Der wissenschaftliche Status der Experimente mit hohen Verdünnungen

Zum Abschluß dieses Kapitels möchte ich die Experimente zusammenstellen, die Benvenistes Team an Basophilen durchgeführt hat (siehe Tabelle 2.1). Diese Aufstellung bringe ich hier aus zwei Gründen. Erstens gehen daraus deutlich die große Zahl und die Vielfalt der Versuche hervor. Zweitens illustriert die Liste

Tabelle 2.1: Die Aufteilung von 500 Experimenten an Basophilen, unter Verwendung von Lösungen mit hohen Verdünnungen

Forschungsgebiet	*Anzahl der Experimente* *vor* der Überprüfung durch Nature	*nach* der Überprüfung durch Nature
Nachweis der Wirkung hoher Verdünnungen		
direkte Effekte (anti-IgE)	108	128
Inhibition (*Apis mellifica*)	41	65
Andere Substanzen		
PLA_2 (Schwein)	10	10
PLA_2 (*Naja naja*)	4	
Histamin	48	
Lungenhistamin	22	
Apium-Virus	4	
BOB	3	
Calcium-Ionophor	5	1
PLC	1	3
Mellitin	4	
Sukzessive Verdünnungen		
Wellen*	10	
Verdünnung nach der 100.	8	
Position an der »Welle«	5	
Gruppen von Verdünnungen	4	
Einfluß anderer physikalischer Faktoren		
Temperatur	25	
Schütteln	8	
kalibrierte Filter	13	
andere Lösungsmittel als Wasser	13	
9fache Verdünnungen	3	
Gleichstrom	1	
Wechselstrom	1	
Magnetisierung		9
Übertragung	1	
Trocknung	3	

* Bei den Wellen wurden nach der 18. noch mindestens 20 weitere sukzessive Dezimalverdünnungen hergestellt.

das Hauptthema dieses Buches, nämlich die Zensur in der Wissenschaft und die Unterdrückung der verfügbaren Beweismittel. Ein Vergleich der beiden Zahlenspalten läßt vermuten, daß äußerer Druck den Fortgang der Forschungsarbeiten wirkungsvoll gebremst hat. Die linke der beiden Zahlenspalten enthält in den einzelnen Teilbereichen die Anzahlen der Arbeiten, die vor der Nachprüfung durch die Zeitschrift *Nature* durchgeführt wurden. Die rechte Zahlenspalte enthält die entsprechenden Anzahlen danach. Es ist offensichtlich, daß die Forschungsprojekte vorher eine erheblich höhere Bandbreite aufwiesen.

Außerdem wurden mehrere verschiedenartige Sondierungsexperimente durchgeführt. Beispielsweise wurde in 10 Versuchen mit aufeinanderfolgenden hohen Verdünnungen ermittelt, welche Formen die periodischen Wellen haben. In acht anderen Versuchen wurde dieser Effekt bei ungewöhnlich hohen Verdünnungen untersucht, wobei man über die 100. Dezimalverdünnung hinausging. Der zuvor schon erwähnte destruktive Effekt der Wärme auf die Wirksamkeit hoher Verdünnungen wurde in 25 Experimenten systematisch untersucht. In acht Experimenten beobachtete man vor allem den Einfluß des heftigen Schüttelns. In insgesamt 14 verschiedenartigen Experimenten wurde die Auswirkung physikalischer Parameter geprüft. Die Zahlen in der rechten Spalte von Tabelle 2.1 belegen, daß nach dem von der Zeitschrift *Nature* veranlaßten Besuch des »Betrugsdezernats« diese innovative Forschung weitgehend gestoppt wurde. 95 Prozent der 200 Experimente, die nach dem Besuch durchgeführt wurden, bestanden in reinen Wiederholungen früherer Experimente. Zwei Jahre lang repetierten die Wissenschaftler im Grunde nur die beiden Versuchsreihen zum direkten Effekt hochverdünnter anti-IgE-Lösungen auf die Färbung von Basophilen sowie zu deren Hemmung durch hochverdünnte Lösungen einer Substanz namens *Apis mellifica* (ein Extrakt des Bienengifts).

In diesem Kapitel habe ich die detaillierteste der bisher veröffentlichten Laboruntersuchungen homöopathischer Verdünnungen beschrieben. Diese spezielle Arbeit ist so außergewöhnlich, weil bei ihr erstmals der Einfluß physikalischer Bedingungen systematisch untersucht wurde, die das »Wassergedächtnis« beeinflussen können. Führte man diese Forschungen weiter, so könnte man letztlich den Mechanismus entschlüsseln, der dieses Gedächtnis bewirkt. Dieser Sachverhalt mag die Heftigkeit erklären, mit der die Basophilenexperimente angegriffen werden. Darum wird es im zweiten Teil dieses Buches gehen.

Es sollte betont werden: Trotz ihrer wissenschaftlichen Bedeutung war die von Benveniste geleitete Basophilenstudie bei weitem nicht die einzige Untersuchung extremer Verdünnungen. Selbst abgesehen von den Publikationen in Zeitschriften, die sich der wissenschaftlichen Untersuchung der Homöopathie widmen (das ist natürlich eine Form der Zensur), fand ich 25 wissenschaftliche Artikel von 17 verschiedenen Wissenschaftlerteams, die über Effekte hoher Verdünnungen berichteten (siehe Anhang 6d, Seite 235). Bislang hat die wissenschaftliche Gemeinschaft es vermocht, das Phänomen Wassergedächtnis im Ghetto der homöopathischen Forschung zu halten. Wir dürfen gespannt sein, ob eine Diskussion über das Wassergedächtnis letztlich doch noch in Gang kommt.

Kapitel 3

Agens X geht durch die Wand

Übertragungsexperimente als Schwarze Magie verteufelt

Wir alle kennen Detektivgeschichten, in denen der Inspektor vor »unmöglichen« Situationen wie der folgenden steht: In einem Einzimmerappartement, das keine Fenster hat, wurde eine Leiche gefunden; die Tür war von innen abgeschlossen. Trotz äußerst gründlicher Suche konnte im Zimmer keine Waffe gefunden werden und natürlich auch kein Mörder. Nach den Erkenntnissen des Gerichtsmediziners war der Tod durch eine Pistolenkugel augenblicklich eingetreten. Daher konnte das Opfer nach dem Schuß die Tür keinesfalls mehr selbst verschlossen haben. Bei solchen Geschichten können wir zwei Typen von Ermittlern begegnen: Der eine ist völlig verblüfft und murmelt ständig »phantastisch!«, während der andere angestrengt nachdenkt und mögliche Abläufe des Geschehens zu rekonstruieren versucht. Der erste bleibt bei seiner Idee, daß sich das Verbrechen überhaupt nicht so zugetragen haben kann, und der zweite geht von der einzigen für ihn gesicherten Tatsache aus, nämlich daß eine Leiche im Zimmer gefunden wurde.

In der eben beschriebenen fiktiven Situation entsteht das Rätsel durch drei offensichtlich widersprüchliche Annahmen. Erstens: Der Bericht des Polizeibeamten, der die Tür aufgebrochen und die Leiche gefunden hatte, ist absolut glaubwürdig, zumindest was die verschlossene Tür anbelangt. Zweitens: Der Befund des Gerichtsmediziners ist verläßlich, was die Ursache und den schnellen Eintritt des Todes betrifft; daher kann ausgeschlossen werden, daß der Ermordete sich selbst eingeschlossen hatte. Drittens: Weder Mordwaffe noch Mörder befanden sich im Zimmer, als der Polizist die Tür aufbrach.

Nachdem sich der Inspektor von der Richtigkeit dieser Feststellungen überzeugt hat (u. a. daß die Tür keinesfalls von innen verschlossen wurde), wird er sich vermutlich fragen: »Kann es sein, daß die Tür von außen verschlossen wurde?« Nach eingehender Untersuchung des Schlosses könnte er beispielsweise zu dem Schluß kommen, daß dies durch eine funkgesteuerte Fernbedienung möglich war.

Abgesehen von ihrer potentiellen Bedeutung für Wissenschaft und Technik finde ich an Übertragungsexperimenten faszinierend, daß sie eine ähnliche Art von logischen Rätseln aufwerfen. Wie wir sehen werden, ist der Aufbau der Experimente so einfach, daß wohl nur wenige Hintertürchen bleiben. Ich selbst habe mir keines ausdenken können, und ich kenne auch niemanden, dem das bis jetzt gelungen wäre. Die alternativen »Erklärungen«, die ich bislang hörte, sind simple Leugnungen, daß die Experimente überhaupt so verlaufen waren. Ein Wissenschaftler sprach von der Möglichkeit des Betrugs, ein anderer bezeichnete Benvenistes Experimente ganz einfach als »Schwarze Magie«.

Im Augenblick mag es genügen, eines der frühen Übertragungsexperimente zu skizzieren, um die Analogie mit der eingangs geschilderten fiktiven Situation zu illustrieren. Ein versiegeltes Glasröhrchen mit dem aktiven Agens wurde an einer Spule an einem Ende eines elektrischen Übertragungsgeräts plaziert, und an einer zweiten Spule am anderen Ende wurde ein ebenfalls versiegeltes Glasröhrchen mit reinem Wasser angebracht. Das Gerät wurde eingeschaltet, das heißt, das Wasser in den versiegelten Röhrchen wurde 15 Minuten lang »behandelt«. Dieses Wasser wurde dann überprüft und erwies sich als biologisch wirksam, während Wasser aus unbehandelten »Kontroll«-Röhrchen inaktiv war. Demnach schien irgendein aktives Agens aus dem einen versiegelten Röhrchen in das andere übergegangen zu sein, wobei es beide Glaswandungen der Röhrchen sowie das Übertragungsgerät überwunden haben mußte.

Die ersten Übertragungsexperimente

Im vorigen Kapitel erwähnte ich, daß Benvenistes Forschung über das Wassergedächtnis gestoppt wurde, nachdem die selbsternannten Experten der Zeitschrift *Nature* sein Labor besucht hatten. Aus Tabelle 2.1 ging hervor, daß ein Teil der Arbeiten die Übertragungsexperimente betraf. Im Juni 1988 hatte ein homöopathischer Arzt namens Attias Benveniste dazu überredet, ein elektrisches Gerät zu testen, mit dem nach seinen Worten chemische Informationen übertragen werden können. Zu jener Zeit hatte Benveniste gerade von der Theorie gehört, die Preparata und del Giudice aufgestellt hatten. In der Zeitschrift *Nature* hatte Benveniste einen Artikel über seine Experimente zu hohen Verdünnungen veröffentlicht. Darin erwähnte er die Rolle, die elektrische oder magnetische Felder beim Wassergedächtnis möglicherweise spielen, aber er bezog sich nicht auf die Theorie der kohärenten Bereiche.

Es ist schwierig, nach so langer Zeit die Ereignisse zu rekonstruieren, aber ich stelle mir vor, daß Benveniste die Wirksamkeit der homöopathischen Verdünnungen nicht recht verstehen konnte, die er einige Jahre lang untersucht hatte. So muß er sich gefragt haben: Warum es nicht einfach ausprobieren? Was immer seine Gründe auch waren – es wurde anschließend ein Übertragungsexperiment mit dem elektrischen Gerät von Attias durchgeführt. Das von Elisabeth Davenas in ihrem Laborbuch festgehaltene Ergebnis war positiv, und sie notierte in diesen Aufzeichnungen auch ihr Erstaunen darüber.

Zwei Wochen später hielt sich das von *Nature* entsandte »Betrugsdezernat« fünf Tage lang in Benvenistes Labor auf. (Auf diesen Besuch werde ich in Kapitel 6 noch näher eingehen.) Einige

Wochen danach erschien in *Nature* ein offizieller Bericht mit dem Titel »Experimente mit hohen Verdünnungen eine Täuschung«. Hier sprach man zwar nicht direkt von Betrug, aber der Besuch war für die Forscher, die sich mit homöopathischen Verdünnungen befaßten, kränkend und für das öffentliche Ansehen ihrer Arbeiten verheerend.

Zu der Zeit, als ich erstmals mit Benveniste Kontakt hatte (im März 1992), untersuchte er hohe Verdünnungen mit Hilfe eines Systems, das nichts mit der Färbung von Basophilen zu tun hatte. Es handelte sich vielmehr um ein empfindliches biologisches System, mit dem man seit einem Jahrhundert in der Pharmakologie neue Wirkstoffe testet. Kernstück ist das Herz eines Meerschweinchens oder einer Ratte, das entsprechend immunisiert wurde, um es gegenüber der zu testenden Substanz besonders empfindlich zu machen. Benveniste untersuchte außerdem homöopathische Verdünnungen verschiedener Substanzen. Am häufigsten verwendet wurde Ovalbumin, ein Protein, das sich auch im Hühnereiweiß findet. Die einzige Ähnlichkeit des neuen Systems mit demjenigen, bei dem Basophilen verwendet werden, bestand in seiner hohen Empfindlichkeit und seiner entsprechend großen Variabilität.

Mit Hilfe dieses hochempfindlichen biologischen Detektors konnte Benveniste die Wirksamkeit einiger hoher Verdünnungen bestätigen. Der Aufbau des Experiments ähnelte dem im vorigen Kapitel beschriebenen: Der Effekt hoher Verdünnungen einer aktiven Substanz wurde verglichen mit der Wirkung einer inaktiven Substanz, das heißt des Lösungsmittels allein.

Auch einige Experimente zu den physikalischen Eigenschaften des Wassergedächtnisses wurden mit dem neuen System durchgeführt. Dabei wurde bestätigt, daß Wärme die Wirksamkeit hoch verdünnter Lösungen beseitigt. Mit Unterstützung zweier Physiker eines benachbarten Instituts konnte man außerdem eine neue Methode zum Löschen des Gedächtnisses finden, nämlich mit einem niederfrequenten magnetischen Wechselfeld. Die Wirksamkeit der verdünnten Lösungen verschwand, nachdem die Physiker sie die-

sem Feld ausgesetzt hatten. Sie blieb jedoch in unbehandelten Verdünnungen erhalten, die man zwischen den beiden Labors hin und her transportiert, aber dem Magnetfeld nicht ausgesetzt hatte.
Die Experimente mit Magnetfeldern wurden in einem Blindversuch erfolgreich wiederholt. Hierbei kennzeichneten die Physiker die Röhrchen mit Zufallszahlen; die Wirksamkeit der Lösungen in den Röhrchen unbekannten Inhalts wurde dann an den Tierherzen geprüft. Aufgrund dieser Befunde war Benveniste davon überzeugt, daß das Wassergedächtnis mit elektromagnetischen Feldern zusammenhängt. Aus theoretischen Erwägungen heraus erschienen ihm solche Versuche daher noch interessanter.
Ein anderer Grund, diese Experimente zu wagen, war wohl die Kritik an den früheren Versuchen mit hohen Verdünnungen. Damals hatten sich die Skeptiker noch mit recht komplexen Annahmen beholfen, um sich nicht mit der unbequemen Hypothese des Wassergedächtnisses auseinandersetzen zu müssen. Durch die Übertragungsexperimente wurden die Einwände offensichtlich gegenstandslos. Und tatsächlich kam der Aufbau der Übertragungsexperimente dem Ideal sehr nahe. Daher bleibt eigentlich nur die eine wissenschaftliche Erklärung, daß das Gerät auf elektrische Weise eine chemische Information zum zweiten Röhrchen überträgt, und zwar ohne jeden Stofftransport.
Es vergingen dreieinhalb Jahre, bis Attias Benveniste zu neuen Übertragungsexperimenten bewegen konnte, die diesmal systematischer angelegt werden sollten. Ich erinnere mich an ein Telefongespräch mit Benveniste, in dem er mir von der Möglichkeit berichtete, chemische Informationen mittels eines elektrischen Geräts zu übertragen. Ich war ebenso skeptisch wie wohl all jene, die seinerzeit von einer neuartigen Vorrichtung gehört hatten, mit der man die menschliche Stimme durch elektrische Leitungen übermitteln wollte. In der Folgezeit wurde ich Zeuge einiger der frühen Experimente, bei denen Attias die Vorrichtung bediente. Nach wenigen Versuchen mit diesem Gerät konstruierte Benveniste ein anderes, das er bei seinen späteren Experimenten

verwendete. Diese zweite Vorrichtung war im wesentlichen ein Verstärker für niederfrequente Signale; der Verstärkungsfaktor war sehr hoch.

Ein Beobachter wird zum Teilnehmer

Wie in der Einführung erwähnt, befaßte ich mich längere Zeit mit dem Wesen wissenschaftlicher Erkenntnis. Daher interessierte ich mich zum einen für Fragen der Kommunikation zwischen Wissenschaftlern, die unterschiedliche oder gar gegensätzliche Standpunkte einnehmen, und zum anderen für den Widerstand bestimmter Wissenschaftler gegen innovative Forschungen. Als ich erstmals mit dem Problem des Wassergedächtnisses konfrontiert wurde, sah ich in der Polemik über die Effekte hoher Verdünnungen lediglich eine weitere gute Gelegenheit, die Kommunikationsprobleme in der Wissenschaft zu analysieren.
Meine Einstellung änderte sich aber gründlich, als im Juni 1992 eines der ersten Übertragungsexperimente durchgeführt wurde. Der Versuch, der damals in Gegenwart mehrerer Zeugen stattfand, lieferte faszinierende Resultate, die aber nicht stichhaltig waren. Unter den anderen Beobachtern war ein Physiker, der viel kompetenter war als ich, zumindest in bezug auf die elektrische Vorrichtung, die hier verwendet wurde. Doch in diesem Fall war sein technisches Fachwissen offenbar eher hinderlich, denn anstatt sich auf die Beobachtung der »Fakten« zu konzentrieren, versuchte er während der ganzen Zeit zu verstehen, wie das Gerät solche Effekte hervorbringen könnte. Daher war er eher reserviert. Er war sich über seine Vorurteile durchaus im klaren und bemerkte nach einer Weile ehrlich: »Sagen Sie mir nichts mehr über die Übertragungsexperimente; ich bin mental blockiert.« In der anschließenden Diskussion bezeichnete er den elektronischen Verstärker als eine »teuflische Maschine«. Ferner erinnerte er an den Skandal in Frankreich mit den »Schnüffel-Flugzeugen«. (Diese Flugzeuge

sollten angeblich zur Erdölsuche dienen, wurden aber als ein übler technischer Trick entlarvt.)

Bei meiner Beschäftigung mit Benvenistes Forschungsarbeiten über das Wassergedächtnis hörte ich wiederholt das Argument, daß in früheren Fällen Betrug oder Falschmeldungen eine entscheidende Rolle spielten. Mit unerklärbaren Fakten konfrontiert, scheinen sich die meisten Wissenschaftler nicht an die vielen historischen Beispiele erinnern zu können, bei denen sich solche Befunde letztlich als Ausgangspunkt bedeutender neuer Theorien herausstellten. In ihrem selektiven Gedächtnisverlust fallen ihnen nur die wissenschaftlichen Affären ein, bei denen sich vermutete Ketzerei später als gegenstandslos erwies.

Besonders überrascht war ich über die Haltung des eben erwähnten Physikers, weil von allen Anwesenden gerade er gute Gründe gehabt hätte, Benvenistes Arbeiten zu trauen; schließlich war er einer von den beiden Wissenschaftlern, die die Experimente entworfen und durchgeführt hatten, mit denen das magnetische Löschen des Wassergedächtnisses bewiesen wurde. Während der Diskussion über die Übertragungsexperimente bestätigte er aber, daß Benveniste bei Dutzenden von Versuchen stets das richtige Röhrchen mit der aktiven Probe bezeichnet hatte, ohne auch nur einen einzigen Fehler zu machen. Seine Bestätigung räumte damals meine eigene Skepsis hinsichtlich der Experimente mit hohen Verdünnungen aus. Außerdem stachelte seine Aussage meine Neugier an, so daß ich meine Rolle wechselte und sozusagen zu einem teilnehmenden Beobachter wurde.

Einige Wochen nach diesen Experimenten sagte Benveniste scherzhaft zu einem seiner Mitarbeiter: »Ich wette, Schiff bittet mich bald um einen Laborkittel und einen Laboranten.« Das tat ich zwar nicht, und ich kam auch nicht häufiger nach Clamart, doch interessierte ich mich zunehmend für seine Übertragungsexperimente. Ich begann, das Geschehen als eine intellektuelle und auch psychologische Herausforderung anzusehen. Ich hatte das Gefühl, daß ich besser als jener Physiker in der Lage war, die Übertragungsexperimente objektiv zu betrachten. Ich wandte eine Methode des »Black-boxing« (S. 71) an, die mir half, die Beurteilung erst einmal offen zu halten und vorgefaßte Meinungen zur Funktion der »teuflischen Maschine« zu vermeiden. Zudem hatte ich noch keine Vorstellung von der genauen Natur dessen, was übertragen werden mußte, damit die Funktion des Tierherzens modifiziert wurde. Mein Standpunkt war deshalb nicht der eines Physikers, Chemikers oder Biologen, sondern einfach der eines interessierten Wissenschaftlers, der an kein bestimmtes Fachgebiet gebunden ist.

Eine wissenschaftliche Untersuchung wird durch die Beweislast blockiert

Bis zum Juni 1992 waren die Übertragungsexperimente noch sehr unsicher, vor allem wegen Problemen mit der Verunreinigung der Wasserproben, denn es hatte sich herausgestellt, daß offensichtlich chemisch reines Wasser gelegentlich einen Effekt auf die Tierherzen ausübte. Wie wir im nächsten Kapitel sehen werden, erwies sich das schließlich als ein eigenes interessantes Phänomen. Bei den Übertragungsexperimenten konnten einige der Verunreinigungsprobleme gelöst werden, indem man die Wasserproben ein bis zwei Stunden in einen Heizschrank mit einer Temperatur von 70 °C stellte.

Nach den Vorversuchen im Frühjahr 1992 begann Benveniste, seine Übertragungsexperimente auch Wissenschaftlern zu präsentieren, die nicht zu seinem Laboratorium gehörten. Der Bericht über den ersten von sieben öffentlich vorgeführten Blindversuchen ist im Anhang 5 (S. 219) wiedergegeben, samt der Reaktion des INSERM-Direktors, der eine Kopie des Berichts erhalten hatte. In einem Brief an Benveniste erwähnt er die »Schädlichkeit solcher ›Information‹« und fährt fort: »Sollten Sie auf diese Weise fortfahren, wäre ich gezwungen, ernste Konsequenzen zu ziehen.« Im Teil 2 dieses Buches werden wir sehen, daß das INSERM nicht nur Drohungen aussprach, sondern auch entsprechend handelte: Es entzog Benveniste die Nutzung seiner Forschungseinrichtungen. Die eben zitierte Drohung folgte einem zähen Kampf über die homöopathischen Verdünnungen. Es scheint, als hätte dieses Ringen Benveniste zu wiederholten experimentellen Demonstrationen gezwungen, der lieber seine Arbeiten vorangetrieben hätte. Mit anderen Worten: Die Notwendigkeit, andere zu überzeugen, geriet in Konflikt mit der wissenschaftlichen Forschungsarbeit.

Im Frühjahr des folgenden Jahres gab das INSERM bekannt, daß Experten Benvenistes Laboratorium besuchen und dann einen Bericht über dessen Übertragungsexperimente abfassen würden. Ich fürchtete, diese Experten würden sich – unter dem Deckmantel eines wissenschaftlichen Reports – ebenso verhalten wie das »wissenschaftliche Einsatzkommando«, das von der Zeitschrift *Nature* fünf Jahre zuvor entsandt worden war. Daher dachte ich über Strategien nach, mit denen man die offiziellen Experten überlisten könnte. Als eine Möglichkeit erwog ich, im französischen Pendant zur Zeitschrift *Scientific American* ein Inserat aufzugeben, etwa folgendermaßen:

> WIEVIELE WISSENSCHAFTLER
> SIND NOCH AN DER WISSENSCHAFT INTERESSIERT?
>
> Die *wissenschaftliche Neugier* läßt derzeit schnell nach. Als Mitglieder der Spezies Wissenschaftler suchen wir andere wißbegierige Wissenschaftler, die bereit sind, die Rolle wissenschaftlicher Wachtmeister zu spielen. Es geht um Experimente zum Wassergedächtnis. Bei diesen Versuchen wird ein Niederfrequenz-Verstärker chemische Informationen auf reines Wasser übertragen, ohne daß irgendwelche Moleküle transportiert werden. Wenn Sie am Protokoll der Experimente interessiert sind, schreiben Sie an:
>
> Innovative Wissenschaft, 6 Rue Montmartre, Paris
>
> *Zwecklos für Wissenschaftler, die von ihrem Wissen überzeugt sind*

Zu jener Zeit kämpfte Benveniste um das wissenschaftliche Überleben und versuchte, sein Forschungsteam im staatlichen Institut für Gesundheit und medizinische Forschung zu halten. Weil der Annoncentext vielleicht unnötig provokativ wirkte, ließ ich die Idee eines solchen Inserats fallen. Man kann leider nicht wissen, was geschehen wäre, wenn Benveniste den Kampf um die akademische Freiheit ausgefochten und nicht bloß beharrlich versucht hätte, seine Kollegen von der Realität seiner Beobachtungen zu überzeugen. Anstatt alle seine Anstrengungen in die gewaltige Aufgabe zu investieren, diejenigen zu überzeugen, die nicht überzeugt werden wollten, hätte er seine Forschungen weitertreiben können. Jedoch war die Konzeption der Übertragungsexperimente so einfach und im Prinzip so einleuchtend, daß Benveniste hoffte, er könnte durch Wiederholung und Verbesserung der grundlegenden Versuche die führenden Vertreter des wissenschaftlichen Establishments schließlich bekehren. Trotz der zugrundeliegenden Einfachheit haben Benvenistes Demonstrationen dieses Ziel bisher verfehlt.

Anstatt auf eine Anerkennung zu hoffen, die bis dahin *aus prinzipiellen Gründen* – ohne ernsthafte technische Prüfung des Sachverhalts – versagt wurde, halte ich es für klüger, Verbündete außerhalb des engen Zirkels der etablierten Wissenschaftler zu suchen. Forscher, die sich mit Randgebieten befassen, sollten es ablehnen, die Diskussion auf die anscheinend »technischen« Aspekte zu beschränken. Wenn ich das sage, muß ich aber zugeben, daß meine Position leichter war als die von Benveniste. Ich hatte nichts zu verlieren, während ihm mit der definitiven Schließung seines Labors gedroht wurde.

Im allgemeinen hatten wir auch verschiedene Standpunkte über die Bedeutung »entscheidender Experimente«, die die Zeitschrift *Nature* vermutlich auf ihre unnachahmliche Weise fordern würde. Die meisten Wissenschaftler glauben an die Möglichkeit solcher Experimente, und Benveniste teilte diese Überzeugung mit seinen Gegnern. Ich teilte sie nicht, zumindest aus einer praktischen Sichtweise. Wegen dieses letztgenannten Aspekts ist das Präsentieren einer begründeten wissenschaftlichen Meinung nur ein Teil des Problems. Es bedarf außerdem ehrlicher Diskussionen mit den Personen, die kenntnisreich und auch gewillt sind, Neues zu lernen – und dieser Dialog kann sehr schwer in Gang zu bringen sein.

Beschreibung von Übertragungsexperimenten

Um klarzustellen, daß für den folgenden Bericht über die Übertragungsexperimente (wie auch für den Rest dieses Buches) allein ich verantwortlich bin, konzentriere ich meine Betrachtungen auf die Versuche, an denen ich persönlich beteiligt war. Dabei nehme ich den Standpunkt eines außenstehenden Beobachters ein. Außerdem werde ich den Gedanken des »Black-boxing« anwenden, der mich bei der Beschäftigung mit den Übertragungsexperimenten davor bewahrt hat, mich in einem Wirrwarr unwichtiger Details zu verlieren (vgl. den nächsten Abschnitt).

Vom Standpunkt eines außenstehenden Beobachters kann man die Übertragungsexperimente so beschreiben, wie es in Abbildung 3.1 dargestellt ist. Das Übertragungsgerät enthält zwei Spulen, die sozusagen als »Black Boxes« über eine elektrische Leitung miteinander verbunden sind. Nach dem Einschalten der Spannung setzt der Bediener die Röhrchen ein. Das eine enthält Ovalbumin (aus Hühnereiweiß); dieses Röhrchen wird mit »OVA« gekennzeichnet und auf die Eingangsspule gesteckt. Das andere trägt keine Kennzeichnung und wird auf die Ausgangsspule gesetzt. In beiden Röhrchen befindet sich eine klare Flüssigkeit.[1]

[1] Nach sechs Monaten wurden die Glasröhrchen durch Kunststoffröhrchen ersetzt. Mit den Glasröhrchen erzielt man einen dramatischeren Eindruck. Sie sind aber gegenüber den gewöhnlichen Teströhrchen schwieriger zu handhaben und unter sterilen Bedingungen vorzubereiten; zudem müssen sie gewaltsam geöffnet werden, damit man ihren Inhalt untersuchen kann.

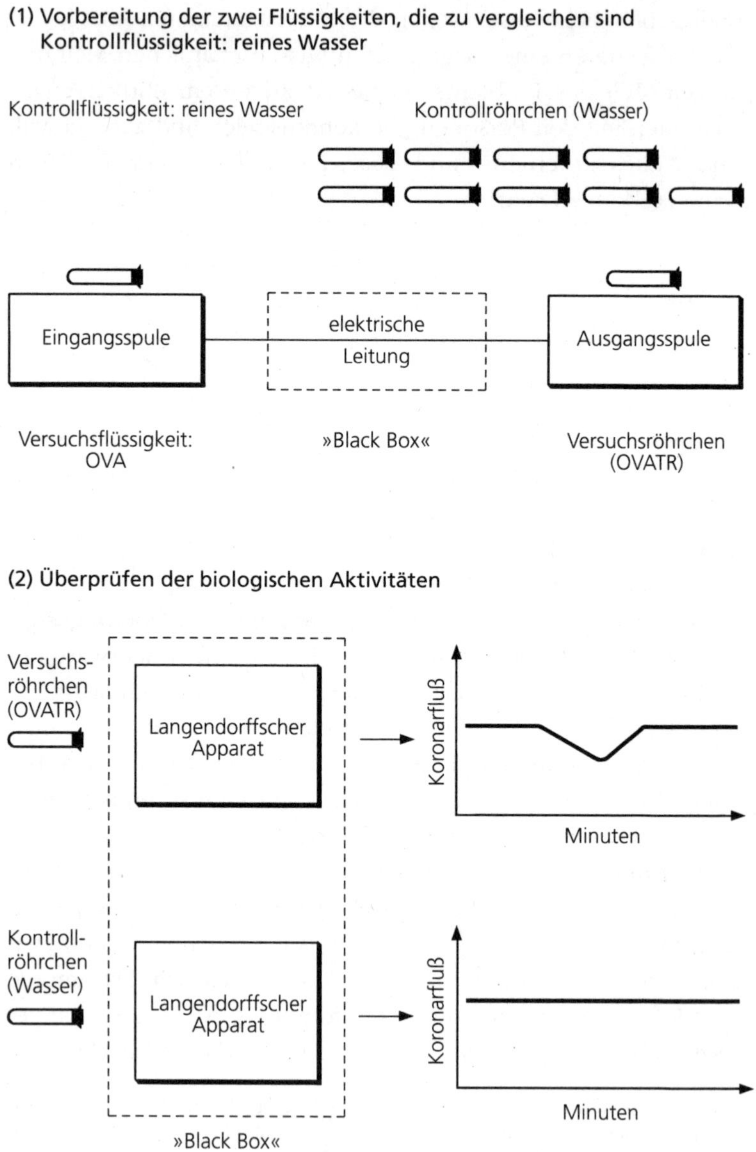

Abbildung 3.1: Der Aufbau eines Übertragungsexperiments

Nach 15 Minuten entfernt der Experimentator das Röhrchen von der Ausgangsspule und kennzeichnet es mit »OVATR« (für »übertragenes [transmittiertes] Ovalbumin«). Mit einer Spritze gibt er dann einen Teil dieser Flüssigkeit in das biologische Prüfsystem, und zwar einen sogenannten Langendorffschen Apparat, der das Herz eines kurz zuvor getöteten Tieres (Meerschweinchen oder Ratte) enthält. Unter der Vorrichtung befinden sich Meßzylinder, die die aus dem Apparat tropfende Flüssigkeit aufnehmen. Die Zylinder werden jede Minute durch eine Rotationsvorrichtung automatisch ausgewechselt. Ebenfalls minütlich entnimmt der Experimentator den letzten Zylinder, liest die Höhe des Flüssigkeitsstands ab und notiert ihn. Die Menge der jeweils herausgetropften Flüssigkeit ist ein Maß für den Koronarfluß im Herzen; diese Größe ist das hier interessierende Merkmal der verschiedenen Flüssigkeiten.

Bei diesem Experiment erhält man eine Reihe von Zahlen; diese kann man in einer Tabelle so anordnen, daß jede Spalte einer bestimmten Flüssigkeit entspricht. Also gibt eine Spalte das übertragene Ovalbumin (OVATR) wieder. Nehmen wir an, in dieser Spalte stehen folgende Zahlen, die dem jeweiligen Flüssigkeitsstand im Meßzylinder entsprechen: 4,2, 4,3, 4,2, 3,7, 3,4, 3,9, 4,1, 4,2, 4,2. Das bedeutet, daß vier Minuten nach der Zugabe der Flüssigkeit der Fluß im Herzen um 20 Prozent abnahm und dann bis zum ursprünglichen Wert anstieg. In den anderen Spalten, die der gleichen, aber im Übertragungsgerät nicht behandelten Flüssigkeit entsprechen, wurde kein Absinken der Werte beobachtet. Demnach trat hier keine Änderung des Flusses im Herzen auf. Ich könnte jetzt sagen, Sie seien gerade Zeuge davon gewesen, daß ein chemisches Agens übertragen wurde, ohne daß ein Substanztransport stattfand. Sie würden vielleicht antworten: »Ich habe nichts dergleichen gesehen! Alles, was ich beobachten konnte, waren unterschiedlich gekennzeichnete Röhrchen, die herumbewegt wurden, und eine anschließend aufgestellte Zahlentabelle.« Damit hätten Sie völlig recht.

Ich möchte Sie aber überzeugen, daß Sie wirklich so etwas Rätselhaftes wie die Übertragung eines chemischen Agens ohne Materietransport beobachten konnten. Dazu richten Sie Ihre Aufmerksamkeit bitte auf den ersten Teil des Experiments, bei dem die Röhrchen auf die Spulen an den beiden Enden der Vorrichtung gesetzt werden. Um sicherzugehen, machen Sie das am besten selbst und geben dem Bediener des Langendorffschen Apparats eine Anzahl von Röhrchen, die Sie nur mit Nummern versehen haben. Es wird also ein sogenannter Blindversuch vorgenommen. Eine sehr einfache Möglichkeit dafür ist beispielsweise folgende: Der Bediener gibt Ihnen einen Satz von Röhrchen, die mit Flüssigkeit gefüllt sind. Eines der Röhrchen ist mit »OVA« gekennzeichnet, während die anderen, identischen Röhrchen keine Markierung tragen. Während Sie allein sind, setzen Sie das mit »OVA« gekennzeichnete Röhrchen auf die Eingangsspule des eingeschalteten Geräts und setzen eines der unmarkierten Röhrchen in die Ausgangsspule ein. Sie lassen die Röhrchen 15 Minuten lang im Gerät und schreiben eine Zahl zwischen 1 und 10 auf das unmarkierte Röhrchen. Dann versehen Sie die anderen Röhrchen mit den restlichen Nummern von 1 bis 10. Schließlich geben Sie die zehn numerierten Röhrchen dem Bediener; nur eines dieser Röhrchen enthält also »übertragenes Ovalbumin« (OVATR), und die anderen enthalten eine Blindlösung.

Wenn der Bediener das Versuchsröhrchen korrekt identifiziert, werden Sie denken, daß hier wirklich etwas Interessantes geschehen ist; denn es besteht nur eine Chance von 1 zu 10, daß der Bediener das richtige Röhrchen zufällig herausfindet. Natürlich wollen Sie eine größere Sicherheit und wiederholen das Experiment mehrmals. Um mögliche Beeinflussungen auszuschließen, wird jeder Versuch so durchgeführt, daß der Bediener vorher nichts von dem Inhalt der Röhrchen weiß, die er zu prüfen hat. Genau das tat ich, wie ich im nächsten Abschnitt ausführen werde. Lassen Sie mich zuvor noch das »Black-boxing« erläutern.

Black-boxing

Wer das Geheimnis des Übertragungsgeräts ergründen möchte, kann zunächst fragen: »Wenn ich sehen will, ob wirklich etwas Ungewöhnliches geschieht, was muß ich dann genau über die Experimente wissen, und was kann ich unberücksichtigt lassen?« Die Teile, die man vorläufig nicht im einzelnen kennen muß, nenne ich »Black Boxes«. Ich muß also nicht unbedingt alles nachprüfen und verstehen können, was in diesem Teil des experimentellen Aufbaus geschieht; vielmehr kann ich auch so entscheiden, ob das Phänomen irgendeine Relevanz hat. Eine Black Box bezeichnet hier einen nicht näher bestimmten Teil des Aufbaus oder die Verknüpfung zwischen dessen Teilen, deren Einzelheiten im Augenblick nicht unmittelbar von Belang sind.

Bei den Übertragungsexperimenten gibt es einige Arten von Black Boxes. Die erste ist eine physikalische. Hierzu gehört das Übertragungsgerät selbst. Man muß über dieses nur wissen, daß es einen Eingang hat, in dem ein aktives Röhrchen plaziert wird, und einen Ausgang, in den die Röhrchen mit Wasser 15 Minuten lang eingesetzt werden. Die zweite Black Box ist eine biologische. Diese enthält tierisches Material, das zum rechten Zeitpunkt auf geeignete Weise immunisiert wurde, wie auch das Langendorffsche System (einschließlich eines lebenden Tierherzens sowie Kunststoffschläuchen, mit denen Flüssigkeit durch das Herz geleitet wird, ferner Meßzylindern zum Bestimmen der Durchflußgeschwindigkeit usw.). Wie in Abbildung 3.1 gezeigt, dient ein Prüfröhrchen als Eingang in die Black Box, während das Ergebnis in einer Reihe von Kurven besteht. Diesen ist zu entnehmen, wie die Durchflußgeschwindigkeit im Herzen durch den Inhalt des Prüfröhrchens modifiziert wurde. Drittens liegen zwei chemische Black Boxes vor. Die eine ist das Prüfröhrchen (gekennzeichnet mit »OVA«), das eine Ovalbumin-Lösung enthält, während die andere Black Box aus den nicht gekennzeichneten Röhrchen besteht, die reines Wasser enthalten.

Ein kritischer Beobachter muß nicht dasselbe Wissen über die Beschaffenheit der Black Boxes haben wie die Wissenschaftler, die sie verwenden. Um dieses Faktum zu illustrieren, betrachten wir die zweite chemische Black Box, also den Satz nicht gekennzeichneter Röhrchen. Der Experimentator muß sicherstellen, daß das Wasser in den Röhrchen biologisch rein ist. Bei Verwendung eines hochempfindlichen Detektors ist das nicht leicht zu bewerkstelligen. Wenn das Wasser verunreinigt ist, kann man das Röhrchen mit dem »übertragenen Ovalbumin« nicht von denen mit der Blindlösung unterscheiden. Diese Möglichkeit der Kontamination der Blindlösungen kann einige Experimente unempfindlich machen. Dann müssen die Versuche sehr oft wiederholt werden, damit eine statistische Aussagekraft erzielt wird. (Schwierigkeiten mit den Blindlösungen waren in der Praxis ziemlich häufig, vor allem zu Anfang.) Aber das ist das Problem des Experimentators: es betrifft nicht unmittelbar den kritischen Beobachter. Dieser muß vielmehr nur in einer Hinsicht sicher sein, daß nämlich *vor dem Übertragungsexperiment alle nicht gekennzeichneten Röhrchen ursprünglich äquivalent waren.* Mit anderen Worten: Der Unterschied zwischen »aktiviertem Wasser« (bzw. »übertragenen Ovalbumin«) und dem Inhalt der anderen Röhrchen muß eindeutig darauf zurückzuführen sein, daß sich ein Röhrchen 15 Minuten lang im Ausgang des eingeschalteten Geräts befand, während ein mit »OVA« markiertes sich im Eingang befand. Demnach ist es angebracht, die technischen Probleme der Experimente für den Beobachter in einer Art Black Box zu verbergen. Dadurch kann er sich darauf konzentrieren, herauszufinden, ob eine Beziehung besteht oder nicht.

Kurz gesagt: Aus dem, was ich als Zeuge miterlebt habe, ziehe ich folgenden Schluß: Es wurde auf biologischem Wege eine gewisse Änderung festgestellt, die statistisch mit zwei Ereignissen verknüpft werden kann. Diese sind (1) der eingeschaltete Zustand des Geräts und (2) das Vorhandensein eines mit Flüssigkeit gefüllten Röhrchens im Eingang des Geräts.

Ein persönlicher Bericht über zehn Übertragungsexperimente

Ich konnte allen als Blindversuche ausgelegten Übertragungsexperimenten beiwohnen – außer den ersten, die zwischen Juli 1992 und Dezember 1993 öffentlich durchgeführt wurden. Um es genauer zu sagen: Ich habe vier von den Versuchen selbst geplant und überwacht. Ende des Jahres 1993 arrangierte ich weitere drei Versuche, bei denen niemand anderer anwesend war. Alle öffentlichen Experimente wurden auf eine solche Weise vollzogen, daß niemand – einschließlich der Zeugen – den Zusammenhang zwischen den Codenummern und dem Inhalt der Röhrchen kennen konnte, bevor der Code enthüllt wurde. Das Codiersystem, mit dem dies erreicht wurde, ist im Anhang 3a (S. 203) beschrieben. Man müßte schon eine äußerst ausgeklügelte Methode des Betrugs (unter Beteiligung vieler Wissenschaftler, auch meiner Person) unterstellen, um behaupten zu können, daß Benveniste oder seine Mitarbeiter das »übertragene Ovalbumin« auf irgendeine andere Weise identifiziert hätten als auf diejenige, die sie in ihren Berichten schildern.

Die Schlußfolgerung, daß Benveniste wirklich ein wichtiges Phänomen beobachtet hat, scheint mir unausweichlich. Mit Hilfe einer elektrischen Vorrichtung war »Etwas« von einem verschlossenen Röhrchen in ein anderes verschlossenes Röhrchen übergegangen. Dieses »Etwas« – was immer es sein mag – wurde dann in offensichtlich reinem Wasser gefunden. In Tabelle 3.1 sind die Ergebnisse der zehn Blindversuche zusammengestellt, die im Anhang 3a (S. 202) analysiert werden.

Die erste Spalte der Tabelle 3.1 auf S. 74 enthält das Datum des jeweiligen Übertragungsexperiments. Die biologische Untersuchung wurde normalerweise am gleichen Tag begonnen und dauerte einige Tage, abhängig von der Anzahl der zu prüfenden Röhrchen (zweite Spalte) und von der Anzahl der Herzen (dritte Spalte).

Tabelle 3.1: Ergebnisse von zehn als Blindversuche angelegten Übertragungsexperimenten

Datum	*Vorrichtung*		*Mittlere Abnahme des Flusses (%)*			*beob. Diff.*
	Anzahl Röhrchen	*Anzahl Herzen*	*OVA (a)*	*OVATR (b)*	*Wasser (c)*	*((b−c)/a)*
09.07.92	10	2	100	58	5	+0.53
28.09.92	15	7	25	14	6	+0.32
21.04.93	3	4	37	38	4	+0.92
13.05.93	10	2	73	51	4	+0.64
13.05.93	10	2	39	3	4	−0.03
13.05.93	10	2	38	2	4	−0.05
13.05.93	10	2	33	14	2	+0.36
08.12.93	10	2	61	15	6	+0.15
29.12.93	8	2	15	9	4	+0.33
30.12.93	8	2	26	12	3	+0.35

In den nächsten drei Spalten ist jeweils in Prozent die grob berechnete Veränderung des Flusses im Herzen angegeben, die durch das Ovalbumin, durch das »übertragene Ovalbumin« (OVATR) bzw. durch das reine Wasser hervorgerufen wurde. Die mit »OVA« überschriebene Spalte kann als Standard für die Kalibrierung dienen, denn die hier aufgeführten Anzahlen geben die prozentuale Veränderung im Fluß durch die Herzen an, wenn diese durch eine Standardlösung von Ovalbumin stimuliert wurden. Wir erkennen, daß die Empfindlichkeit des Meßsystems sehr variabel war (wie bei den Basophilen). Sie betrug zwischen 100 Prozent im Juli 1992 und 15 Prozent am 29. Dezember 1993. Die Endergebnisse der Experimente (rechte Spalte) wurden folgendermaßen erhalten: Es wurde die *Differenz* ermittelt zwischen den mit »aktiviertem Wasser« (OVATR) und den mit unbehandeltem Wasser beobachteten Effekten; dann wurde durch den Kalibrierungsprozentsatz *dividiert.* Beim ersten Experiment betrug die Differenz 53 Prozent. Die Division durch den Kalibrierungsprozentsatz (100 Prozent) ergab +0.53. Entsprechendes gilt für die anderen Werte in dieser Spalte.

Insgesamt läßt sich aus den Werten eine statistische Signifikanz ablesen. Die im Anhang 3a vorgestellten Berechnungen zeigen, daß die Wahrscheinlichkeit, solche Resultate rein zufällig zu erhalten, geringer als 1 zu 1000 ist, selbst wenn die Analyse auf die zehn hier betrachteten Experimente beschränkt wird. Fassen wir zusammen: Ich sage nicht, ich sei sicher, Benveniste habe recht, wenn er behauptet, daß seine zahlreichen Versuche die Existenz der elektromagnetischen Übertragung chemischer Information beweisen. Ich sage vielmehr, daß die Konzeption der oben vorgestellten Experimente stichhaltig genug ist, daß andere »widerlegende« Erklärungen auszuschließen sind, etwa folgende:

1 chemische oder biologische Verunreinigung in den Teströhrchen;
2 zufällige Fehler, besonders solche, die auf ein regelloses Verhalten des biologischen Meßsystems zurückzuführen wären.

Im Jahre 1994 verwendete die mit Benveniste zusammenarbeitende Biologin Yolène Thomas erstmals ein neues Zellsystem bei der Untersuchung der Übertragungen. Sie erhielt spektakuläre Ergebnisse. Von diesen war ich so beeindruckt, daß ich ein anderes Projekt aufgab, um zumindest zeitweise an ihrem Experiment mitarbeiten zu können. Die dabei erzielten Resultate stehen im Anhang 3b (Seite 209). Hier möchte ich nur zwei davon erwähnen. Bei 20 Blindvergleichen an codierten Röhrchen wurde 19mal das richtige Röhrchen gefunden. Noch bemerkenswerter war, daß eine Voraussage gemäß Benvenistes Hypothese (nämlich die elektromagnetische Übertragung molekularer Signale) sich zu bestätigen schien: Der Effekt der Übertragung verschwand in den Ausgangsröhrchen, wenn diese mit einer Legierung ummantelt waren, die magnetische Felder abschirmt. Dagegen war der Effekt nach wie vor zu beobachten, wenn unabgeschirmte Röhrchen gleichzeitig auf derselben Ausgangsspule plaziert wurden. Es sei darauf hingewiesen, daß die von Thomas gefundene Übertragung kein Zwei-Stufen-Prozeß war, wie er in Abbildung 3.1 dargestellt wurde. (Dort wirkte das Wasser als zwischengeschalteter Empfänger für etwas, was immer das auch sei, das von der Eingangsspule emittiert wird.) Bei diesen Zellen-Experimenten wirkt das mysteriöse Agens X *direkt* auf die Zellen.

Die Bedeutung von Übertragungsexperimenten

Wie in den Anhängen 3a und 3b gezeigt wird, kann der Großteil der beobachteten Effekte kaum auf statistische Artefakte zurückgeführt werden. Die Übertragungseffekte wurden hier an einem biologischen System beobachtet, das sich stark von dem unterscheidet, das Benveniste ursprünglich verwendete. Dieser Befund widerspricht der Vorstellung, die Ergebnisse seiner Übertragungsexperimente beruhten einfach auf einem biologischen Artefakt bei den Messungen an den Herzen. Um aber die Möglichkeit eines Scheinresultats (sei die Verfälschung biologisch, chemisch oder physikalisch zustandegekommen) endgültig auszuschließen, muß man eine theoretische Erklärung für die beobachteten Übertragungseffekte finden. In dieser Hinsicht ist die Methode des »Black-boxing« unzureichend, die ich bei der Beschreibung der Übertragungsexperimente anwandte. Doch erfordert die detaillierte Untersuchung des in diesem Kapitel beschriebenen Phänomens die vereinten Anstrengungen verschiedener Institute und unterschiedlicher Fachgebiete. Eine unabdingbare Voraussetzung dafür ist ein unvoreingenommenes Herangehen, bei dem auch die Möglichkeit akzeptiert wird, daß die Erforschung der Übertragungsphänomene zu einer Umwälzung in der Biochemie oder der Biophysik führt.

Wie die Versuche mit hohen Verdünnungen stellen auch die Übertragungsexperimente mit Wasser als intermediärem Träger molekularer Signale ein theoretisches Rätsel dar: Wie kann Information von flüssigem Wasser gespeichert werden, ohne daß sie durch thermische Bewegung sofort zerstört wird? Die im ersten Kapitel skizzierte Theorie der kohärenten Bereiche könnte helfen, das Rätsel zu lösen. Wie auch immer die Erklärung aussieht – die Tatsache, daß beide Arten des (durch hohe Verdünnung bzw. durch Übertragung) aktivierten Wassers die Wirksamkeit bei 70 °C verlieren, läßt vermuten, daß es einen Mechanismus gibt, mit dem das Wasser der thermischen Bewegung bis zu einem gewissen Ausmaß widersteht.

Es ergab sich noch ein anderes theoretisches Problem aus den Ergebnissen von Übertragungsexperimenten, seien es direkte oder indirekte: Selbst wenn man annimmt, daß Information über aktive Moleküle durch einen elektronischen Niederfrequenzverstärker übertragen wird, dann ist nicht klar, wie die Information im enorm starken elektromagnetischen Grundrauschen nachzuweisen ist. Bisher hat dieses zweite Rätsel auch die wenigen Physiker mental blockiert, die sich in ihren Überlegungen nicht mehr auf den simplen Vorwurf des Betrugs beschränkten.

Für den Informationstransfer bei den Übertragungsexperimenten muß es einen Mechanismus geben, der das Signal-Rausch-Verhältnis erhöht. In den letzten zehn Jahren konnte ein solcher Mechanismus tatsächlich beobachtet werden. Dabei kann eine geeignete Rauschintensität ein bestimmtes periodisches Signal verstärken, anstatt es zu überdecken. Dieses Phänomen beruht auf den mathematischen Eigenschaften des Chaos und wird »stochastische Resonanz« genannt. Ich weiß nicht, ob die Theorie der stochastischen Resonanz auf die Übertragungsexperimente wirklich anwendbar ist. Ich bin aber sicher, daß die Übertragungsexperimente so lange wirklich rätselhaft bleiben werden, wie Wissenschaftler keine Erklärung suchen, sondern ständig wiederholen: »unmöglich«.

Wie im ersten Kapitel angedeutet, kann die Wirksamkeit homöopathischer Verdünnungen mit anderen Anomalien bei Wasser, biologischen Zellen und langreichweitigen Wechselwirkungen zusammenhängen. Das gleiche könnte für die Übertragungsexperimente zutreffen. Nach Meinung von Benveniste reproduzieren diese Versuche auf künstliche Weise, was in der Natur im Zellwasser vor sich geht: die Übertragung, Verstärkung und Speicherung eines molekularen Signals.

Wissenschaftliche Exkommunikation genügt eben nicht, um ein Signal loszuwerden, das anscheinend vom Wasser übertragen, gespeichert und wiedergegeben wird. Zur Zeit habe ich jedoch den Eindruck, daß die Geschichte der Übertragungsexperimente in vielerlei Hinsicht eine Wiederholung dessen ist, was nach 1988 bezüglich der hohen Verdünnungen geschah. Hier wurde ein wichtiges Stück wissenschaftlicher Forschung blockiert, einfach durch die Beweispflicht, die jene verlangten, die sich weigerten, die Effekte zur Kenntnis zu nehmen. Im folgenden betrachte ich daher das Verhalten von Wissenschaftlern, die mit Beweisen konfrontiert werden, die sie nicht verstehen.

Schließlich möchte ich betonen, daß der entscheidende Punkt meiner Darlegungen noch niemanden von der wissenschaftlichen Interpretation der von Benveniste berichteten Ergebnisse überzeugen muß. Vielmehr wollte ich nur zeigen, daß möglicherweise etwas Wichtiges gefunden wurde, das eine ernsthafte Betrachtung verdient. Vielleicht wird die oben erläuterte, vorläufige Interpretation noch modifiziert oder gar aufgegeben werden. Dies wird sich mit der Zeit erweisen – vorausgesetzt, man gibt den Phänomenen eine Chance.

TEIL II

Das sonderbare Verhalten gewöhnlicher Wissenschaftler

Einführung

Würde ich meine Aussagen über das Wassergedächtnis auf die technischen Aspekte beschränken (wie in den vorigen Kapiteln), so erschiene die Geschichte wie von einem Fachidioten erzählt und hätte weiter keine Bedeutung. Allerdings hat die Geschichte zweifellos einen Sinn, und weder Benveniste noch seine Gegner sind verrückt, wenn sie auch Schwierigkeiten hatten, angemessen miteinander zu kommunizieren. Es wäre naiv oder unehrlich von mir zu leugnen, daß ich während meiner Recherchen in dieser Sache über das Verhalten etlicher Wissenschaftlerkollegen gelegentlich recht empört war. Doch habe ich versucht, über diesen Gefühlen zu stehen, um die Situation verstehen zu können.

In den folgenden Kapiteln möchte ich die Aspekte und die intellektuellen Methoden herausarbeiten, die eine Interpretation der Geschehnisse ermöglichen. Wenn man sich bei der sogenannten Benveniste-Affäre – wie auch bei ähnlichen Begebenheiten – auf bestimmte Personen konzentriert, so verstellt man sich den Blick auf die allgemeine, das heißt die soziale Bedeutung der Ereignisse. Die Namen der Beteiligten sind eher zweitrangig, weil diese normalerweise als Vertreter einer wissenschaftlichen Institution handeln. Selbst einzelne wissenschaftliche Artikel sind gewöhnlich bezeichnend für die Haltung der wissenschaftlichen Gemeinschaft, denn keine Publikation kann erscheinen ohne das *Imprimatur* (die Erlaubnis zur Veröffentlichung) einer wissenschaftlichen Autorität. Ich möchte die allgemeine Bedeutung der Ereignisse hervorheben, die ich untersucht habe; daher habe ich die Abläufe thematisch und nicht chronologisch geordnet. Ich hoffe, dies wird bei der Interpretation ähnlicher Affären, die sicher noch vorkommen werden, hilfreich sein.

Wenn im antiken Griechenland ein Bote eine schlechte Nachricht überbrachte (zum Beispiel von der Niederlage in einer Schlacht), konnte es ihm passieren, daß er getötet wurde. Heutzutage erscheint die Reaktion auf schmerzliche Botschaften weniger brutal, weil unsere Methoden eher symbolischer Natur sind. Die Alten hatten uns gegenüber jedoch einen Vorteil: Sie töteten zwar den Boten, bestritten damit aber zumindest nicht die Bedeutung seiner Meldung.

Bei der Lektüre meines Berichts über das Wassergedächtnis und darüber, wie Benvenistes Beweis aufgenommen wurde, werden Sie mir vielleicht eine zu harsche Ausdrucksweise vorwerfen. In der Tat äußere ich mich bisweilen heftig, aber ich meine, dies ist der Situation angemessen. Um die Sachlage richtig einschätzen zu können, muß man wissen, daß die meisten im zweiten Kapitel beschriebenen Belege über hohe Verdünnungen bereits im Jahre 1988 publiziert, aber bisher noch in keinem wissenschaftlichen Übersichtsartikel diskutiert wurden. Ich meine, um sich gegen das Geschrei derer bemerkbar zu machen, die an der Verunglimpfung der Beweise mitwirkten, muß man die Dinge auch beim Namen nennen. Daher werde ich in den nächsten Kapiteln von »Zensur«, »Scheinversuchen der Reproduktion«, »pervertierter Anwendung technischer Mittel« usw. sprechen.

Die Zensur beinhaltet eine Beschränkung; deren Zweck ist es, andere davon abzuhalten, bestimmte Informationen zu erhalten, angeblich »zu ihrem eigenen Besten«. So war es auch beim Wassergedächtnis. Hier versuchte man, das Volk vor »homöopathischen Täuschungen« zu schützen. Ich glaube jedoch nicht, daß es auf der einen Seite nur die gibt, die vermeintlich ihre Macht mißbrauchen, um andere von Erkenntnissen fernzuhalten, und auf der anderen Seite jene, die anscheinend nach diesen

Erkenntnissen streben. Ich bin vielmehr davon überzeugt, daß in den von mir geschilderten Fällen sowohl Zensur und Selbstzensur als auch offene Unterstützung konventioneller Normen zusammenspielen. Diese Verquickung von Macht und Anpassung wurde schon im 18. Jahrhundert, lange bevor Karl Marx sein Konzept der Entfremdung vorstellte, von einem Schriftsteller untersucht: »Wenn du erst einmal die Ketten der Ideen in den Köpfen der Zeitgenossen verankert hast, dann kannst du behaupten, daß du sie zu lenken vermagst. Ein dummer Despot kann seinen Willen den Sklaven mit Hilfe eiserner Ketten aufzwingen. Ein wahrer Politiker bindet sie aber viel stärker mit Hilfe der Ketten seiner Ideen.« Wie ich zeigen möchte, sind Wissenschaftler durch die Fesseln ihrer eigenen Ideen geknebelt, vielleicht mehr noch als ihre Mitbürger.

Im ersten Kapitel wies ich darauf hin, daß das Wassergedächtnis als ein in der Welt der *Physik* auftretendes Phänomen das wissenschaftliche Weltbild nicht durcheinanderbringen muß; vermutlich wird es zu gewissen Änderungen in unseren Ansichten über einige Aspekte der molekularen Wechselwirkungen mit lebender Materie führen. Wie wir aber noch sehen werden, wird das Phänomen des Wassergedächtnisses in der Welt der *Menschen* als Bedrohung empfunden. Und tatsächlich bedroht es die starren Grenzen zwischen den akademischen Disziplinen und die übliche Hackordnung unter diesen, und nicht zuletzt rüttelt es am Nimbus der Wissenschaft.

Nach dem Erscheinen der französischen Ausgabe meines Buches hörte ich von einigen Kollegen Äußerungen wie: »Sie sprechen von Zensur, aber Sie haben mich nicht davon überzeugt, daß Benveniste recht hat. Solange seine Ergebnisse nicht bewiesen sind, sollten Sie nicht von Zensur reden.« An solchen Reaktionen wird deutlich, wie schwer es für Wissenschaftler ist, sich mit dem Problem der Zensur auseinanderzusetzen. Gleichgültig, wie die Endergebnisse über das Wassergedächtnis aussehen werden – es ist ein Fall von wissenschaftlicher Zensur, wenn

Forscher intervenieren, um innovative Untersuchungen zu stoppen und die ernsthafte Diskussion darüber zu unterbinden. Mit anderen Worten, im zweiten Teil dieses Buches geht es nicht um die Richtigkeit eines bestimmten Ergebnisses, sondern um die Freiheit der Forschung. Das ist keineswegs eine rein akademische Frage, die die Wissenschaftler unter sich ausmachen könnten. Wie ich im folgenden Kapitel schildere, geht sie uns alle an.

Kapitel 4

Seid unbesorgt, die Wissenschaftler haben alles im Griff!

Die Rolle der Experten in der Gesellschaft

Wir zeigen oft eine gesunde Skepsis gegenüber dem Expertenwissen, soweit es Ökonomie, Politik oder Rechtswesen betrifft. In den Naturwissenschaften aber sind wir zuweilen ziemlich leichtgläubig. Ich meine, daß es wirklich naiv ist, etwas zu glauben, nur weil es in einer wissenschaftlichen Zeitschrift wie *Science* oder *Nature* publiziert wurde. Sowohl Experten als auch Laien beginnen immer stärker daran zu zweifeln, ob es klug ist, der wissenschaftlichen Sachkenntnis einfach zu vertrauen, wenn diese Sachkenntnis direkte Auswirkungen auf uns alle hat. Blindes Vertrauen in wissenschaftliche Spezialisten stellt eine Bedrohung für die Demokratie und die öffentliche Gesundheit dar.

Ökologische Aspekte liefern viele Beispiele für eine Herausforderung der wissenschaftlichen Einsichten. Das sogenannte Heidelberger Manifest illustriert einen Konflikt zwischen denen, die ein Wissensmonopol beanspruchen, und jenen, die dieses Monopol bestreiten. In diesem Manifest schrieben bedeutende Wissenschaftler: »Wir stimmen völlig überein in den Zielen einer wissenschaftlichen Ökologie, deren Kernpunkte die Berücksichtigung der natürlichen Ressourcen sowie deren Kontrolle und Bewahrung sind. An dieser Stelle empfehlen wir dringend, daß diese Berücksichtigung, Kontrolle und Bewahrung auf wissenschaftlichen Kriterien und nicht auf irrationalen Vorurteilen zu beruhen haben.« Diese Wissenschaftler offenbarten in der Tat ihre Furcht vor dem Verlust ihres Monopols auf rationale

Erkenntnis; daher rührte ihr Vorwurf der Irrationalität gegen diejenigen, die das Monopol angriffen. Wie wir sehen werden, haben auch Wissenschaftler ein gerüttelt Maß an »irrationalen Vorurteilen«, vor allem wenn sie behaupten, gegen die Wissenschaftsfeindlichkeit anzukämpfen.

Andere nehmen einen gegensätzlichen Standpunkt ein und meinen, daß es nicht um die Entscheidung zwischen blindem Vertrauen in die Prominenz und Demagogie geht. Dagegen propagieren sie eine andere Art von Sachkenntnis, eine, die »öffentlich und vielseitig sowie offen für eine kontroverse Debatte ist«. Dies erfordert ein gehöriges Maß an Toleranz gegenüber der Vielfalt anderer Standpunkte.

In einem jüngst erschienenen Artikel über Risikomanagement drückte ein Experte seine Meinung folgendermaßen aus:

> Laien haben andere, weiter gefaßte Definitionen von Risiko, die in wichtigen Aspekten rationaler sein können als die engeren der Experten. Ferner ist das Risikomanagement im Grunde eine Frage der Werte. In einer demokratischen Gesellschaft gibt es keinen gangbaren Weg, diese Entscheidungen zu treffen, ohne die davon betroffenen Bürger zu beteiligen. [...] Es hat sich als falsch erwiesen, die Politik den Expertengremien anzuvertrauen, die hinter verschlossenen Türen arbeiten. Dafür gibt es zwei Gründe: Die daraus resultierende Politik kann wichtige soziale Erwägungen außer acht lassen, und es kann sich herausstellen, daß es unmöglich ist, die entsprechende Politik gegen den Widerstand der Basis durchzusetzen.

Was mich an diesen Zitaten interessiert, ist nicht so sehr ihr Inhalt, sondern ihr Ursprung: Sie stammen aus einem langen Artikel, der in der Zeitschrift *Scientific American* erschienen war. Die Tatsache, daß diese Meinungen in einem der führenden Organe des wissenschaftlichen Establishments publiziert werden konnten, ist bezeichnend für einen interessanten neuen Trend in der heiklen Frage der wissenschaftlichen Sachkenntnis.

Das Problem der Gesundheitsgefährdungen scheint mir besonders geeignet, um eine Bresche in die Mauer des wissenschaftlichen Dogmatismus zu schlagen. Daher werde ich an diesem Aspekt zeigen, welches Risiko damit verbunden ist, wenn man offiziellen Gutachten zu sehr vertraut. Außer dem letzten haben die folgenden Beispiele keinen direkten Bezug zum Wassergedächtnis. Ich möchte auch nur ganz allgemein die Gefahr verdeutlichen, die darin liegt, daß man die Beweislast ausschließlich den Abweichlern aufbürdet.

Ich will hier nicht abstreiten, daß sich Kampagnen über drohende Gefahren zuweilen als falscher Alarm herausstellen. Das war beispielsweise der Fall bei der Vorhersage ökologischer Katastrophen für die Wälder; hier hatten Schweizer Wissenschaftler kürzlich zugegeben, daß ihre früheren Prognosen über das Waldsterben sich nicht bewahrheitet haben. Man muß aber berücksichtigen, daß es gewöhnlich erst im nachhinein möglich ist, zu erkennen, daß die Bedenken übertrieben waren. Wenn die Gesundheit der Menschen auf dem Spiel steht, sollte man meiner Ansicht nach so sorgsam sein, daß man wissenschaftliche Vorsicht nicht als Entschuldigung für Dogmatismus oder intellektuelle Arroganz mißbraucht. In einer Kontroverse über Gesundheitsgefahren ist nicht die Minimierung des Risikos, daß man widerlegt wird, entscheidend. Vielmehr muß bei jeder möglichen Entscheidung ihr potentieller Nutzen (angenommen, die Entscheidung ist die richtige) gegen ihre potentiellen Gefahren (angenommen, die Entscheidung ist die falsche) abgewogen werden.

Dieser Punkt kann am Beispiel medizinischer Tests illustriert werden. Beim Test auf eine Krankheit können zwei Arten von Fehlern auftreten, nämlich »falsch negative« und »falsch positive«. Welche von beiden gefährlicher ist, hängt von den besonderen Umständen ab. Im allgemeinen ist es gefährlicher, eine ernste Erkrankung zu übersehen, als eine fälschlich positive Diagnose zu stellen; denn im letzteren Fall wird der Test normalerweise wiederholt, oder man führt einen anderen Test zur unabhängigen Bestätigung der Diagnose durch.

Bei konventioneller Betrachtungsweise von Gesundheitsgefahren unterscheidet man zwischen der Risiko-*Bewertung* und dem Risiko-*Management*. Die meisten Fachleute räumen ein, daß die Bürger in das Risikomanagement einbezogen werden müssen. Jedoch beanspruchen viele Experten bei der Risikobewertung ein absolutes Monopol für sich. Eine solche Einstellung beruht auf der starren Trennung zwischen der wissenschaftlichen Erkenntnis und ihren sozialen Auswirkungen. Dabei werden folgende entscheidende Fragestellungen verhindert: Wer wählt die Experten aus? Wer entscheidet dann über das weitere Vorgehen, wenn sich die Fachleute nicht einig sind (und das ist oft der Fall)?

Nicht zu vergessen ist hier auch der »Interessenkonflikt«. Dieser Begriff wird oft gebraucht, wenn finanzielle Absichten die Entscheidung beeinflussen. Aber das ist eine zu enge Sichtweise, wie ich im folgenden zeigen möchte. Wird eine medizinische oder eine wissenschaftliche Behauptung aufgestellt, die geläufigen Erkenntnissen widerspricht, dann sind die Experten mit anderen Interessenkonflikten konfrontiert. Wenn immer sie ihre Ansichten über seltsame Befunde äußern, sind die Fachleute von der Natur der Sache her gleichzeitig Urteilende und Beurteilte.

Die tragische Geschichte des Ignaz Semmelweis

Das Konzept der Asepsis (Keimfreiheit) wird gewöhnlich mit dem Namen Louis Pasteur verknüpft. In Frankreich gibt es kaum eine Stadt, die nicht eine nach ihm benannte Straße hätte. Aber der erste wissenschaftliche Beweis, daß manche tödliche Krankheit durch entsprechende hygienische Maßnahmen zu vermeiden ist, wurde von dem ungarischen Arzt Ignaz Semmelweis erbracht. Er publizierte seine fundamentale Entdeckung schon zwei Jahrzehnte, bevor Pasteur Mikroben als Auslöser von

Infektionskrankheiten erkannte. Hier geht es aber nicht um die Priorität für die Entdeckung, sondern um Wissenschaftsdogmatismus und dessen mögliche Gefahren.
Wie in vielen anderen Affären dieser Art, so ist auch im Fall Semmelweis die »Logik« des Establishments sehr einfach. Dessen Haltung ist: »Wir verstehen es nicht, also existiert es nicht.« Oder höflicher ausgedrückt: »Wir sind von Ihrer Beweisführung noch nicht überzeugt.« Über zwei Jahrzehnte lang wurden die Warnungen von Semmelweis nicht beachtet. Vielleicht hätten in dieser Zeit eine Million Todesfälle durch das Wochenbettfieber vermieden werden können, wenn besagte Art der wissenschaftlichen Vorsicht das medizinische Establishment nicht blockiert hätte. Ich kenne keine drastischere Illustration der potentiell mörderischen Auswirkung des medizinischen oder überhaupt des wissenschaftlichen Dogmatismus.
Semmelweis wirkte als Geburtshelfer an einem großen Krankenhaus. Im Gegensatz zu anderen Ärzten richtete er seine Aufmerksamkeit auf eine allen bekannte Tatsache, die aber seine Kollegen zu ignorieren pflegten: In der Klinik kamen im Verhältnis mehr Frauen nach der Geburt zu Tode als bei Hausgeburten. Bei seinem Bestreben, diese Situation zu ändern, fand Semmelweis schließlich eine Lösung, obwohl er nicht erklären konnte, warum sie wirksam war: Er wusch sich einfach stets die Hände, und zwar mit einer Substanz, die man heute als Antiseptikum bezeichnet. Heute wissen wir, warum die Gefahr für die Wöchnerinnen zu Hause geringer war: Die Klinikärzte selbst töteten gewissermaßen die Frauen, und zwar durch die Keime, die sie von anderen Patientinnen aufnahmen. Nachdem Semmelweis entdeckt hatte, auf welche Weise er die Sterbefälle drastisch senken konnte, durfte er mit Fug und Recht behaupten, daß seine Patientinnen seltener am Wochenbettfieber starben als die anderer Ärzte. Diese Kollegen nahmen seine Behauptung nicht gerade wohlwollend auf.
Die Geschichte endete tragisch – sowohl für Semmelweis als auch

für die Frauen, denen er helfen wollte. Er hatte experimentell streng bewiesen, daß die Wöchnerinnen-Sterblichkeit mit einem einzigen Faktor zusammenhing, und zwar damit, ob sich der Geburtshelfer zuvor die Hände wusch oder nicht. Obwohl die Abhilfe, die er vorschlug, einfach war (und auf jeden Fall harmlos), wurde er lächerlich gemacht. Weil er für seine Feststellungen keine Erklärung geben konnte, hörte niemand auf ihn. Tag für Tag wurde Semmelweis zum ohnmächtigen Zeugen von Sterbefällen, die man hätte verhindern können. Er wurde immer aggressiver und schließlich geisteskrank. Am Ende gab er unwissentlich eine letzte Bestätigung der Realität der Mikroben, die er so lange bekämpft hatte: Er starb an einer Infektion, die er sich durch eine kleine Wunde zugezogen hatte.
Später sollte sich herausstellen, daß Semmelweis recht gehabt hatte, aber um seine Rehabilitation machte man nicht viel Aufhebens. Die beste Ehrung wäre gewesen, seine Lebensgeschichte in die medizinischen Lehrbücher aufzunehmen, als Warnung vor intellektueller Arroganz. Aber es wurde in seiner Heimatstadt bloß ein Denkmal errichtet, auf dem eine Tafel davon kündet, er sei ein Wohltäter der Menschheit gewesen.

Wäre es wahr, dann wüßten es die Wissenschaftler sicherlich

»Ich verstehe es nicht, also ist es unmöglich.« Diese Haltung kann vor allem als Ausdruck einer geistigen Sturheit interpretiert werden. Darauf werde ich später noch näher eingehen. Außerdem kann diese Attitüde ein Hinweis auf ein bestimmtes Vertrauen innerhalb der wissenschaftlichen Gemeinschaft sein. Ein Wissenschaftssoziologe namens Westrum deutete diese zeitgenössische Art religiösen Vertrauens durch ein Beispiel, das ich besonders interessant finde. Es zeigt nämlich die Rolle subjektiver Faktoren bei der Bewertung objektiver Beweise. Außerdem ist es ein schlagendes Beispiel dafür, daß sich der Beitrag der Bürger nicht auf das Risiko-*Management*, sondern auf die Risiko-*Bewertung* bezog.

Es ging um das Syndrom mißhandelter Kinder, das heißt um Kinder, die verprügelt worden waren. Die Symptome, die sie aufwiesen, wurden erstmals im Jahre 1860 beschrieben. Achtundsiebzig Jahre später begann ein Kinderarzt, der auf Radiologie spezialisiert war, mit einer diesbezüglichen Studie, die auf Röntgenaufnahmen basierte. Nach acht Jahren veröffentlichte er einen technisch gehaltenen Artikel, in dem er sechs Fälle beschrieb, bei denen die Aufnahmen zeigten, daß die Kinder geprügelt worden waren. In der medizinischen Fachpresse wurde daraufhin auch über andere Fälle berichtet, aber das blieb praktisch unbeachtet. Erst 16 Jahre nach der Veröffentlichung mit den ersten Röntgenaufnahmen mißhandelter Kinder (also 24 Jahre nach der Entdeckung des ersten Falles durch solche Aufnahmen) publizierte die amerikanische Akademie für Kinderheilkunde die Ergebnisse einer nationalen Studie, die auf 749 Fällen geschlagener Kinder basierte. Dank der Medien war die öffentliche Reaktion sehr heftig, und die Anzahl der bekannten Fälle schnellte hoch. Bis zum Jahre 1976 wurde das, was mit einer Handvoll Fälle begonnen hatte, ein schwerwiegendes Phänomen. Allein in den Vereinigten Staaten betraf es Hunderttausende von Kindern.

In seiner Beschreibung betont Westrum, wie sich das, was gesellschaftlich als plausibel bzw. als nicht plausibel angesehen wird, auf wissenschaftliche Erkenntnisse auswirkt. Aber ein anderes Detail um das Syndrom mißhandelter Kinder macht deutlich, wie weit Wissenschaftler gehen können, wenn die Fakten ihrem momentanen Weltbild widersprechen: Als die Zahl der Fälle zu groß wurde, als daß das Problem länger ignoriert werden konnte, wurde zuerst eine biologische Theorie aufgestellt, damit man sich nicht mit der Realität abfinden mußte. Nach dieser Theorie wären die Knochenbrüche nicht auf Schläge zurückzuführen, sondern auf einen biochemischen Mangel, der eine besondere Sprödigkeit der Knochen hervorrufen würde.

Ein Arzt, der heute in einer medizinischen Hochschule in Paris über öffentliches Gesundheitswesen lehrt, erzählte mir einmal, daß er als Student aufgefordert worden war, an dieser Theorie festzuhalten. Das erinnert mich an einen ähnlichen Fall wissenschaftlicher Blindheit. Es gibt einige US-Wissenschaftler, die zu ängstlich sind, um die sozialen Ursachen der Gewalt in ihrem Land zuzugeben. Statt dessen entwickelten sie eine biologische Theorie der Gewalt in der Gesellschaft. Kürzlich las ich einen Artikel über die Bedeutung der genetischen Forschung über die Gewalt von Menschen. Der Autor war der Chefredakteur von *Science*, der offiziellen Zeitschrift der *American Society of the Advancement of Science*. Es ist mir schleierhaft, wie sich eines Tages eine genetische Anomalie beispielsweise als relevant in bezug auf Mörder herausstellen soll, die in den USA im Verhältnis 10mal häufiger sind als in den meisten anderen Ländern.

Ich bin daran interessiert, Parallelen zum Wassergedächtnis zu ziehen. Um einen Sachverhalt beurteilen zu können, muß man grundsätzlich sorgfältig beobachten. Im Fall des Wassergedächtnisses haben die Mitglieder des wissenschaftlichen Beirats von INSERM dieses Prinzip anscheinend mißachtet, als sie Benvenistes Forschungen über hohe Verdünnungen zuerst zensieren wollten. In einer Verlautbarung, die von allen Mitgliedern (außer einem) gebilligt wurde, forderte der Beirat, Benveniste müsse andere Experimente durchführen, »bevor er behaupten könne, gewisse Phänomene seien der chemischen Forschung zwei Jahrhunderte lang entgangen«. In dieser Hinsicht wiederholten die INSERM-Honoratioren den Fehler gewisser positivistischer Wissenschaftler des 19. Jahrhunderts, die naiv glaubten, alles wissenschaftlich irgendwie Wichtige sei bereits entdeckt. Benveniste hatte jedoch nicht behauptet, dieses Phänomen als erster bemerkt zu haben. In seinem Artikel in *Nature* erhob er keineswegs einen Anspruch auf Priorität, sondern zitierte zwei frühere Publikationen, die andere Forscher über hohe Verdünnungen verfaßt hatten. Wie die meisten anderen Gegner dieser Arbeiten hatten auch die INSERM-Wissenschaftler den umstrittenen und von ihnen kritisierten *Nature*-Artikel über Basophile anscheinend nicht einmal gelesen. Außerdem wurden in seiner Publikation weitere Forscher zitiert, die Auswirkungen hoher Verdünnungen auf andere biologische Systeme entdeckt hatten, und schließlich hatte Benvenistes Team bereits zuvor über Arbeiten mit hohen Verdünnungen berichtet, die nichts mit dem Anfärben von Basophilen zu tun hatten.

In seiner Analyse der wissenschaftlichen Praxis gab Westrum auch Beispiele dafür, daß die Experten zu der Annahme neigen, in ihrem Spezialgebiet könne ihnen nichts Bedeutungsvolles entgehen. Wenn sie ein gewisses Maß an Autorität haben, kommen sie dann irgendwann zu der Überzeugung: »Wenn es wahr wäre, dann würde ich es bestimmt wissen.« Ein Fall von derartiger wissenschaftlicher Naivität wurde offenbar, als von INSERM benannte Fachleute kamen, um Benvenistes Übertragungsexperimente zu überprüfen. Zu Beginn des Besuchs bezweifelte der Experte für die Physiologie des Herzens, daß die hohen Verdünnungen tatsächlich Effekte hervorriefen; dazu erklärte er, daß er selbst solche Wirkungen niemals beobachtet habe. Der institutionelle Zusammenhalt hinderte mich daran, ihm einige Fragen zu stellen, die sich förmlich aufdrängten, etwa, ob er wirklich genau hingeschaut hatte – und wenn ja, wie? Statt dessen schlug ich einfach eine Zusammenarbeit mit Benvenistes Team vor, um das Problem der hohen Verdünnungen zu klären. Der Experte meinte, daß seine Kollegen vermutlich nicht zustimmen würden, und überdies benötige er finanzielle Unterstützung durch INSERM, bevor er ein solches Projekt anfangen könnte. Später forderte ihn Benveniste ausdrücklich zu einer Mitarbeit auf, und er lehnte ab.

Um diesen ersten Überblick über wissenschaftliche Kurzsichtigkeit zu vervollständigen, sollte ich noch folgende Variante erwähnen, die oft als Alibi für einen Mangel an wissenschaftlicher Neugier dient: »Wenn es wahr ist, wird sich das schließlich herausstellen.« Daß dies ein Zirkelschluß ist, läßt sich durch die Analogie zum Justizirrtum beweisen. Beschränkte man sich auf solche Justizirrtümer, die von Gerichten zugegeben wurden, dann wäre die eben zitierte Aussage wohl wahr – aber das käme so selten vor, daß sie praktisch bedeutungslos wäre. Wenn man andererseits alle möglichen Fälle von Justizirrtum einbezöge, wäre die Aussage wohl naiv-optimistisch. In Frankreich beispielsweise wurden Urteile bisher äußerst selten aufgehoben. In der Wissenschaft finden wir die gleiche tautologische Verwirrung zwischen der Wahrheit und dem, was Forscher dafür halten. Diese Konfusion ist sehr einfach zu erzeugen: Man spricht nicht über die Wahrheit, sondern über die »wissenschaftliche Wahrheit«. Die Geschichte und die derzeitige soziologische Situation der Wissenschaft lassen vermuten, daß die Chancen für das Bekanntwerden neuer Entdeckungen sehr schlecht sind, wenn die Umgebung ihnen feindlich gegenübersteht oder für radikale Neuerungen noch nicht reif ist. Und wenn solch eine Entdeckung zufällig geschieht, so ist die Wahrscheinlichkeit noch geringer, daß sie sich durchsetzt. Daher kommt es, daß wichtigen wissenschaftlichen Entdeckungen – manchmal mehrmals und über einige Jahre – dieselben Entdeckungen durch Pioniere vorausgingen, deren Namen und Erkenntnisse aber in Vergessenheit geraten waren.

Auch wenn die naive Vorstellung über den Prozeß wissenschaftlicher Erkenntnisse noch vorherrscht, so wird sie doch inzwischen zunehmend in Frage gestellt, sowohl innerhalb als auch außerhalb der wissenschaftlichen Gemeinschaft. Ein interessantes Beispiel für eine Warnung vor fetischistischen Ansichten über die Wissenschaft stammt von dem früheren Physiker Curien. Zur Zeit der Benveniste-Affäre war er Frankreichs Minister für Forschung und Technologie. Um die Gemüter zu beruhigen, stellte er in einem Interview mit einer bedeutenden Zeitung fest:

Wenn Gott in das CNRS (das französische Forschungszentrum) aufgenommen werden wollte, so würde er abgewiesen. Er hatte ein außergewöhnliches Experiment durchgeführt, das aber noch niemand wiederholen konnte. Gott erläuterte seine Arbeit in einer äußerst ausführlichen Publikation, aber vor sehr langer Zeit und nicht einmal auf englisch. Seitdem hat er nichts mehr veröffentlicht.

Der das sagte, muß gewußt haben, worüber er sprach. Bevor er Forschungsminister wurde, war er Direktor eben dieses Forschungszentrums gewesen.

Unorthodoxe Krebsforschung: Der Fall des Antonio Priore

Die Biologin Yolène Thomas arbeitete mit Benveniste an den Übertragungsexperimenten. Als sie einen Projektantrag einreichte, in dem ein Abschnitt diesen Versuchen gewidmet war, sagte man ihr, dies sei ein neuer »Fall Priore«. Bis dahin hatte sie noch nie etwas von Antonio Priore gehört. Dessen Fall wurde in zwei Büchern beschrieben. Sie dokumentieren das, was ich Benveniste bezüglich seiner Versuche, andere Wissenschaftler von der Realität seiner Übertragungseffekte zu überzeugen, sagen wollte: Die Unterstützung einiger weniger etablierter Wissenschaftler garantiert noch nicht, daß unorthodoxe Forschung auf faire Weise Gehör findet. Auch wenn es ihm gelänge, den französischen Physik-Nobelpreisträger Georges Charpak von der Stichhaltigkeit seiner Experimente zu überzeugen (siehe Anhang 7a, Seite 240), dann wären seine Schwierigkeiten noch längst nicht ausgestanden.
Eines der Bücher über Priore wurde von einem Biologen namens Bader verfaßt, der wissenschaftlicher Direktor des INSERM war. Er gehörte außerdem zu den ausgewählten Experten, die sich mit der Priore-Affäre befassen sollten. Das andere Buch stammt

von einem Medizinjournalisten. Beide Autoren stimmen in den Hauptpunkten der Geschichte überein, und diese implizieren ein für das wissenschaftliche Establishment vernichtendes Urteil. Die Begebenheit weist auch dieselben Ingredienzen auf wie meine Schilderung der Benveniste-Affäre: die Weigerung, die Beweiskraft zu überprüfen, weil »akzeptable« theoretische Erklärungen fehlen, ferner die Unterstellung des Betrugs sowie eine Neigung, unabhängige positive Beweise zu ignorieren, und schließlich das ausufernde Verlangen nach weiteren »Beweismitteln«.

Der Italiener Antonio Priore war während des Zweiten Weltkriegs Radartechniker gewesen und lebte als Immigrant in Bordeaux. Er hatte zufällig entdeckt, daß eine Orange, die in einem U-Boot vergessen worden war, nicht verfault, sondern genießbar geblieben war; sie hatte in der Nähe elektronischer Geräte gelegen. Als er nach dem Krieg ein Buch las, in dem die Wirkung elektromagnetischer Felder auf Krebszellen beschrieben wurde, lenkte er seine Forschung auf Tumoren. Er begann mit Experimenten an Tieren und entwickelte nach und nach ein kompliziertes Gerät, mit dem er verschiedenartige elektromagnetische Felder erzeugen konnte. Unterstützt von einigen Ärzten konnte er sogar ein paar Versuche mit Krebspatienten vornehmen, deren Fälle als hoffnungslos galten. Die Gerüchte über seine Erfolge erregten die Aufmerksamkeit einiger Ärzte in der Stadt.

Der Tierarzt Berlureau, der den Schlachthof von Bordeaux leitete, hatte auch eine Privatpraxis. Wenn er zu jener Zeit um den Gnadenschuß für Haustiere gebeten wurde, die an Krebs litten, brachte er sie statt dessen erst einmal zu Priore. Im Jahre 1953 erzielte er einen direkten experimentellen Beweis für die Wirksamkeit von Priores Gerät. Er sandte an ein Pariser Krebslabor Gewebeproben desselben Tieres zur Analyse, und zwar solche Proben, die vor der Behandlung mit dem Gerät, und andere, die danach entnommen worden waren.

Schließlich interessierten sich im Jahre 1960 zwei Mitglieder der Medizinischen Fakultät in Bordeaux, J. Biraden und G. Delmon, für Priores Gerät. Sie unterzogen einige Ratten, die sie vom größten Krebslaboratorium der Region Paris erhalten hatten und die bösartige Tumoren aufwiesen, derselben Behandlung. Die Ergebnisse waren beeindruckend: Es gelang Priore, bei seinen Experimenten T_8-Tumoren zu heilen, also Krebsgeschwüre, die bis dahin noch niemals geheilt werden konnten. Die Resultate wurden aber erst sechs Jahre später publiziert. Die Verzögerung ging vermutlich auf den Widerstand von Biradens Vorgesetztem zurück. Biraden wurde bedeutet, daß er nicht zum Professor ernannt würde, wenn er seine mit Priore durchgeführten Forschungen veröffentlichte. Also wartete er mit der Publikation der umstrittenen Befunde, bis seine Stellung gesichert war.

Der Universitätsprofessor Guérin, Entdecker der T_8-Tumoren, war von den Ergebnissen angetan, die Biraden und Delmon erzielt hatten. Er schickte seinen Assistenten Rivière nach Bordeaux, damit er die Experimente wiederholte. Der angeblich unbesiegbare T_8-Tumor reagierte auf Priores Behandlung. Im Jahre 1964 reichte Courrier eine Mitteilung an die französische Akademie der Wissenschaften ein. Courrier war nicht nur Mitglied dieser Akademie, sondern auch einer ihrer ständigen Sekretäre. In der Zusammenfassung der Mitteilung hieß es: »*Krebsforschung.* ›Wirkung elektromagnetischer Felder auf T_8-Tumoren, die Ratten eingepflanzt worden waren.‹ Ratten mit T_8-Tumoren unterschiedlicher Entwicklungsstadien wurden elektromagnetischen Feldern ausgesetzt. Bei ausreichend hoher Dosierung konnte eine vollständige Rückbildung des Tumors beobachtet werden, ferner ein totales Verschwinden der Metastasen, von denen er gewöhnlich begleitet wird.«

Nach dem Einreichen dieser Mitteilung beteiligte Courrier seinen persönlichen Assistenten an Priores Forschung. Er bat auch den Immunologen Pautrizel aus Bordeaux um Unterstützung. Wieder ergaben sich positive Resultate. Dies war die vierte systematische Versuchsreihe mit Priores Gerät, und alle verliefen erfolgreich.

Courrier schloß seine Ausführungen über dieses vierte Experiment folgendermaßen:

> Solche Resultate sind überraschend und können Skepsis provozieren. Sie wurden sogar schon kritisiert, bevor sie bekannt waren. Eine neue Behauptung erscheint sicher immer suspekt. Aber bevor man sie verwirft, muß man sie überprüfen. Das ist es, was ich getan habe, auf Bitten von Herrn Rivière. Ich sandte 18 Ratten nach Bordeaux, denen am 25. Januar 1965 ein Lymphosarkom-347 implantiert worden war.
> 10 Ratten dienten als Kontrolltiere, 4 Ratten wurden 1 Stunde pro Tag der Strahlung ausgesetzt und 4 Ratten 2 Stunden täglich. Es ist schwierig, mehr als 8 Ratten gleichzeitig zu behandeln, weil höchstens 2 Tiere auf einmal in das Gerät gesetzt werden können. Das Experiment begann am 30. Januar. Mein Assistent war nicht die einzige Person, die bei der Versuchsreihe mit den Ratten zu tun hatte. Die Tiere verbrachten die Nächte in verschlossenen Käfigen, die im Labor von Professor Pautrizel in der medizinischen Hochschule standen. Jeden Morgen wurden die Ratten nach Floirac gebracht. Die 8 Versuchstiere wurden in das Gerät gesetzt und von meiner Assistentin Collonge ständig überwacht.
> Ergebnisse: Beginn des Experiments am 30. Januar. Die letzte Kontrollratte starb 15 Tage nach der Implantation, das heißt, keine von diesen überlebte. Am 18. Februar, 19 Tage nach der Implantation, starb die letzte der Ratten, die täglich eine Stunde behandelt worden waren. Auch von diesen überlebte also keine. Dagegen sind die 4 Ratten noch bei guter Gesundheit, die täglich zwei Stunden behandelt worden waren. Sie wurden in mein Labor am Collège de France zurückgebracht. Es sind Weibchen, und ihre Vaginalzyklen sind noch in Ordnung.
> Diese Ergebnisse werden diskutiert werden, was ich begrüße. Ich stimmte der Übermittlung dieser Mitteilung an die Akademie der Wissenschaften aus zwei Gründen zu:
>
> 1 *Wenn es um so etwas Gravierendes wie Krebs geht und auch nur ein Hoffnungsschimmer am Horizont erscheint, dann ist es unsere Pflicht, nachzusehen, was es damit auf sich hat. Wir haben keinesfalls das Recht, dies zu unterlassen, bevor wir wissen, was es wert ist* [Hervorhebung M. S.].
> 2 [...] In den USA werden biologische Effekte magnetischer Felder intensiv untersucht. In spezialisierten Instituten erforscht

> man den Einfluß solcher Felder auf Gewebekulturen, Mikroben, Pflanzen, Enzyme und bestimmte Tumoren. Die dort bislang erzielten Ergebnisse mit implantierten Tumoren erscheinen weniger bedeutend als die hier präsentierten.

Pautrizel erhielt Einblick in die biologischen Wirkungen von Priores Gerät, indem er Immunabwehr-Mechanismen untersuchte, die mit Krebs nichts zu tun haben. In seiner Beschreibung dieses Forschungsaspekts führte Bader aus:

> Soweit es Pautrizel betraf, hoffte er auf einen Beweis, der die Glaubwürdigkeit seiner ersten Ergebnisse nicht gefährden könnte. In gewisser Hinsicht hatte er seitdem Erfolg. Im Juli 1970 bemerkte Aigrain (der später Vorsitzender des staatlichen Büros für wissenschaftliche und technische Forschung wurde): Die unter der Aufsicht eines Notars durchgeführte Studie zeigte bei Mäusen und Ratten unwiderlegbar eine Anregung des Abwehrmechanismus gegen Trypanosomiasis. Vermutlich wurden die Abwehrkräfte gestärkt.
>
> Das war auch die Meinung von Lwoff, der, lange Zeit skeptisch, nach Floirac gekommen war und Zeuge des Interesses an den fortschreitenden Untersuchungen [mit Priores Gerät] wurde. In der Tat hatte Lwoff einige Zeit zuvor bei Avrameas, einem Immunologen am Pariser Pasteur-Institut, angefragt, ob er einige Experimente mit dem Priore-Gerät vornehmen könne ...

Zum Schluß seines Buches stellt Bader fest, daß er während der Arbeit an dem Werk sich durch Worte von Jean Bernard beunruhigt fühlte: »Tragen Sie nicht zu Zweifeln über die Wissenschaft bei.« Am Ende war eher die beschränkte Betrachtung der Wissenschaft vorherrschend und keine gegenüber der Forschung positive Einstellung, wie sie der Sekretär der Akademie der Wissenschaften einnahm. Priore starb schließlich, ohne daß sein Werk irgendeine wissenschaftliche Anerkennung fand – und das, obwohl es ihm gelungen war, berühmte Wissenschaftler (darunter den späteren Nobelpreisträger Lwoff) davon zu überzeugen, welche spektakulären biologischen Effekte sein Gerät bewirkt. Weil niemand anderer seine Maschine bedienen konnte, kamen die Experimente mit ihr zum Erliegen – ebenso wie die »Zweifel an der Wissenschaft«, die sie hervorgerufen hatte.

Damit Sie nun nicht denken, die wissenschaftliche Strenge sei ein Privileg rückständiger Länder wie Frankreich, möchte ich einen Fall erwähnen, bei dem in den USA ein unorthodoxer Krebsforschungsansatz durch wissenschaftlichen Dogmatismus zu Grabe getragen wurde. Hier ging es um den Zusammenhang zwischen Vitamin C und Krebs. Die Geschichte dieser »Beerdigung« wurde von einem Wissenschaftssoziologen in dem Buch *Vitamine C contre le cancer* beschrieben. Der medizinische Aspekt war nicht ganz so wichtig wie bei der Priore-Affäre, denn es stand keine mögliche Heilmethode auf dem Spiel, sondern eine Linderungsmöglichkeit bei einigen speziellen Krebsarten. Die Begebenheit ist aber sehr bezeichnend, weil Cameron, der Initiator dieser Forschung, den Nobelpreisträger Linus Pauling mit seinen Ergebnissen beeindrucken konnte. Pauling unterstützte daraufhin Cameron rückhaltlos in dessen Kampf gegen das »Krebs-Establishment«. Trotz dieses renommierten Bundesgenossen provozierte die unorthodoxe Forschung über Vitamin C und Krebs ebensolche Reaktionen, wie dies bei anderen ungewöhnlichen Ansätzen der Fall war, nämlich Scheinversuche der Reproduktion, Betrugsvorwürfe und die Weigerung, dieser Forschung eine faire Chance zu geben.

Unerwünschte Erkenntnis: Ein Beispiel beim Wassergedächtnis

An einem Nachmittag im Juni 1992 wohnte ich mit zwei anderen Personen einer Demonstration von Benvenistes Übertragungsexperimenten bei. Diese Versuche bestanden in dem Vergleich der biologischen Wirksamkeit zweier unterschiedlicher Flüssigkeiten: einer Kontrollflüssigkeit (die im Prinzip biologisch inert sein sollte) und einer Versuchsflüssigkeit, die mit der Kontroll-

flüssigkeit identisch war, abgesehen davon, daß sie behandelt worden war, wie es hier im dritten Kapitel beschrieben wurde.
Um seine Demonstration überzeugender zu gestalten, schlug Benveniste vor, daß wir die Röhrchen markieren sollten, die er vor unseren Augen gerade eben vorbereitet hatte. Wir gingen in den Nebenraum und änderten die Etiketts, mit denen die Röhrchen gekennzeichnet waren. Nachdem wir sie zurückgebracht hatten, begann der Assistent, die Wirkung der Flüssigkeiten auf den Durchfluß bei zwei Meerschweinchenherzen zu messen. Währenddessen beobachtete Benveniste auf einem Bildschirm andere mechanische Parameter. Voller Vertrauen (ungerechtfertigt, wie sich erweisen sollte) verkündete er: »Dieses ist ein Teströhrchen.« Ich stand hinter ihm und fühlte mich unwohl, denn ich wußte, daß dieses Röhrchen eines mit der Kontrollflüssigkeit war. Es sollte sich demnach keine Wirkung zeigen. Dieser Zwischenfall bewog mich, eine Codierung vorzuschlagen, die eine solche Situation unmöglich machte. Bei der neuen Prozedur konnte *niemand* den Code kennen, bevor er geöffnet wurde – auch nicht die Personen, die die Röhrchen codiert hatten.
Es kam mehrfach vor, daß sich ein Röhrchen mit Kontrollflüssigkeit als aktiv erwies. In einigen wenigen Fällen war das Herz ungewöhnlich empfindlich, so daß auch die inaktive Flüssigkeit den Fluß zum Erliegen brachte. Durch eine systematische Analyse dieses Problems, das auf Verunreinigungen zurückgeführt wurde, fand Benveniste heraus, daß die aktiven Röhrchen mit »Kontroll«-Flüssigkeit in Wahrheit Flüssigkeit aus bestimmten Ursprüngen enthielten. Es wurden zwei mögliche Quellen der scheinbar biologisch aktiven Kontrollflüssigkeit identifiziert: (1) Röhrchen mit destilliertem Wasser, das unter einem bestimmten Markennamen in Apotheken verkauft wurde, und (2) physiologisches Serum, das in französischen Krankenhäusern verwendet und in Glasflaschen aufbewahrt wurde. (Umgekehrt waren französisches Serum in Kunststoffflaschen und die meisten ausländischen Seren inaktiv.) Nicht alle Flüssigkeiten, die aus den beiden erwähnten Quellen

stammten, waren aktiv, aber die Abweichungen gegenüber anderen (inaktiven) Quellen waren offenbar signifikant.
Aus den Ergebnissen verschiedener Versuche ergab sich nach und nach, daß diese unerwartete Aktivität durch hohe Verdünnungen von Endotoxinen bewirkt werden konnte. Endotoxine sind giftige Substanzen, die von Bakterien erzeugt werden. Ihre toxischen Wirkungen auf Herzen sind gut bekannt; sie können einen septischen Schock auslösen. Es wäre nun sehr überraschend, wenn Flüssigkeiten, die speziell für den medizinischen Gebrauch hergestellt wurden, eine wohlbekannte giftige Substanz in meßbarer Menge enthielten – und sie enthielten diese Gifte auch nicht. Andererseits schien eine nachweisbare biologische Aktivität vorzuliegen, und zwar trotz Fehlens irgendwelcher nachweisbarer Moleküle. Möglicherweise war diese ungeklärte biologische Aktivität ein Beispiel für das Wassergedächtnis. Hier spiegelte das Verhalten der »verunreinigten« Flüssigkeiten dasjenige der hohen Verdünnungen zuvor getesteter Substanzen wider, denn diese Flüssigkeiten verloren ihre biologische Aktivität, wenn sie zuvor eine oder zwei Stunden lang auf 70 °C erwärmt wurden.
Obwohl die genaue Beschaffenheit der Verunreinigung nicht bekannt war – ebensowenig wie ihre möglichen Wirkungen auf die Gesundheit von Patienten –, warnte Benveniste die Behörden schon im November 1992 davor, daß ein vielleicht gefährliches Phänomen zu klären war. Als vorläufige Sicherheitsvorkehrung empfahl er vor der medizinischen Anwendung das Erhitzen jeglicher Flüssigkeiten, deren Herkunft verdächtig war. Die Analogie mit dem AIDS-Skandal, der in Paris durch verunreinigtes Blut ausgelöst worden war, lag für jeden sofort auf der Hand. Ich war sicher, daß die Behörden diesmal unverzüglich handeln würden, trotz ihrer Neigung zum Mißbrauch der wissenschaftlichen »Vorsicht«. Jedoch zeigte der Ablauf der Ereignisse in den folgenden zwei Jahren, daß ich bei Wissenschaftlern, Ärzten und Politikern deren Fähigkeit, unerwünschte Erkenntnisse zu ignorieren, gewaltig unterschätzt hatte.

Einige Dutzend Mal hatte Benveniste seit November 1992 versucht, verschiedene Behörden vor möglichen Gesundheitsgefahren zu warnen. Zwei Jahre lang nahm man die Mahnungen nicht zur Kenntnis oder verschanzte sich hinter Ausflüchten. Das ist natürlich auch ein politisches Problem. Doch ich möchte meine Beispiele auf solche Fälle beschränken, die mit dem Thema dieses Buches, der Zensur in der Wissenschaft, unmittelbar zu tun haben.

Die von Benveniste beobachteten Effekte betrafen Herzen, die durch Immunisierung sensibilisiert worden waren. Wenn man von Tieren auf Menschen extrapoliert, erscheint es als ziemlich sicher, daß Menschen, die nicht auf ähnliche Weise wie die Meerschweinchen geimpft wurden, allgemein nicht gefährdet würden. Aber bei einigen Personengruppen besteht ein erhöhtes Risiko für einen Herzanfall. In seinem offiziellen Warnbrief (der hier im Anhang 4, Seite 213, abgedruckt ist) erwähnte Benveniste geimpfte Kleinkinder, die an einer Infektion litten, und er erwähnte in seinem Schreiben an den Herausgeber der bedeutenden englischen Zeitschrift für medizinische Forschung, *The Lancet*, andere mögliche Opfer:

> Wie auch immer die endotoxinähnliche Aktivität [ELA] beschaffen ist, ihre möglichen *in-vitro*-Effekte auf das Herz müssen untersucht werden, denn beim Menschen sind die Wirkungen hoher Dosen von Salzlösung[1] noch ungeklärt. Sie sind harmlos für Personen mit intaktem Immunsystem. Aber sie können schädlich sein, wenn das Individuum von sich aus empfindlich gegen LPS-Endotoxin ist oder wenn eine überschießende Immunantwort erfolgt, oder auch bei Immunschwäche, Krebs sowie hämatologischen und/oder infektiösen Erkrankungen.

Das gesamte Schreiben ist hier im Anhang 4, Seite 216, wiedergegeben. Die Weigerung des Herausgebers von *The Lancet*, es zu veröffentlichen, erfolgte ohne Angabe der Gründe.

1 Bei der Präparation des physiologischen Serums wird eine entsprechende Menge Salz zugegeben, damit die lebenden Zellen nicht platzen.

Als Kontrast zu den ablehnenden Reaktionen, die an anderer Stelle behandelt werden, möchte ich hier eine positive Antwort zitieren. In einem Brief an Benveniste schrieb der führende französische Herzchirurg Cabrol:

> Ich sprach darüber mit Professor Gandjbakhch, und wirklich beobachteten wir nach Operationen zuweilen Reaktionen, die wie toxische Schocks wirken. Aber wir hatten keine Erklärung dafür, und die von Ihnen gegebene kann richtig sein. Wir müssen hier unbedingt intensiv nachforschen und dazu ein Expertengremium einberufen, damit die Dinge geklärt werden.

Das Einrichten eines Expertenkomitees ist genau das, was die Behörden taten, aber nicht in dem hier zitierten positiven Sinne. Anthropologen haben bei sogenannten primitiven Völkern ein rituelles Verhalten beschrieben, mit dem Gefahren abgewendet werden sollen. In unseren Gesellschaften kann der Exorzismus unter der Flagge des »Gutachtens« laufen. Der erste Schritt ist dabei im allgemeinen die Benennung der Experten, die *hinter verschlossenen Türen* tätig werden. Über zwei Jahre nach der ersten, oben erwähnten Mahnung haben die Experten immer noch keinen Bericht fertiggestellt. Auch andere Tatsachen deuten auf die Absicht hin, daß unerwünschte Erkenntnisse in der Versenkung verschwinden sollen. Benveniste wurde nicht nur von diesem Gremium ausgeschlossen – ihm wurden auch keinerlei Informationen über dessen Ergebnisse zugänglich gemacht. In den letzten drei oder vier Jahren hatte er mit Hilfe eines komplexen und empfindlichen Systems experimentiert, um unerforschte biologische Reaktionen aufzuklären. Aber die Experten vermieden jeden Kontakt ausgerechnet mit dem Wissenschaftler, der hier die größte experimentelle Erfahrung hatte! Ob der endgültige Bericht nun positiv oder negativ ausfällt, er wird kaum etwas taugen aufgrund der Tatsache, daß seine Urheber eine wichtige Informationsquelle auf ihrem Arbeitsgebiet ignoriert haben.

In dritten Kapitel erwähnte ich, wie heftig der Direktor des staatlichen Instituts für Gesundheit und medizinische Forschung auf den ersten Bericht über die Übertragungsexperimente reagiert hatte. Noch überraschender war aber der Inhalt eines Briefes, den er acht Monate später über einen Besuch von Fachleuten schrieb, die vom INSERM benannt worden waren. Sie wollten einen Antrag für ein Forschungsprojekt prüfen, das Benvenistes Team geplant hatte und mit dem es sein Fortbestehen sichern wollte. In einem Brief, der kurz vor dem offiziellen Besuch in Benvenistes Laboratorium abgesandt wurde, untersagte es ihm der Direktor des INSERM, einen der italienischen Physiker, die sich mit der Theorie der kohärenten Bereiche befaßten, zu fragen, ob er kommen und die Aspekte ihrer Forschung erklären könne. Diese Arbeiten wären nämlich hilfreich bei der Erarbeitung der physikalischen Grundlagen des Wassergedächtnisses. Der Direktor gab ferner strikte Order an die fachkundigen Besucher sowie an Benveniste, die Frage des verunreinigten Serums aus der Diskussion über das beabsichtigte Projekt herauszuhalten.

Vom rein administrativen Standpunkt her mag der Direktor des INSERM das Gesetz auf seiner Seite gehabt haben. Die Namen der italienischen Physiker erscheinen nicht auf der Liste der Wissenschaftler, die direkt mit dem Forschungsantrag zu tun hatten. Weiterhin ist in dem Antragsteil, der sich mit dem Wassergedächtnis befaßt, die Frage des verunreinigten Serums ausgespart. Dennoch ist diese formaljuristische Haltung angesichts der vorliegenden wissenschaftlichen und medizinischen Belange unangemessen.

In einem persönlichen Brief an den Vorstand seines Instituts erwähnte Benveniste einen Vorfall, bei dem dieser Wissenschaftler öffentlich äußerte, daß er, Benveniste, ihm auf die Nerven gehe. Ich meine, daß Benveniste tatsächlich zu dieser Kategorie gehört (wie auch ich). Aber dieser Menschenschlag kann in zwei Gruppen unterteilt werden. In der einen finden wir Leute, deren Verhalten lediglich ihre persönlichen Probleme enthüllt, ohne jeden Nutzen für irgendwen. Zur anderen Gruppe aber zählen diejenigen, die durch den Ausdruck ihrer persönlichen Probleme einen sozialen Nutzen bewirken.

Zum Schluß dieses Kapitels über wissenschaftliche Sachkenntnis und Gesundheitsgefahren möchte ich auf den ersten Fall zurückkommen, den ich in diesem Kapitel besprochen habe: den Fall Ignaz Semmelweis. In einer Biographie über ihn schrieb ein französischer Autor:

> Stellen wir uns vor, heute käme ein naiver Mensch auf ähnliche Weise daher und heilte den Krebs. Er wüßte nicht, nach was für einer Art von Melodie er augenblicklich zu tanzen hätte! Das wäre ziemlich phantastisch! Er müßte doppelt sorgfältig sein. Am besten müßte man ihn vor dem warnen, was auf ihn zukäme. Er müßte verdammt vorsichtig sein, um sich nichts zuschulden kommen zu lassen!

Diese Warnung für wissenschaftliche Dissidenten wurde vor 70 Jahren ausgesprochen. Wie wir in den nächsten Kapiteln sehen werden, ist sie immer noch nicht gegenstandslos.

Kapitel 5

Direkte Zensur ist nur die Spitze des Eisbergs

Dieses Kapitel nennt Beispiele direkter Zensur, die ich während meiner Recherchen zur Affäre um das Wassergedächtnis fand. Es sei hervorgehoben, daß der knallharte Einsatz von Machtmitteln zur Unterdrückung unerwünschter Erkenntnisse nur eine Maßnahme von vielen ist, selbst in einem so extremen Fall, wie er in diesem Buch analysiert wird. Um das Problem der Zensur in der Wissenschaft in den richtigen Zusammenhang zu stellen, möchte ich zuerst zeigen, daß schon diese Problemstellung durch akademische Abhandlungen unterdrückt wird. Anschließend werde ich Beispiele anderer Fälle anführen, um deutlich zu machen, auf welch vielfältige Weise Wissenschaftler sagen können: »Ich will nichts davon hören.«

Akademischer Diskurs über Zensur: Ein blinder Fleck über einen blinden Fleck

Die Unterdrückung der Diskussion über Zensur ist wohl so alt wie diese selbst. Beispielsweise berichtet die *Encyclopædia Britannica*: »Es ist schwierig, die frühen Stadien der Kontroverse über den *Index* zu rekonstruieren, denn Argumente gegen ihn wurden verhindert oder entstellt, und der *Index Expurgatorius* war anfangs geheim, also von der öffentlichen Verbreitung ausgeschlossen.«
Im Fall der Wissenschaft schwankten die Philosophen zwischen der Neigung, die Wissenschaft als Musterbeispiel rationalen

Denkens anzusehen, und der Versuchung, als oberste Richter der Vernunft zu wirken. In jüngerer Zeit begannen Wissenschaftssoziologen, das Verhalten von Wissenschaftlern kritisch zu untersuchen, wonach die wissenschaftliche Vernunft als sehr zweifelhaft erscheint. In ihrer Analyse betonen sie, daß unterschieden werden muß zwischen dem, was Wissenschaftler zu tun meinen, und dem, was sie wirklich tun.

Bei der soziologischen Analyse der Wissenschaft spielt die Betrachtung von Machtverhältnissen eine entscheidende Rolle. Trotzdem blieb die Zensur in der Wissenschaft ein akademisches Tabu. Mit Hilfe des *Social Science Citation Index* untersuchte ich vor kurzem, wie das Thema Zensur in aktuellen akademischen Abhandlungen bearbeitet wird. Wir wissen heute sozusagen alles über die Postzensur im zaristischen Rußland oder über die Zensur pornographischer Filme etwa in Indien. Dagegen wird das Wort »Zensur« praktisch nie mit Begriffen wie »Wissenschaft« oder »wissenschaftlich« in einen Zusammenhang gebracht.

Das Tabu hinsichtlich der wissenschaftlichen Zensur ist am auffallendsten in Artikeln, die die wissenschaftliche Zensur beschreiben, ohne sie beim Namen zu nennen. Das spektakulärste Beispiel fand ich in einer Publikation mit dem Titel »Ein Verbrechen, schlimmer als Betrug, bedroht den wissenschaftlichen Fortschritt«. Der Verfasser schildert mit harschen Worten die wissenschaftliche Anpassung an eine herrschende Norm. Er spricht von »engstirniger Beharrung, hervorgerufen durch Betrugsverdacht«, »einem Klima moderner Hexenjagd«, »der kleinlich-gelehrtenhaften Kritik, die sich zufrieden und gefühllos gab, aber eindeutig darauf abzielte, jegliche neue Information zu unterdrücken« sowie »der Unterdrückung der Suche nach neuer, ermunternder Wahrheit«. Trotz seiner heftigen Kritik an der wissenschaftlichen Zensur versäumte es der Autor leider, klar zu sagen, wovon er sprach.

Die Maßnahmen zum Unterbinden von Diskussionen über die

Zensur, sind in der Wissenschaft weniger direkt, als sie es bei der religiösen oder der politischen Zensur in der Vergangenheit waren. Aber sie bestehen auch heute noch, entweder in Form eines naiven Glaubens an die wissenschaftliche »Objektivität« oder als Zwangsmaßnahmen. Bei dem in diesem Buch behandelten Fall habe ich beides angetroffen. Ursprünglich wollte ich eine akademische Abhandlung verfassen; den Entwurf sandte ich einem wissenschaftlichen Verleger. Er war davon angetan, zögerte aber und sagte mir, er wolle einen prominenten Wissenschaftler befragen, dessen »Objektivität er vertraue«. Ich hörte nie wieder etwas von ihm und beschloß, statt dessen ein Buch für das breite Publikum zu schreiben. Als das Manuskript fertig war, versuchte der Direktor des INSERM, der Fahnenabzüge erhalten hatte, den Verlag einzuschüchtern. Er sprach von den »Rechten des INSERM und seinen eigenen hinsichtlich der Konsequenzen, die die Veröffentlichung dieses Buches habe«.
Eine ernsthafte Beschäftigung mit dem Problem der wissenschaftlichen Zensur wird durch verschiedene Hindernisse erschwert, unter anderem weil akademische Autoren umstrittene Themen gern scheuen. Es ist nicht leicht, Informationen über konkrete Fälle von Zensur zu erhalten und sie zu bewerten. Wer sich selbst durch irgendeine Art von Zensur behindert sieht, wird dieses Faktum kaum öffentlich machen. Er wird eher befürchten, aus der Gemeinschaft der ernstzunehmenden Wissenschaftler ausgeschlossen oder als verrückt erklärt zu werden. Will man einen mutmaßlichen Fall von Zensur untersuchen, dann sieht man sich folgendem Problem gegenüber: Wie kann man unterscheiden zwischen der legitimen Ablehnung, einen wissenschaftlichen Artikel zu veröffentlichen, weil er technisch »schlecht« geschrieben oder konzipiert ist, und der Weigerung, die auf der Überzeugung beruht, daß der Artikel »schlecht« sei, weil er der orthodoxen Lehrmeinung zuwiderläuft? Weil sich wissenschaftliche Zensur fast immer hinter »technischen« Argumenten verbirgt, ist diese Unterscheidung für einen Uneingeweihten besonders diffizil.

Ein anderes begriffliches Problem liegt darin, Verletzungen der »Gebote« wissenschaftlichen Verhaltens nachzuweisen, weil diese Regeln ja nirgends explizit festgehalten sind.

Man könnte versucht sein, Zensur als den Versuch zu definieren, »wissenschaftliche Wahrheit« zu unterdrücken – aber was genau ist die »Wahrheit« eines Forschungsgegenstands eigentlich, abgesehen von der Tatsache, daß er in einer angesehenen Fachzeitschrift veröffentlicht und daraufhin in anderen wissenschaftlichen Journalen in zustimmender Weise zitiert wurde? Trotz einer umfangreichen gelehrten Literatur über die menschlichen Aspekte wissenschaftlicher Forschung fehlt den meisten Wissenschaftlern jeder Sinn für die Wissenschaft als einer Tätigkeit von Menschen. Ihre Beziehung zur »sakrosankten« Literatur (das heißt zu den maßgebenden Zeitschriften) ähnelt derjenigen eines Fundamentalisten, der glaubt, daß *seine* heiligen Texte ein wahres Bild der Welt liefern. Ich betone diesen Punkt, weil meist eine solche tautologische Definition wissenschaftlicher Wahrheit dahintersteckt, wenn die Existenz wissenschaftlicher Zensur implizit geleugnet wird.

Die Frage, was die wissenschaftliche Wahrheit ausmacht, könnte man zu umgehen suchen, indem man sagt, das anzuwendende Kriterium sei nicht der wirkliche *Grad der Wahrheit* eines Ergebnisses, sondern die *Qualität der Methoden*, mit denen es erhalten wurde. Aber das ist eine falsche Voraussetzung, denn wer außer den Gralshütern der wissenschaftlichen Wahrheit entscheidet denn über die Qualität eines empirischen oder theoretischen Befunds? Das Problem bleibt unlösbar, solange man bei der Entweder-Oder-Logik von richtigen und falschen Aussagen oder von zulässiger und unzulässiger Methodik verharrt.

Wahrscheinlich sind offenkundige Fälle wissenschaftlicher Zensur selten. Aber man möchte sie gern definieren. Es geht dabei freilich nicht um die Häufigkeit. Die Tatsache, daß die Zensur offenbar nicht so oft in Erscheinung tritt, macht nur die Effizienz deutlich, mit der die wissenschaftliche Gemeinschaft ihre

Nomen durchsetzt, ohne daß offen interveniert werden muß. Der entscheidende Punkt ist, daß die derzeitige wissenschaftliche Praxis (einschließlich der Auswahl und Ausbildung des Nachwuchses) alle möglichen Forschungen zuläßt – außer solchen, die sehr wahrscheinlich zu einer wirklichen Entdeckung führen.

Um die wissenschaftliche Zensur zu beseitigen, müßte man das Ideal der Wahrheit ersetzen durch das Ideal des Forschens. Man hört Lippenbekenntnisse für die Notwendigkeit wissenschaftlicher Forschung, wobei ein wenig umstrittene Forschung zugelassen sein soll. Andere schlugen vor, Zeitschriften für »wissenschaftliche Eigenbrötler« zu gründen. Solange aber die Erforschung von Neuland bestenfalls als marginal oder zweitrangig gilt, wird die wissenschaftliche Zensur zum üblichen Erscheinungsbild wissenschaftlicher Affären gehören.

Das zentrale Anliegen meiner Kritik an der wissenschaftlichen Zensur ist nicht der Schutz einiger weniger Wissenschaftler, sondern der der innovativen Forschung. Die individuelle Freiheit ist zweifellos notwendig, aber sie reicht hier nicht aus. Wir brauchen keine Bestätigung des Rechts einiger »Ketzer«, sondern eine grundsätzliche Neubewertung, was unter wissenschaftlicher Innovation zu verstehen ist.

Diese Art von Neubewertung kann nicht durch einige radikale Wissenschaftler allein bewirkt werden. Ebenso ist es unrealistisch zu hoffen, daß der exklusive Kreis der wissenschaftlichen Gemeinschaft von sich aus seine Normen ändert. Solche Neubewertung impliziert eine Kommunikation zwischen denen innerhalb des wissenschaftlichen Bollwerks und denen außerhalb, deren Leben ja gleichwohl vom wissenschaftlichen Dogmatismus beeinflußt wird. Letztlich bin ich überzeugt, daß das eigentliche Tabu nicht die wissenschaftliche Zensur als solche ist, sondern ein möglicher Angriff auf die Grenzen zwischen der akademischen und der übrigen Welt. Ich meine, solange die Erkenntnisse nur in einer Richtung fließen, nämlich von innen nach außen, verlieren wir den Kampf gegen den wissenschaftlichen Dogmatismus. Daß dieser Sachverhalt immer noch ein Tabu ist, ist aufgrund des folgenden bedingten Reflexes zu vermuten: Wann immer dieses Thema angeschnitten wird, wird irgend jemand die Debatte zu unterdrücken versuchen, indem er das Gespenst Lyssenko oder das Gespenst Mao beschwört.

Zensur als Teil des normalen Wissenschaftsbetriebs

Um zu zeigen, daß die verschiedenen Methoden, unerwünschte Erkenntnisse zurückzuweisen, nicht spezifisch für den Fall des Wassergedächtnisses sind, werde ich nun als Beispiele einige andere wissenschaftliche Kontroversen anführen. Ferner möchte ich klarstellen, daß die redaktionelle Zensur nicht die einzige und auch nicht die wichtigste Maßnahme ist, mit der unliebsame Ergebnisse unterdrückt werden. Direkte Formen der Zensur sind nur der sichtbare Teil eines Systems, das hinter dem vordergründigen Rennen um »neue« Verfahren grundsätzlich konservativ ist.

Redaktionelle Zensur

Normalerweise kann man einen Fall von wissenschaftlicher Zensur nicht beschreiben, ohne auch auf seine technischen Aspekte einzugehen. Jedoch hatte ich das Glück, aus erster Hand Kenntnis von einer Begebenheit zu haben, für die das nicht notwendig ist. Im Jahre 1980 publizierte ich zusammen mit einem Arzt und einem Genetiker einen umfangreichen, eher technisch gehaltenen Artikel, in dem es um die Stichhaltigkeit einer bestimmten Art von Übereinstimmung als Kriterium für wissenschaftliche Wahrheit ging. Die Angelegenheit, die wir sehr detailliert untersuchten, betraf die Verknüpfungen zwischen genetischen

Faktoren und Schizophrenie. Unser Artikel erschien in der führenden französischen Zeitschrift für psychiatrische Forschung. Wir versuchten dann, ihn auch auf englisch zu publizieren, und sandten den übersetzten Text dazu an die *Acta Psychiatrica*, eine in Skandinavien herausgegebene wissenschaftliche Zeitschrift. Die Veröffentlichung wurde abgelehnt, wie viele andere wissenschaftliche Abhandlungen auch. Ungewöhnlich war aber die hartnäckige Weigerung des Herausgebers, seine Entscheidung zu begründen. Als ich nachhakte, erfuhr ich, daß die Kritik an unserem Artikel von den Gutachtern dänisch abgefaßt und daher für uns nutzlos sei. Ich entgegnete: »Das macht nichts, ich kann das Gutachten übersetzen lassen; senden Sie es mir trotzdem zu.« Meine Bitte wurde kategorisch abgelehnt. In diesem Fall versuchte der Zensor nicht einmal, sich hinter inhaltlichen Argumenten zu verstecken. Der Grund für die Zensur ist vielleicht im letzten Absatz unseres 139seitigen Artikels zu finden:

> Vorläufig zeigt schon die bloße Existenz solcher Widersprüche die potentielle Gefahr, sich auf Expertenmeinungen zu verlassen, wenn es um gesellschaftlich bedeutsame Dinge geht. So enttäuschend dies sein mag: Wir glauben, daß es klüger ist, zuzugeben, daß wir nichts wissen und daß die Genetik uns zumindest derzeit keine brauchbaren Antworten auf die bedrückenden Fragen ermöglicht, die uns das Phänomen der Schizophrenie aufgibt.

Institutionelle Formen der Zensur

Wie viele andere Formen der Repression wird auch der wissenschaftliche Druck selten ausdrücklich angewandt. Greifbare Beweise derartiger Zensur sind rar, und nur in Ausnahmefällen findet man Veröffentlichungen darüber. Ich fand kein solches Material, wohl aber einen veröffentlichten Text, der dazu diente, einen Forscher einzuschüchtern, der unpopuläre Ansichten über die Wissenschaft vertrat. Im Oktober 1990 erschien in *La Recherche* (das französische Pendant von *Scientific American*) ein langer Artikel, in dem untersucht wurde, auf welche Weise die geringe Erfolgsquote bei der menschlichen *in-vitro*-Befruchtung künstlich gesteigert werden könnte. Einige Monate später schrieb ein Wissenschaftler, der auf diesem Gebiet arbeitete (und früher Präsident des CNRS war): »Ich möchte keine Polemik gegen den Autor anzetteln, weil nur die zuständige Kommission des CNRS ein Urteil über seinen Artikel abgeben kann. Aber sie wird sicherlich fragen, wie ein Forscher ein Argument konstruieren kann.« – Wenn das keine institutionelle Bedrohung war, was war es dann?

Scheinversuche zum Reproduzieren eines Experiments

Eine der häufig praktizierten Methoden, eine mögliche Entdeckung zurückzuweisen, besteht darin, ein Experiment auf eine solche Weise zu wiederholen, daß die Aussicht auf ein Gelingen minimal ist. Das geschieht normalerweise nicht vorsätzlich. Aber die Opfer dieser Praxis sehen darin oft den Beweis böser Absicht oder technischer Unfähigkeit. Ich persönlich meine, die Ursachen sind schlechte Kommunikation und eine geistige Blockade derjenigen, die unbequeme Erkenntnisse ablehnen wollen. Es können viele Faktoren dazu beitragen, daß eine Beobachtung nicht reproduziert werden kann. Zudem sind diese Faktoren weitgehend unbekannt, wenn ein neuer Sachverhalt untersucht wurde. Aus diesen Gründen gehört das, was ich »Scheinversuche des Reproduzierens« nenne, zu den wirksamsten Mitteln, unerwünschte Erkenntnisse zu unterdrücken.

Die Wiederholung eines Experiments ist kaum als gültiger Versuch anzusehen, wenn die Wissenschaftler sich nicht zuerst mit dem Prozeß vertraut machen, der zu untersuchen ist, und wenn sie nicht zunächst den Originalvorschriften so exakt folgen, wie es technisch und menschlich möglich ist. Es ist zu betonen, daß rein logisch ein negatives Resultat schwieriger zu interpretieren ist als ein positives. Ein Beispiel aus dem Alltag soll das illustrieren. Angenommen, ich sende Ihnen ein Rezept für die Zubereitung eines Kuchens. Wenn Ihnen damit ein guter Kuchen gelingt, können Sie zweierlei annehmen: (1) Das Rezept war in Ordnung, und (2) Sie haben es korrekt befolgt. Wenn der Kuchen dagegen mißrät, kann es zweifelhaft sein, ob Sie etwas Entscheidendes falsch gemacht haben oder ob das Rezept fehlerhaft war. Nehmen wir weiter an, Sie schicken das Rezept an fünf Freunde, von denen drei auch keinen Erfolg haben, während den anderen zwei der Kuchen gelingt. Dann dürfen Sie folgern, daß das Rezept zwar in Ordnung, aber schwer auszuführen ist.

Naturwissenschaftler wissen, daß es bei den meisten neuentwickelten experimentellen Prozeduren schwer ist, sie exakt zu reproduzieren. Aber dieses bewußte Wissen wird oft auf die Prozeduren beschränkt, mit denen sie selbst vertraut sind. Wenn sie dagegen die Experimentalvorschriften anderer untersuchen, kann das Wissen um die innewohnenden technischen Schwierigkeiten sehr begrenzt sein.

Probleme bei der Interpretation können selbst bei der »härtesten« und eindeutigsten aller Experimentalwissenschaften auftreten, nämlich bei der Physik. Die Wissenschaftsgeschichte zeigt, daß sogar anscheinend einfache physikalische Experimente häufig nicht reproduziert werden konnten und daß die anschließende Akzeptanz oder Zurückweisung durch andere Wissenschaftler beim Mißlingen des Reproduzierens nicht aufgrund der eigentlichen Qualität dieser Experimente erfolgte, sondern aufgrund vorgefaßter Erwartungen der Beteiligten.

Eines der wichtigsten Gesetze der Elektrizität wurde im 19. Jahrhundert aufgestellt, und zwar auf der Basis eines Experiments, das der französische Physiker Charles Augustin de Coulomb durchgeführt hatte. Wie wir in der Schule lernten, ist die Kraft zwischen zwei elektrischen Ladungen umgekehrt proportional zum Quadrat des Abstands zwischen ihnen. Neuere Versuche, das Originalexperiment zu wiederholen, zeitigten jedoch Resultate, die nach diesem Gesetz nicht zu erwarten waren. In diesem Fall wurden die Abweichungen nicht als Fehler des Gesetzes angesehen, sondern man führte sie auf die vielfältigen Faktoren zurück, die ein Experiment beeinflussen können: Beispielsweise muß man die technischen Einzelheiten genauestens kennen, wie auch die elektrostatischen Eigenschaften der heutzutage für die Kleidung verwendeten Materialien.

Ein gegenteiliges Beispiel für den unklaren Status des Reproduzierens finden wir in einem ursprünglich von Isaac Newton durchgeführten Experiment. Dieses ist anscheinend recht simpel, denn es werden nur ein Strahl des natürlichen Sonnenlichts und zwei Glasprismen benötigt. Wenn der weiße Lichtstrahl in das eine Glasprisma eintritt, wird er gebrochen und dabei gleichzeitig in seine Farbkomponenten zerlegt. Fügt man das zweite Prisma hinzu, so zeigt sich deutlich, daß der Brechungswinkel für jede Farbe anders ist. Fast ein halbes Jahrhundert lang behaupteten Newtons Gegner, dieses Experiment könne nicht reproduziert werden. Im nachhinein können wir diese Behauptung durch experimentelle Fehler erklären: Entweder wurde kein Glas mit den richtigen optischen Eigenschaften verwendet, oder die Ausrichtung der Prismen war nicht korrekt.

Biologische Experimente sind gewöhnlich komplexer als physikalische und an sich schon schwieriger zu reproduzieren. Ein interessantes (von Behar untersuchtes) Beispiel dafür ist die historische Kontroverse über die Transmission von Nervenreizen über die synaptischen Lücken zwischen den Nervenendigungen. Loewi hatte experimentell festgestellt, daß die Nervenimpulse über die Lücken nicht elektrisch, sondern chemisch übertragen werden. Um es kurz zu machen: Orthodoxe Wissenschaftler wehrten sich mit Händen und Füßen gegen diese Befunde und »bewiesen«, daß Loewis Experimente nicht nachvollziehbar seien. In Wirklichkeit hatten diese Gegner andere Tierspezies verwendet als Loewi. Schließlich erkannte man, daß bis dahin unbekannte Pseudoeffekte, die auf den Einsatz anderer Spezies zurückzuführen waren, die von Loewi beobachteten chemischen Phänomene überdeckt hatten. Nach zwei Jahrzehnten erbitterten Streits wurde die chemische Natur der Neurotransmission letztlich zum neuen offiziellen Dogma.

Behar weist auf die Analogie mit Benvenistes Übertragungsexperimenten hin. Bei den Nervenimpulsen stellten sich in den Signalen, die man für rein elektrisch gehalten hatte, chemische Komponenten heraus. Wenn Benveniste und Thomas recht hätten, wäre hier das Gegenteil wahr: Biochemische Information, von der man derzeit glaubt, daß sie nur in Molekülen lokalisiert sein kann, könnte auf rein elektromagnetischem Wege übertragen werden, ohne daß gleichzeitig ein Transport von Molekülen stattfindet. Wie wir im nächsten Kapitel sehen werden, hatten auch Benvenistes Gegner (wie diejenigen von Loewi) Fehler gemacht, als sie das »Scheitern des Reproduzierens« seiner Experimente mit den hohen Verdünnungen feststellten.

Zermürbung

Ich definiere wissenschaftliche Zermürbung als eine Lawine technischer Kritik, deren Ziel nicht die wissenschaftliche Erkenntnis, sondern der akademische Kampf ist. Die bisweilen kriegerischen akademischen Debatten sind wohlbekannt, sowohl innerhalb als auch außerhalb der Gelehrtenschaft. In seinem Buch *La Science en action* gebraucht der französische Wissenschaftssoziologe Bruno Latour zahlreiche militärische Metaphern, um die wissenschaftliche Argumentationsweise zu beschreiben. In einem Kapitel über wissenschaftliche Literatur benutzt er beispielsweise folgende Ausdrücke: Mobilisierung, Attacken, Zerstörung, Alliierte, Schleifung, Taktik, Strategie, Schwächung der Feinde, Hilfe für angegriffene Verbündete, einander befehdende Feinde, Positionen der Stärke, Gegner, die durch Rekrutieren einer wachsenden Zahl von Alliierten zurückgedrängt werden, Schlachtfelder, Stützen einer Festung, gestaffelte Verteidigungslinien, Vergleiche zwischen Muskete und Maschinengewehr, Bekämpfen von Panzern mit Schwertern, mutige Kämpfe, isolierte Gegner, das Lager wechseln, gebrochene Allianzen, Kopfzählungen (die in der Wissenschaft so unangemessen sind wie bei Streitkräften), Ausrichten von Truppen, Sieg, Folter, Aufstellen und Ausbilden von Truppen, Wahl des Kampfgebiets, Belagern von Lesern, Kampflinie der Kontroverse, wissenschaftliche Texte für den Angriff oder für die Verteidigung, Bollwerk. Schließlich treffen wir noch auf das militärische Wort »Bunker«.

Latour analysiert auch eingehend, auf welche Weise wissenschaftliche Beweise konstruiert werden und wie solche Konstruktionen – anstatt daß sie der Erkenntnissuche dienen – sozusagen als Munition gegen Konkurrenten eingesetzt werden. Weit entfernt von einer simplen literarischen Fingerübung, scheinen mir Latours Ausführungen ein wichtiger Schlüssel für das Verständnis dessen zu sein, was ich beim Streit über die hohen Verdünnungen beobachtete.

Schließlich möchte ich noch auf zwei Punkte hinweisen. Zum einen ist dieser kriegerische Geist bei wissenschaftlichen Auseinandersetzungen zwar gang und gäbe, aber die Voreingenommenheit der bedeutenden wissenschaftlichen Publikationen ist in den Fällen am offensichtlichsten, in denen das Establishment anscheinend bedroht wird. Der andere Punkt betrifft den Zusammenhang von männlichen Stereotypen und wissenschaftlichen Kontroversen. Ich glaube, daß das, was Susan Bordo die »cartesische Vermännlichung des Denkens« nennt, irgendwie mit der Neigung der Wissenschaftler zusammenhängt, eher nach Macht als nach Erkenntnis zu streben. In einfacheren Worten: Eine wissenschaftliche Auseinandersetzung kann auch um ihrer selbst willen geführt werden, weil Männern ein guter Kampf gefällt. In gewissem Sinne sind wissenschaftliche Kontroversen das moderne Äquivalent der mittelalterlichen Turniere; anders als bei diesen fehlt heutzutage oft der traditionelle männliche Wert der Fairneß.

Theoretische Einsprüche

Ein französischer Positivist des vorigen Jahrhunderts meinte: »Alles, was es an Bedeutendem zu entdecken gibt, wurde bereits gefunden.« Obwohl kein heutiger Wissenschaftler das wiederholen würde, handeln doch viele so, als wäre alles schon bekannt. Dieses unausgesprochene Prinzip, das ihr Verhalten bestimmt, wurde von einem Wissenschaftssoziologen als »Ethnozentrismus der Gegenwart« bezeichnet. Ebenso wie die meisten Menschen unfähig sind, die Bedingtheit ihrer eigenen kulturellen Werte einzusehen, vergessen unsere Wissenschaftler oft, daß die wissenschaftliche Wahrheit von heute vielleicht morgen zum Irrtum von gestern werden kann.

Ein aktuelles Beispiel für eine solche Kurzsichtigkeit ist die Geschichte des optischen Lasers. Fixiert auf das »thermische Gleichgewicht«, weigerten sich Wissenschaftler rundweg, ihn ernsthaft zu untersuchen, wobei sie behaupteten, dieser Laser sei nach den Gesetzen der Thermodynamik eine theoretische Unmöglichkeit. Einige Forscher reagierten sarkastisch, weil sie meinten, daß das zu der absurden Vorstellung von einer »negativen absoluten Temperatur« führe. Die letzte Episode dieser langen Geschichte erzählte Hecht in einem Buch mit dem Titel *The Laser Pioneers*:

> Als es ihm [Theodore Maiman] erstmals gelang, einen Rubinlaser in Funktion zu setzen (am 16. Mai 1960), nahm er nicht an, es würde programmgemäß laufen. [...] Sein Erfolg ist unbestritten, aber bei seinen Berichten darüber bekam er fast sofort Schwierigkeiten. Hughes Management reagierte begeistert, *als der Laser funktionierte*, und sorgte Anfang Juli für eine große Pressemitteilung. [...] Ein ernsteres Problem trat auf, als Maiman seine Arbeit zur Publikation einreichte. Die seinerzeit neue Zeitschrift *Physical Review Letters* lehnte sie leichthin ab, als ›nur einen weiteren Artikel über Laser‹. [Hervorhebung M. S.]

Inzwischen wurden die *Physical Review Letters* zu einer der wichtigsten internationalen Fachzeitschriften. Im Jahre 1988 erschien hier eine originelle Arbeit der italienischen Urheber der Theorie der kohärenten Bereiche unter dem Titel »Wasser als elektrischer Dipol-Laser«. Diese Theorie bleibt für die meisten Wissenschaftler eine unbequeme Erkenntnis. Ich finde es im Falle des Lasers erstaunlich, daß die theoretischen Einwände über die Absurdität »negativer Temperaturen« nicht einmal dem Kenntnisstand jener Zeit entsprachen. Die Argumente beruhten auf der klassischen Thermodynamik, aber diese erwies sich schon Jahrzehnte zuvor als widersprüchlich zu den Gesetzmäßigkeiten, die man bei den Atomen entdeckt hatte. Einige der impliziten Einwände gegen die Theorie der kohärenten Bereiche scheinen gleichermaßen überholt zu sein.

Betrugsverdacht

Der Vorwurf des Betrugs ist dann die letzte Waffe derer, die sich gegen Beobachtungen wehren, die nicht in ihr Weltbild passen. Intellektuell ist das ein Ausdruck von Schwäche, aber vom praktischen Standpunkt gesehen eher ein Ausdruck der Stärke, und in Wahrheit ist es Machtmißbrauch. Immer wird voller Überzeugung gehandelt, wenn es darum geht, unerwünschte Erkenntnisse abzuschmettern, und der Betrugsvorwurf bezieht sich meist auf einige ungewöhnliche Ergebnisse, seien sie real oder nur vorgeschoben. Der Fall Priore, der im vorigen Kapitel geschildert wurde, zeigt zwei solcher Beispiele.

Erstens sagte der Biologe André Lwoff in einer Diskussion mit Pariser Wissenschaftlern, daß der Stromzähler in Priores Haus die Leistung gar nicht erlaube, die zum Betrieb des von Priore entworfenen Geräts nötig war. Das traf zwar zu, aber es gab auch elektrischen Strom in Priores Haus, der nicht über diesen Zähler lief. Nachdem dies erkannt wurde, änderte Lwoff seine Meinung und interessierte sich danach für Priores Forschung.

Das zweite Beispiel illustriert den Zirkelschluß, der den meisten Verdächtigungen zugrunde liegt, nämlich daß die Beobachtungen unmöglich seien und die Berichte darüber deshalb betrügerisch sein müßten. Nach einem Experiment berichtete ein englisches Forscherteam über positive Resultate, die es mit Mäusen aus Inzucht erhalten hatte. Jemand aus demselben Institut, der an den Experimenten nicht beteiligt war, lancierte Gerüchte über Betrug, denn nach ihrer Rückkehr aus Frankreich hatten die Wissenschaftler entdeckt, daß sie vergessen hatten, einige der Mäuse zu kennzeichnen. Um sie zu identifizieren, hatten sie Gewebe vom gleichen Inzuchtstamm eingesetzt. Diese Implantate wurden abgestoßen. Anstatt aber die Möglichkeit zu erwägen, daß Priores Behandlung die immunologischen Eigenschaften der Mäuse veränderte, folgerten einige, dies sei ein Beweis für Betrug. Andere positive Resultate, die unter sehr strengen Bedingungen erzielt wurden, dürften aber stichhaltig genug sein, um diese Interpretation zu widerlegen.

Spätere Arbeiten ergaben, daß identische Implantate tatsächlich abgestoßen wurden, nachdem die Tiere mit Priores Gerät bestrahlt worden waren. Mit anderen Worten: Was man als Indiz für Betrug ansah, war vielmehr ein neuer, interessanter Befund. Das wurde später zwar erkannt, aber der Schaden war schon entstanden.

Wenn jemand im Alltagsleben eine Anklage erhebt, dann liegt die Beweislast bei ihm selbst und nicht beim Beschuldigten. In der Wissenschaftsgemeinde folgen die Forscher aber nicht diesen Regeln. Eine französische Juraprofessorin ließ über die Benveniste-Affäre eine Examensarbeit anfertigen mit dem Titel »Die Geschichte eines wissenschaftlichen Prozesses; der Fall des Wassergedächtnisses«. Sie war entsetzt über die beschriebenen Gebräuche bei den Wissenschaftlern. Bei einer Gelegenheit ging Benveniste vor Gericht, um gegen Verleumdungen vorzugehen, denen er ausgesetzt war. Dabei verletzte er die ungeschriebene goldene Regel jeder geschlossenen Gruppe, wonach sich niemals ein Außenstehender in deren Angelegenheiten einmischen soll.

Der Mißbrauch von Sprache

Die Tatsache, daß es bei der Benveniste-Affäre nicht nur um Benveniste selbst und auch nicht nur um das Wassergedächtnis oder homöopathische Verdünnungen ging, wird durch den Mißbrauch der Sprache illustriert. Um die Art des Vorgehens zu verdeutlichen, habe ich ein noch extremeres Beispiel gewählt. Es stammt aus dem Buch *A Threat to Science* (Eine Bedrohung der Wissenschaft), erschienen bei Odile Jacob. Dieser Verlag ist Teil des wissenschaftlichen Establishments Frankreichs und wird von bekannten Wissenschaftlern bevorzugt, die populärwissenschaftlich schreiben. In einem Abschnitt mit dem Titel »Eine hitlersche Auffassung über Wissenschaft« schrieb Evry Schatzman, Mitglied der französischen Akademie der Wissenschaften:

> Die Behauptung, Wissenschaft sei das Produkt einer herrschenden Gruppe, ist voller Gefahren. In Hitlers Ausführungen, wie sie von Rauschning zitiert wurden, findet man eine radikale, vielleicht karikierte Form des Prinzips der allgemeinen Übereinstimmung, das von Kuhn, Feyerabend und Latour auf andere Weise ausgedrückt wurde. Mit anderen Worten: Wenn man von philosophischer Reflexion und Diskussionen über das Wesen der Wissenschaft übergeht zu einer Art vulgären, eine Popularisierung negierenden Wissenschaft, findet man *recht einfach* wieder Hitlersche Thesen.
> Unter dem Deckmantel der Anarchie (Feyerabend) oder der Linksorientierung (die von Bruno Latour herausgegebenen Texte von *Pandore*) werden die theoretischen Grundlagen einer Politik gelegt, die eine peinliche Verwandtschaft mit der Hitlerschen Politik hat.

Dieses Zusammenkleistern verschiedener Formen historischer, philosophischer und sozialer Wissenschaftskritik mit Hitlers Vorstellungen über Wissenschaft offenbart, daß Schatzman völlig unfähig ist, einem intellektuellen Einwand seiner idealisierten Sichtweise von Wissenschaft zu begegnen. In diesem speziellen Fall gab der Autor selbst einen möglichen Hinweis auf diese Idealisierung: Als junger Mann, der der Judenverfolgung der Nazis zu

entkommen versuchte, wurde er aufgrund der Tatsache gerettet, daß er ein brillanter Student war. Der Direktor eines südfranzösischen Observatoriums war bereit, ihn zu verstecken. Nach Schatzmans Auffassung haben die grundverschiedenen Ansichten von Kuhn, Feyerabend und Latour alle eine »peinliche Verwandtschaft mit der Hitlerschen Politik«. Ich frage mich, wer sich als ausreichend böse erweisen will, um mit mir verglichen zu werden, einem Verräter an der Wissenschaft und einem Juden obendrein!
Meine Einteilung der verschiedenen Arten von Zensur in Kategorien und Subkategorien ist etwas künstlich, denn es gibt kaum eine Form der direkten Zensur, die nicht auch das eine oder andere technische Argument aufweist, und umgekehrt. Die Einteilung kann dennoch nützlich sein, denn sie betont die Mannigfaltigkeit der Mittel, mit denen man erreichen kann, daß die unerwünschten Erkenntnisse zurückgewiesen werden.

Der Fall des Wassergedächtnisses: Beispiele direkter Zensur

Redaktionelle Zensur

Mein erstes Beispiel entnehme ich der Benveniste-Affäre; es zeigt, wie lückenhafte technische Argumente dazu dienen können, unerwünschte Erkenntnisse abzulehnen. Im Herbst 1988, also vier Monate nach dem Erscheinen seines Berichts »Experimente mit hohen Verdünnungen eine Täuschung«, schrieb der Herausgeber von *Nature* in einem Artikel mit der Überschrift »Wellen, hervorgerufen durch extreme Verdünnungen« folgendes:

> Ich selbst vermute, daß Benvenistes Kollegen jetzt nach dem Standardverfahren Basophilen in Doppelversuchen zählen, um Fehler bei der Probenahme zu umgehen; außerdem werden sie unvermeidliche Vorurteile der Beobachter eliminieren, indem sie Blindversuche zum Normalverfahren machen. Ich erwarte, daß die Ergebnisse sich nicht von denen unterscheiden werden, die man in

> den drei Blindversuchen (jeder mit zwei Beobachtern) erhielt, die am 9. und 10. Juli in Clamart durchgeführt wurden.[1] Es wäre äußerst interessant, wenn es anders wäre, aber zweifellos wird Benveniste es vorziehen, seine Ergebnisse in einer anderen Zeitschrift zu veröffentlichen.

Tatsächlich wiederholte Benveniste seine Experimente, wobei er nur Blindversuche vornahm. Nachdem in Frankreich durch die Veröffentlichung des Berichts von *Nature* der Skandal begonnen hatte, beobachteten und überprüften Wissenschaftler eines anderen INSERM-Labors zwei Versuchsreihen mit hohen Verdünnungen. Bis zu deren Abschluß wußten Benveniste und seine Mitarbeiter nicht, was sie wirklich gemessen hatten, weil der Code von Wissenschaftlern dieses anderen Labors entwickelt und unter Verschluß gehalten wurde. Im Gegensatz zur Erwartung von Maddox bestätigte diese neue Versuchsreihe frühere Beobachtungen der biologischen Effekte homöopathischer Verdünnungen. Ebenso entgegen Maddox Voraussage versuchte Benveniste seine neuen Resultate in *Nature* zu publizieren. Doch trotz seines vorher in Aussicht gestellten Angebots zur Veröffentlichung der Versuchsergebnisse über die hohen Verdünnungen, wenn sie aus Blindversuchen hervorgingen, verweigerte der Herausgeber von *Nature* die Publikation dieser neuen Ergebnisse. Sein Brief an Benveniste umfaßte nur einen Absatz:

> Danke für Ihr Fax.[2] Es bleibt sich gleich, ob Sie Ihren Artikel zurückziehen oder wir ihn ablehnen. – Leider ist es das zweite Mal, daß wir gezwungen sind, so zu verfahren. Die Gründe sind

[1] Dem ersten Bericht zufolge, den Maddox publizierte, endete sein Besuch am Freitag, 8. Juli. Dieses Datum wurde in dem hier zitierten Artikel auch an anderer Stelle erwähnt. Diese Unstimmigkeit kann als Indiz für mangelnde Sorgfalt gewertet werden. Sie kann aber auch auf einen Freudschen Lapsus hindeuten, der eine Unsicherheit enthüllt, wenn man 200 Experimente auf der Basis von nur zwei Versuchen verwirft. In seinem Bericht finden sich weitere Beispiele für solchen Mangel an Sorgfalt.

[2] Weil über seinen Artikel keine Entscheidung getroffen wurde, hatte Benveniste ein Fax geschickt, in dem er fragte, wann er eine Antwort bekäme; denn er könne seine Arbeit gegebenenfalls woanders einreichen.

> im beigefügten Bericht eines Gutachters erläutert. Kurz gesagt: Sie werden erkennen, daß Ihre Arbeit offensichtlich noch statistische Fehler aufweist.

Nun war Spira, der die neuen Experimente überwacht und den Artikel mitverfaßt hatte, Statistiker. Daher war der Vorwurf statistischer Fehler etwas überraschend. Die Art dieser »Fehler« möchte ich an den ersten beiden Aspekten verdeutlichen, die der Gutachter anführte. Zuerst bemängelte er, daß ihm nicht klar sei, ob Zahlen in einer bestimmten Tabelle Basophilenanzahlen oder Prozentangaben waren. Allerdings ging aus dem Tabellenkopf hervor, daß erstere gemeint waren. Der zweite »Fehler« war noch unglaublicher. Der Gutachter beanstandete, daß eine statistische Abweichung bei einer Basophilenzählung zu groß war, und zwar größer als der Zählwert selbst. Er hatte aber die quadratische Abweichung (die sogenannte Varianz) mit der Abweichung selbst verwechselt! (Es war im Tabellenkopf eindeutig vermerkt, daß die hohe Zahl eine Varianz abgab.) Ein Student, der in einer Statistikklausur solch einen groben Fehler macht, wird sie sicher nicht bestehen. Spira und Benveniste sandten an *Nature* eine Gegendarstellung, die aber fruchtlos blieb. Die Zeitschrift *Science*, der große Konkurrent von *Nature*, verhinderte eine Publikation der neuen Resultate mit ähnlichen Taktiken. Schließlich erschien der Artikel in der Zeitschrift der französischen Akademie der Wissenschaften.

Ich erwähnte bereits, daß die Medizinzeitschrift *The Lancet* die Veröffentlichung der (hier im Anhang 4, Seite 213, abgedruckten) kurzen Abhandlung über die Verunreinigung physiologischer Seren abgelehnt hatte, ohne dies irgendwie zu begründen. Im gleichen Jahr sandte Benveniste der *American Society for the Advancement of Science* einen kurzen Artikel über seine Übertragungsexperimente. Der Text war als Beitrag zu einer von dieser Gesellschaft organisierten Tagung über »wissenschaftliche Innovation« gedacht. Die Tagungsleitung lehnte den Beitrag mit einem unpersönlichen Standardbrief ab, wie man ihn auch zum

Abwimmeln von Doktoranden schreibt. Benveniste protestierte und fügte zehn eidesstattliche Erklärungen anderer Wissenschaftler bei, die die Echtheit der Übertragungsexperimente bestätigten. Daraufhin durfte er ein Poster präsentieren, als wäre er ein Doktorand, der seine Dissertation vorstellt.

Bei den Versuchen, seine Ergebnisse der Übertragungsexperimente in einer wissenschaftlichen Zeitschrift zu publizieren, war er sogar noch erfolgloser. Im Jahre 1994 reichte er eine detaillierte Beschreibung seiner Übertragungsexperimente bei den *Proceedings of the US National Academy of Science* ein. Um zu vermeiden, daß sein Artikel einfach ignoriert wird, hatte er zuvor an den Präsidenten dieser Akademie geschrieben und ihn um Rat gefragt. Die Antwort war eine kategorische Abweisung in einem äußerst kurzen Brief: »Ich erhielt Ihr Schreiben vom 19. Januar 1994. Leider kann unsere Akademie solche Fragen nicht behandeln, wie Sie sie aufwerfen.« Zeitschriften des Establishments sind in der Tat nicht darauf eingerichtet, möglicherweise bedeutende Entdeckungen unvoreingenommen zu handhaben.

Institutionelle Zensur

Zu den ersten Maßnahmen der institutionellen Zensur gehört die Einschüchterung, entweder unverblümt oder hintenherum. Diese Strategie ist am effizientesten, wenn sie dazu dient, den Ketzer von potentiellen Mitarbeitern fernzuhalten, indem den Beteiligten mit Stellenstreichung gedroht wird. Beispielsweise hatte ein junger Forscher, der Physik und Medizin studiert hatte, an Benveniste geschrieben und sich nach dessen Arbeiten über das Wassergedächtnis erkundigt. Daraufhin lud ich ihn zu einem Seminar ein, das ich mit Benveniste im Frühjahr 1993 abhielt. Obwohl er sehr interessiert war, schlug er unser Angebot schließlich aus. Er legte mir seine Gründe offen dar und erklärte, solange er keine feste Anstellung am INSERM habe, könne er es sich nicht leisten, mit Benveniste in Verbindung zu stehen.

Ein anderer Fall war der eines brillanten Biologen, der beim Auswahlverfahren für eine Stelle am INSERM als aussichtsreichster Bewerber hervorgegangen war. Unglücklicherweise bemerkte ein Mitglied des Prüfungskomitees, daß der Bewerber in Benvenistes Laboratorium zurückkehren wollte, an dem er als Doktorand gearbeitet hatte. Das Forschungsprojekt des jungen Mannes hatte zwar nichts mit dem Wassergedächtnis zu tun, aber der Juror, der eine mögliche Bedrohung der Wissenschaft aufgedeckt hatte, erklärte, er würde aus dem Komitee austreten, wenn dem Bewerber die Zusammenarbeit mit Benveniste gestattet würde. Der junge Wissenschaftler wurde daraufhin neu eingestuft, und zwar als siebenter der betreffenden Auswahlgruppe. Weil nur sechs Stellen frei waren, ging er in jenem Jahr leer aus. In folgenden Jahr versuchte er erneut, eine Anstellung am INSERM zu erlangen, jedoch nicht in Benvenistes Laboratorium. Diesmal wurden seine wissenschaftlichen Verdienste anerkannt, und er erhielt eine unbefristete Stelle in der Forschung.

Bei einem angestellten Wissenschaftler, der wie Benveniste eine sichere Position im INSERM innehatte, lag die Situation etwas anders. Seine Forschungsarbeiten wurden zunehmend abgewürgt, indem sein Budget nach und nach gekürzt und sein Labor schließlich geschlossen wurde. Ohne ins Detail zu gehen, möchte ich diesen Fall anhand von vier Episoden illustrieren.

Im Jahre 1989 nutzte das INSERM die routinemäßige vierjährliche Bewertung seines Laboratoriums als eine Gelegenheit, Benvenistes Forschung über das Wassergedächtnis zu zensieren. In diesem Fall entging er der Maßnahme durch die persönliche Intervention des Forschungsministers (desselben Mannes, der gemeint hatte, Gott würde vom CNRS abgelehnt werden) und des INSERM-Generaldirektors, der den Empfehlungen seines wissenschaftlichen Beirats nicht folgte. Die Leitung des INSERM bestätigte Benveniste als Direktor seines Laboratoriums unter der Bedingung, daß er die Kommunikation mit dem allgemeinen Publikum während einer sechsmonatigen Bewährungsfrist beendete.

Bei der zweiten Episode versuchte der Direktor des INSERM, Benveniste von Mitteilungen über seine Experimente abzuhalten, und zwar nicht nur gegenüber der Öffentlichkeit, sondern auch gegenüber seinen Kollegen. Bei dieser Gelegenheit drohte der Generaldirektor, »ernste Konsequenzen [aus dem] zu ziehen«, was er als »schädliche Eigenschaften solcher ›Information‹« ansah.

Die dritte Episode war die entscheidende. Aus administrativen Gründen durften alle Laboratorien des INSERM maximal zwölf Jahre lang bestehen. Wenn sie danach als Team weiterarbeiten wollten, mußten die beteiligten Forscher ein neues Projekt vorstellen, im Wettbewerb mit anderen, die ebenfalls ein Laboratorium einrichten wollten. Wegen der oben erwähnten Einschüchterung von INSERM-Wissenschaftlern gehörten die wenigen Forscher, die ihre Kräfte mit denen Benvenistes vereinigen wollten, einer anderen Forschungsinstitution an, nämlich dem CNRS (zu dem auch ich gehöre). Deshalb durfte Benveniste nicht einmal nach einem neuen Laboratorium *fragen*. Er überwand seinen Stolz und beantragte statt dessen einen befristeten Vertrag, ein sogenanntes »Nachwuchsforscher-Projekt«. Diese Art von Verträgen ist für Forscher gedacht, die ihre Fähigkeit zu erfolgreicher wissenschaftlicher Arbeit erst noch beweisen müssen. Ich bemerkte schon, daß der Direktor des INSERM formale administrative Möglichkeiten nutzte, um die Auswertung der theoretischen und der medizinischen Aspekte der Erforschung des Wassergedächtnisses zu verhindern. Trotz dieser Einschränkungen könnten die gemäßigten Schlußfolgerungen der vom INSERM entsandten Kommission dazu geführt haben, daß Benvenistes Antrag bewilligt wurde. Dennoch nahm der wissenschaftliche Beirat des INSERM eine sehr negative Haltung ein; dabei ging eines seiner Mitglieder so weit, Benvenistes Forschung als »Schwarze Magie« abzuwerten. Sein Antrag wurde schließlich abgelehnt.

Die vierte und letzte Episode ereignete sich 1994, als Benveniste wiederum versuchte, einen befristeten Forschungsvertrag vom INSERM zu erhalten. Diesmal wurden alle Bezüge auf das Wassergedächtnis aus dem Forschungsantrag entfernt, der damit ganz den konventionellen Gleisen der Forschung folgte. Diese Art der Selbstzensur erwies sich aber nicht als ausreichend. Und wenn sich nicht in letzter Minute noch etwas ändert, ist das institutionelle Urteil gegen die Erforschung des Wassergedächtnisses nun endgültig.

Wissenschaftszensur und »goldene Regel«

Wie bei anderen menschlichen Phänomenen ist die Zensur das Ergebnis verschiedener »Ursachen«. Galileis Verurteilung durch die heilige Inquisition mag diesen Punkt illustrieren. Hier sind drei Arten von »Ursachen« zu erkennen. Die erste liegt auf psychologischer Ebene: Galilei hatte seine Verurteilung vielleicht durch seine Arroganz und seine Provokation einiger Autoritäten selbst heraufbeschworen. Zum zweiten waren seine kosmologischen Ansichten der offenkundige »Grund« für das Urteil. Ich meine dagegen, daß die dritte und entscheidendste Ursache in der Autorität lag. Man kann auch sagen, die Herausforderung durch Galilei war die Frage: »Wer ist der Chef?« Das wurde von ihm zweifellos so ausgedrückt, wie das folgende Zitat belegt:

> Geben wir zu, daß die Theologie sich der höchsten göttlichen Betrachtung widmet und ihr wegen dieser würdevollen Position der Thron der Wissenschaften zukommt. [...] Ihre Meister sollten sich daher nicht berufen fühlen, Kontroversen auf Gebieten zu entscheiden, die sie nicht studiert haben und in denen sie keine Erfahrung besitzen. Es ist in der Tat so, als hätte ein absoluter Herrscher, der weder Arzt noch Architekt war, aber andere kommandieren durfte, das Recht gehabt, nach seinem Gutdünken Arzneimittel zu verschreiben oder Gebäude zu errichten. Seine Patienten wären in Gefahr gewesen, und seine Bauwerke hätten nicht lange gestanden ...[3]

[3] Zitiert von Arthur Koestler in *The Sleepwalkers.*

In Benvenistes Fall finden wir dieselbe Vielfalt von Ursachen, wobei psychologische, intellektuelle und soziale Gründe zur Unterdrückung unerwünschter Erkenntnis beitragen. Psychologisch betrachtet, machte er es durch seinen Mangel an Diplomatie seinen Gegnern leichter. Aus intellektueller Sicht waren die wissenschaftlichen Fragen, die vom Wassergedächtnis aufgeworfen wurden, anscheinend die Hauptsache in dem Streit zwischen ihm und dem Establishment. Schließlich betraf die Frage der Autorität wie im Falle Galileis die persönliche Macht, aber die Interessen waren weniger persönlich. Die Frage, die sich bei diesem Fall stellt, lautet: »Welche Gruppe ist berechtigt, bestimmte kontroverse Probleme endgültig zu entscheiden?«

Im vorliegenden Fall glaube ich, daß der wichtigste Aspekt die strenge Trennung zwischen der akademischen Welt und der »Außenwelt« ist. Diese Separation heißt allgemein »akademische Freiheit« und bedeutet: »Alles, was den Fortschritt der Wissenschaft fördert, ist von sich aus ›gut‹, während jeglicher Versuch, diesen Fortschritt von außen her zu überprüfen, von vornherein ›schlecht‹ ist«. Für diese Meinung fand ich ein treffendes Beispiel in einem Leitartikel von *Nature*. Er trug die Überschrift »Kriminalisierung der Forschung« und den Untertitel »Westdeutschland scheint ein restriktives Gesetz für die Embryoforschung zu wollen«. Meine Aufmerksamkeit wurde durch die Tatsache geweckt, daß diesem Anprangern der Zensur *der* Wissenschaft unmittelbar ein anderer Leitartikel folgte, der einen Fall von Zensur *in der* Wissenschaft einleitete. Unter dem Titel »Wann ist das Unglaubliche zu glauben?« befaßte sich dieser Leitartikel mit der in derselben Ausgabe von *Nature* erschienenen Publikation von Davenas *et al.* über hohe Verdünnungen. Wie wir noch sehen werden, wurde damit das Fanal zu einer wissenschaftlichen Hexenjagd gegeben.

Ein anderer Aspekt besagter Trennung ist folgender: »Solange sie nicht durch eine in der wissenschaftlichen Gemeinschaft wirkende Autorität bestätigt wurde, ist jede Behauptung eines Externen zu ignorieren.« Anders ausgedrückt: Wissenschaftler beanspruchen sozusagen einen exterritorialen Status, der an denjenigen des Klerus vor der Trennung von Staat und Kirche erinnert.

Das Verhalten des INSERM-Direktors illustriert die Priorität, die er der obigen Betrachtungsweise einräumte. Für das Verbleiben von Benveniste als Direktor seines Laboratoriums stellte der Direktor 1989 lediglich die Bedingung, daß Benveniste die Kommunikation mit der Öffentlichkeit zu unterlassen habe. Aber 1994 sprach er in seinem Brief an Benveniste von der Schließung seines Laboratoriums: »*Publizieren Sie*,[4] und es gibt keinen Grund, Sie nicht wieder zu akzeptieren.« In weiteren Kommentaren über seine Version des Spruches »schreibe oder gehe unter« (*publish or perish*) erwähnte der INSERM-Direktor, daß die Publikationen in einer »wissenschaftlichen Zeitschrift hohen Niveaus« zu erfolgen hätten. Das bedeutet doch, Wissenschaftler dürfen neue Forschung jeglicher Art nur durchführen, wenn sie zuvor die Erlaubnis etablierter Wissenschaftler eingeholt haben. Die Erteilung des *Imprimatur* (der Druckerlaubnis) durch Gutachter ist die moderne Version des *nihil obstat* (»es steht nichts entgegen«) der katholischen Kirche.

Die Tatsache, daß der Direktor des INSERM jede persönliche Verantwortung für wissenschaftliche Zensur ablehnte, sondern sich hinter der Forderung nach Publikationen hohen Niveaus verschanzte, illustriert die enge Verknüpfung zwischen den verschiedenen Formen der Zensur. Institutionelle Zensur beruht auf redaktioneller Zensur, die ihrerseits auf den Arten von Zensur gründet, die im sechsten und siebten Kapitel besprochen werden.

[4] Hervorhebung im Original.

Kapitel 6

Die pervertierte Anwendung gängiger Verfahren

Die im vorigen Kapitel beschriebenen Formen der Zensur wendet das wissenschaftliche Establishment bei der Kontrolle eines Kollegen normalerweise nicht an. Diese direkten Formen sind eher selten, vor allem die der institutionellen Repression. Ich habe die extremen Zensurformen hier zuerst behandelt, weil sie leichter zu erklären sind als jene, die sich hinter technischen Argumenten verschanzen. Auf den ersten Blick scheinen solche technischen Argumente legitime Hilfsmittel der intellektuellen Kritik zu sein, und in der Tat werden technische Beweisführungen im täglichen Wissenschaftsbetrieb auf diese Weise angewandt. Nur wenn die normale Wissenschaft »bedroht« ist, werden legitime Hilfsmittel in unkorrekter und unfairer Weise eingesetzt. In solchen Fällen wird die normale Abfolge von Argumenten und Gegenargumenten fast ausschließlich in eine Richtung gelenkt.

Wenn ein kritisierter Wissenschaftler zum Ketzer gemacht wird, hat sich die Machtverteilung gegen ihn verschoben und die technisch begründete Kritik wird zum Deckmantel der Zensur, so daß der Abweichler auch unter Aufbietung aller Kräfte seinen Standpunkt kaum vertreten kann. Wie wir sehen werden, können seine Gegner praktisch alle Methoden anwenden, auch irrationale. Weil die Argumentation dann meist technische Fragen berührt, befaßt sich dieses Kapitel vorwiegend mit solchen Aspekten. Ich habe aber mein Bestes getan, um das Vorurteil zu entkräften, daß nur Wissenschaftler wissenschaftliche Darlegungen verstehen können.

Scheinversuche zum Nachvollziehen eines Experiments

Das Reproduzieren von Experimenten kann entweder dazu dienen, nach wissenschaftlicher Erkenntnis zu suchen, oder auch dazu, von ihr abzulenken. Es sind also nicht die technischen Hilfsmittel selbst, die ich kritisiere, sondern die Art und Weise, wie sie manchmal benutzt werden. Der Fall der Versuche mit hohen Verdünnungen liefert ein typisches Beispiel der pervertierten Anwendung legitimer technischer Verfahren. Einige Wochen nach der Publikation der Effekte hoher Verdünnungen auf die Färbung menschlicher Basophilen erschienen in *Nature* vier Artikel, in denen behauptet wurde, die Experimente könnten nicht nachvollzogen werden. Wir werden noch sehen, daß die Autoren dieser Berichte bei ihren Experimenten in einer solchen Weise vorgingen, daß die Chance des Erfolgs von vornherein minimal war. Sie handelten jeweils so, als wünschten sie geradezu einen Fehlschlag ihrer Versuche, die von Benveniste und dessen Kollegen mitgeteilten Ergebnisse zu reproduzieren.

Die von der INSERM-Gruppe (zusammen mit Wissenschaftlern aus drei anderen Ländern) veröffentlichten Experimente zu den hohen Verdünnungen umfaßten einen einzigen biologischen Test: Es wurden die Veränderungen bei der Färbung menschlicher Basophilen beobachtet. Die drei Teams, die darüber berichteten, daß das Reproduzieren der Ergebnisse der INSERM-Gruppe fehlschlug, konnten in der Tat das von Davenas *et al.* mitgeteilte Protokoll nicht nachvollziehen. In jedem Fall bestand die Abweichung nicht nur in kleineren Details, die entscheidend sein konnten oder auch nicht. In Wirklichkeit wandten die Autoren einen anderen Test an: Anstatt die Färbung von Basophilen zu untersuchen, betrachteten sie eine andere biologische Reaktion (beispielsweise die Freisetzung von Histamin).

Ein bezeichnender Aspekt läßt vermuten, daß die Autoren, die den »Fehlschlag beim Reproduzieren« mitteilten, gar nicht auf einen Erfolg erpicht waren. In zwei ihrer Experimente setzten die Autoren nicht einmal Basophilen von Menschen ein, sondern von Ratten! Für sie spielten die Speziesunterschiede zwischen Mensch und Ratte keine Rolle, denn sie wollten die potentielle Existenz von Effekten hoher Verdünnungen eigentlich gar nicht untersuchen, sondern schon deren Möglichkeit diffamieren. Dieses Detail ist um so bedeutsamer, als einer der Autoren Henry Metzger war. Dieser Biologe hatte bei zwei Gelegenheiten entscheidend an der Zensur der Forschung über hohe Verdünnungen mitgewirkt. Er hatte als einer der Gutachter intensiv gegen die Publikation des Artikels von Davenas *et al.* opponiert; ferner war er einer der zwei Experten gewesen, die im Jahre 1989 vom INSERM ausgewählt wurden, um Benvenistes Forschung über das Wassergedächtnis zu bewerten. Sein negativer Bericht trug zur Entscheidung des wissenschaftlichen Beirats von INSERM bei, Benvenistes Arbeiten über hohe Verdünnungen zu zensieren.

Der letzte »Beweis«, daß die Experimente zu den hohen Verdünnungen nicht reproduzierbar seien, kam vom *Nature*-Herausgeber selbst. Als er den ketzerischen Artikel über die Effekte hoher Verdünnungen schließlich hatte veröffentlichen lassen, rief er im Leitartikel der gleichen Ausgabe seiner Zeitschrift die Leser dazu auf, nach Schwachpunkten in Benvenistes Bericht zu suchen. Vier Tage später kam er nach Clamart, um an der »Überprüfung« teilzunehmen, die er initiiert hatte. Für den Herausgeber einer wissenschaftlichen Zeitschrift war es unerhört, persönlich als Experte an einer Versuchsreihe mitzuwirken, die in seinem Blatt gerade publiziert worden war. Damit hatte sich Maddox zum Urteilenden und zum Beurteilten zugleich gemacht. Daß er sich nicht neutral verhielt, wurde dadurch deutlich, daß er keine Biologen mitbrachte, um die Experimente zu überprüfen; vielmehr kam dieser frühere Physiker mit zwei Fachleuten für wissenschaftlichen Betrug.

Maddox verbrachte fünf Tage in Benvenistes Labor. Einer seiner beiden Begleiter war Randi, ein professioneller Magier, der schon früher konsultiert worden war, wenn vermutet wurde, Ergebnisse seien durch absichtliche Täuschung zustande gekommen. Der andere Begleiter war Stewart, ein Physiker, der sich auf die Entlarvung wissenschaftlicher Betrugsversuche spezialisiert hatte. Im folgenden Kapitel werden wir sehen, welche Rolle der Betrugsverdacht im vorliegenden Fall spielte. Zunächst wollen wir uns den Bericht von Maddox ansehen, in dem er schildert, daß er keine Effekte der hohen Verdünnungen bemerken konnte.

Anfangs beobachtete das »Betrugsdezernat« lediglich, wie Elisabeth Davenas drei Experimente durchführte. Deren Ergebnisse waren positiv. Die Zeugen codierten dann die von Davenas vorbereiteten Röhrchen, so daß die Kontrollröhrchen und die Röhrchen mit den verschiedenen hohen Verdünnungen nach dem Zufallsprinzip vermischt wurden. Wieder zeitigten die Experimente positive Resultate.

Nun nahm Maddox nicht die Chance wahr, Zeuge weiterer solcher Blindversuche zu werden (und damit frühere Berichte über Effekte hoher Verdünnungen zu bestätigen), sondern er griff direkt in den Versuchsablauf ein. Er war offensichtlich überzeugt, daß die positiven Resultate, die er gerade beobachtet hatte, nur durch Betrug zustande kommen konnten. Beim vierten Experiment konnte eine Manipulation aber nur während der *Zählungen* der Basophilen verübt worden sein, da ja Blindversuche durchgeführt wurden. Die implizite Hypothese in Maddox Bericht besagt also, daß der Betrug während der *Vorbereitung* der Verdünnungen begangen wurde. Mit anderen Worten: Davenas hätte wie eine erfahrene Magierin agieren müssen, indem sie anti-IgE in die Röhrchen mit den Verdünnungen gab, und zwar unter den Augen eines Zeugen, der Erfahrung beim Aufdecken wissenschaftlichen Betrugs hatte, und unter Beobachtung durch einen professionellen Magier, der ebenfalls Experte auf diesem Gebiet war. Das wäre in der Tat eine bemerkenswerte Leistung![1]

Um den »Beweis« zu erhalten, nach dem sie suchten, schlugen Maddox und seine Mitarbeiter eine andere Gangart ein. Damit es dramatischer wirkte, klebte Randi den Umschlag mit dem Code an die Decke des Labors. Stewart bestand darauf, die Pipetten bei der Präparation der Objektträger selbst zu bedienen, obwohl er (als Physiker) keinerlei Erfahrung im Umgang mit biologischen Zellen hatte.

Als Ergebnis dieser neuen Prozedur wurde ein Experiment für wertlos erklärt, da die entsprechenden Basophilen sogar gegen hohe Konzentrationen von anti-IgE unempfindlich waren. Zwei weitere Experimente hatten negative Resultate. Nun hatte Maddox das gewünschte Fehlschlagen der Reproduktion des Versuchs und beendete seine Untersuchungen. Er publizierte anschließend einen sehr kritischen Bericht, der sowohl implizite als auch naive Argumente enthielt. Beispielsweise schrieb er, er sei »überrascht zu erfahren, daß Experimente nicht immer gelingen«. Selbst ein Biologe, der niemals etwas über die gesellschaftlichen Implikationen wissenschaftlicher Bestätigungen gelesen hätte, wüßte, daß biologische Effekte schwierig zu steuern und zu reproduzieren sind. Genau deshalb hatten die INSERM-Wissenschaftler 300 Experimente ausgeführt (darunter rund 50 Blindversuche), noch *bevor* sie des Betrugs beschuldigt wurden. Außerdem zeigt sich eine ziemliche Naivität in Maddox Überraschung, daß das Blut verschiedener Spender selbst gegen hohe Dosen von anti-IgE unempfindlich war.[2] Wenn menschliche Organismen kein hohes Maß an individueller Variabilität aufwiesen, wäre unsere Spezies

1 Als bei einer anderen Gelegenheit ein Blindversuch zu den Effekten hoher Verdünnungen von ablehnend eingestellten Beobachtern verfolgt wurde, wurde Elisabeth Davenas als »Hexe« bezeichnet.

2 Nachdem widerwillig zugegeben wurde, daß eines der letzten drei Experimente keine Information lieferte, weil die Basophilen unempfindlich waren, verschwieg Maddox diese Tatsache in einen späteren Artikel, wobei er die Resultate von »drei Blindversuchen« erwähnte.

infolge von Epidemien schon vor langer Zeit ausgestorben, und es gäbe heute niemanden, der über biologische Variabilität streiten könnte.

Maddox begründete seine Schlußfolgerung, daß Experimente mit hohen Verdünnungen nicht reproduzierbar seinen, mit zwei negativen Resultaten, die seiner Meinung nach die zahlreichen früheren positiven Resultate widerlegen. Zwei weitere Punkte illustrieren, wie voreingenommen Maddox in seinem Bestreben war, die Nichtexistenz der Effekte hoher Verdünnungen zu beweisen.

Der erste Punkt betrifft den auf die Experimentatoren ausgeübten Druck. Während der vorausgegangenen 130 Wochen hatte Davenas niemals so viele Versuche in so kurzer Zeit ausgeführt wie in der Woche des Besuchs der *Nature*-Gruppe. In dieser Woche präparierte sie sieben Verdünnungsreihen sowie sieben Reihen mit Blutzellen und nahm unglaublich viele Basophilenzählungen vor. Das waren wohl kaum Bedingungen, unter denen schwierige Experimente gelingen, von den anderen Störungen ganz zu schweigen.

Es liegt auf der Hand, daß diese Umstände zu den negativen Resultaten beitragen mußten, über die dann anschließend berichtet wurde. Es gibt aber auch faktische Belege dafür, daß die Experimente unter unzureichenden Bedingungen stattfanden. Einige »Kontrollzählungen« der zwei »negativen« Experimente waren so fehlerhaft, daß sie um fast 100 Prozent abwichen. Solche Schwankungen erwähnte Maddox in seinem Bericht freilich nicht. Wie groß diese Diskrepanzen waren, erfuhr ich erst, als ich im Laborbuch nachlas, in dem die Protokolle dieser Experimente aufgezeichnet worden waren. Und auf der Grundlage von zwei Experimenten, die unter Bedingungen stattfanden, die kaum den Anforderungen an wissenschaftliche Beobachtungen entsprechen, verfaßte Maddox seinen Bericht mit dem Titel »Experimente zu hohen Verdünnungen eine Täuschung«.

Ein anderes interessantes Beispiel für einen Scheinversuch zum Reproduzieren stammt von einer holländischen Gruppe. Diese

Wissenschaftler untersuchten im Jahre 1992 den Effekt hoher Verdünnungen von anti-IgE auf die Färbung von Basophilen. Die Verdünnungsbereiche (21- bis 30fach) entsprachen denen, die das INSERM-Team angesetzt hatte. Die INSERM-Forscher hatten die hohen Verdünnungen der aktiven Substanz (anti-IgE) mit gewöhnlichem Wasser oder mit hohen Verdünnungen einer chemisch inaktiven Substanz (anti-IgG) verglichen. Erstaunlich ist nun, daß die holländischen Wissenschaftler ihre hohen Verdünnungen von anti-IgE mit keiner dieser beiden Kontrollösungen verglichen. Vielmehr verglichen sie hohe Verdünnungen von anti-IgE mit hohen Verdünnungen von anti-IgE, und der einzige Unterschied zwischen beiden bestand darin, daß der eine Ansatz heftig geschüttelt und der andere nur sehr schwach durchmischt wurde!

Das letzte Beispiel ist eine Scheinreproduktion, die im Dezember 1993 von einer britischen Gruppe publiziert wurde. Dieser Fall ist noch interessanter: Zwar wandten die Forscher eine Methode an, die darauf ausgelegt war, möglichst keinen Effekt hoher Verdünnungen festzustellen, und dennoch fanden sie in der Variabilität der Basophilen eine merkliche Differenz zwischen den hohen Verdünnungen der chemisch aktiven Substanz und dem Lösungsmittel. Dies zeigt sehr deutlich, wie statistische Komplexität konsequent genutzt wurde, um ein ungenehmes Resultat zu verdecken. Damit werden wir uns im nächsten Abschnitt beschäftigen, und die entsprechenden technischen Details werden im Anhang 6b, Seite 227, behandelt.

Es bleibt noch anzumerken, daß außer den beiden Nachweismethoden, die im zweiten und dritten Kapitel beschrieben wurden, noch 21 andere Systeme von 17 verschiedenen Teams verwendet wurden und bisher positive Resultate ergaben (siehe Anhang 6d, Seite 235). Ich schließe daraus, daß im Jahre 1995 die wiederholten Behauptungen, die Phänomene hoher Verdünnungen könnten nicht reproduziert werden, eher einer Beschwörungsformel glichen als einer wissenschaftlichen Aussage.

Die pervertierte Anwendung der Statistik

Ein britischer Wissenschaftler zitiert in seinem Buch *How to Lie with Statistics* (Wie man mit Statistik lügt) Disraeli, der gesagt haben soll: »Es gibt drei Arten von Lügen: gewöhnliche Lügen, verdammte Lügen und Statistik.« Dieser Abschnitt beschreibt Beispiele der subtilen Anwendung statistischer Argumente, um empirische Resultate über homöopathische Verdünnungen abzuschmettern.

Bis zum Überdruß wird das Argument vorgebracht, einige von Davenas berichtete Basophilenzählungen seien »zu gut«, um korrekt sein zu können. Tatsächlich aber vermengt das von Maddox und seinem »Betrugsdezernat« angeführte statistische Argument zwei verschiedenartige Situationen. Die erste war die der nichtblinden zwei- oder dreifachen Zählung bei »identischen« Proben hoher Verdünnungen. Hier könnten wiederholte Zählungen der »gleichen« Probe durch die naive Erwartung beeinflußt worden sein, daß die Zählergebnisse exakt gleich zu sein haben. Das führte zu einer zunehmenden Häufung von Ergebnissen bei wiederholten Zählungen an identischen Verdünnungen. Die zweite Situation unterscheidet sich deutlich von der ersten und entspricht den Blindzählungen an Kontrollproben. Diese Zählungen können nicht durch Erwartungen beeinflußt werden. Das Verwechseln der beiden Arten von Situationen bewirkt, daß *auf verdeckte Weise der Verdacht des Betrugs erhoben wird.*

Aufgrund dieser Verwechslung sahen Maddox und seine Mitautoren eine Abweichung von einem statistischen Gesetz, der sogenannten Poisson-Verteilung, als Beweis von »Fehlern« an (das heißt von Unfähigkeit oder Unehrlichkeit). Tatsächlich aber untersuchten sie nicht die Verteilung der Zählungen gemäß der zweiten, oben beschriebenen Situation mit den Blindzählungen, sondern sie untersuchten die erste, nicht-blinde Situation, bei der aber keine Poisson-Verteilung zu erwarten ist. Die Poisson-Verteilung ergibt sich nur, wenn alle Zählungen voneinander unabhängig sind. Außerdem kann es, wie im Anhang 6a (Seite 222) gezeigt wird, verschiedene andere (theoretische und empirische) Gründe geben, aus denen Abweichungen von der Poisson-Statistik resultieren können, beispielsweise die Wechselwirkung zwischen benachbarten Basophilen oder Wirkungen der Einfärbung. Maddox und seine Truppe waren so sehr darauf fixiert, die Wirksamkeit homöopathischer Verdünnungen zu widerlegen, daß sie keine anderen Erklärungsmöglichkeiten erwogen als Unfähigkeit oder Betrug.

Um es zusammenzufassen: Ihre Argumente beruhten auf drei Arten von Verwechslung:

1 zwischen nicht-blind und blind ausgeführten wiederholten Zählungen; nur die letzteren können nicht durch Vorurteile des Experimentators beeinflußt werden;
2 zwischen Abweichungen von einem statistischen Gesetz und Betrug;
3 zwischen einem ungewöhnlichen Phänomen, das mit dem Prozeß der Basophilenfärbung zusammenhängt, und einem Phänomen, das auf hohe Verdünnungen zurückzuführen ist.

Eine andere pervertierte Anwendung von Statistik ist das Überfrachten signifikanter Ergebnisse mit irrelevanten Daten. Dieser Strategie folgte kürzlich das britische Team, dessen Scheitern beim Reproduzieren der Experimente mit hohen Verdünnungen im Dezember 1993 von *Nature* publiziert wurde. Diese bemerkenswerte Arbeit werden wir im Anhang 6b (Seite 227) betrachten. Um das Verfahren für Nichtspezialisten zu erklären, möchte ich es zunächst an einem fiktiven Beispiel illustrieren, bei dem man das Resultat bereits vorher kennt und auch keine statistischen Berechnungen ausführen muß.

Stellen wir uns einen etwas dümmlichen Wissenschaftler vor (zugegebenermaßen eine absurde Hypothese), der bestreitet, daß in der Vergangenheit die Söhne stets nach ihren Vätern geboren wurden. Um seine These zu beweisen, könnte unser imaginärer

Forscher folgendermaßen vorgehen: Den historischen Aufzeichnungen entnimmt er die Geburtsdaten einer königlichen Dynastie. Er tippt die Daten in seinen Computer ein und vergleicht die Reihe der Geburtsdaten der Väter mit derjenigen der Söhne. Für diese Vergleiche verwendet er ein gängiges statistisches Verfahren, bei dem die Differenz zwischen zwei Mittelwerten mit den Schwankungen innerhalb der zwei Zahlenreihen verglichen wird. In dem hier geschilderten Fall werden die beiden Zahlenreihen fast identisch sein, und zwar aus folgendem Grund: Nur abgesehen vom ersten und vom letzten König erscheint jeder Herrscher als Vater und auch als Sohn. Unser Wissenschaftler könnte nun seine statistische Analyse etwa so niederschreiben: »Wir haben zwei Reihen der Geburtsdaten untersucht, die besonders gut dokumentiert sind und sich über einen langen Zeitraum erstrecken. Innerhalb der Grenzen der statistischen Unsicherheiten sind diese historischen Daten vereinbar mit der Null-Hypothese und unterstützen nicht die Aussage, daß die Väter immer vor ihren Söhnen geboren wurden. Der bizarre Glaube an diese merkwürdige Theorie beruht vermutlich auf den irrationalen Vorstellungen, die in den Medien vertreten werden.«

Damit Sie nun nicht denken, ich phantasiere so vor mich hin, ist hier ein Diagramm von der ersten Seite eines Artikels wiedergegeben, der in *Nature* erschienen war. Die Publikation trug [übersetzt] die Überschrift »Die Degranulation menschlicher Basophilen wird nicht durch hochverdünntes Antiserum gegen anti-IgE ausgelöst«. In diesem ersten Bild (Abbildung 6.1) werfen die Verfasser experimentelle Werte und Kontrolldaten in einen Topf, ebenso drei Verdünnungsreihen, die sie mit *verschiedenen* Blutproben erstellten.[3]

Wissenschaftliche Publikationen können tiefe Narben hinterlassen. Einige Tage, bevor der Artikel in *Nature* erschien, rief der

[3] Selbst für eine bestimmte Art von Substanz verwendeten die Autoren drei verschiedenartige Blutproben, je eine für jeden Verdünnungsbereich.

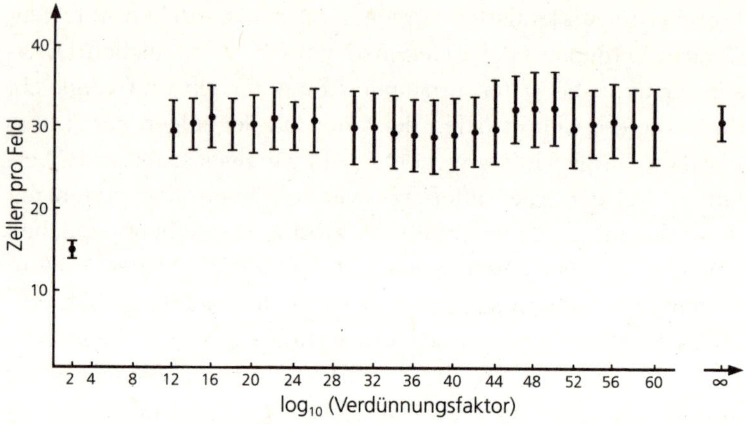

Abb. 6.1: Die erste Abbildung des Artikels von Hirst *et al.* (1993). Hier kombinieren die Autoren zwei Sätze von Kontrolldaten mit ihren experimentellen Daten und verwischen damit jeden möglichen Effekt der hohen Verdünnungen.

Direktor des INSERM Benveniste an, um ihn darüber zu informieren, daß die Reproduktion seiner Experimente mit hohen Verdünnungen zur Basophilenfärbung »gescheitert« war. Ich war zufällig gerade im Gespräch mit Benveniste, als das Telefon läutete. Benveniste, der diese »schlechte Nachricht« bereits kannte, wollte einige der groben Irrtümer aufklären, die im *Nature*-Bericht über die fehlgeschlagene Wiederholung seiner Versuche enthalten waren. Der INSERM-Direktor entgegnete nur, er habe keine Zeit, sich diese Erläuterungen anzuhören.

Zermürbung

Wie im vorigen Kapitel ausgeführt, gehören aggressive Bemerkungen über die Arbeit von Kollegen sozusagen zum »üblichen« Verhalten der Wissenschaftler. Normalerweise hat der angegriffene Forscher dann aber eine faire Chance, sich zu verteidigen. Doch in Fällen wissenschaftlicher Ketzerei liegen die Dinge fast

vollständig zuungunsten des unkonventionellen Wissenschaftlers. Wenn er seine Angelegenheit vertreten will, muß er das mit absoluter wissenschaftlicher Perfektion tun. Dagegen können und sollen seine Gegner alle nur erdenklichen Mittel anwenden, Hauptsache, diese bieten ihnen Munition gegen den Ketzer.
Der Abweichler, der sich einem solchen Trommelfeuer kritischer Kommentare gegenübersieht, ist doppelt gebunden. Er kann alles, was ihm vorgehalten wird, nachprüfen, und sei es nur, um zu zeigen, daß es irrelevant ist. Dann ist er auf Jahre hinaus lahmgelegt durch ausufernde Forderungen nach neuen Experimenten und neuen »Überprüfungen« einerseits und durch ermüdende Kämpfe gegen die redaktionelle Zensur andererseits. Er kann seine Gegner aber auch ignorieren, um mit seinen Forschungen weiter voranzukommen. Dann beschuldigt man ihn, unwissenschaftlich vorzugehen, und ihm werden Forschungsmittel vorenthalten.
Die einzige in Frankreich veröffentlichte technische Kritik an den Basophilenexperimenten ist ein gutes Beispiel für das, was ich »wissenschaftliche Zermürbung« nenne. Der französische Chemiker Jean Jacques wies in einer Abhandlung darauf hin, daß in den von Davenas *et al.* vorgestellten Experimenten die Veränderungen in den Färbungseigenschaften von Basophilen nicht auf das »Wassergedächtnis« zurückzuführen seien, sondern einfach auf das Rühren beim Herstellen der sukzessiven Verdünnungen. Er vermutete, daß beim Schütteln der Lösung Sauerstoff gelöst wurde, der die Eigenschaften der Substanzen beeinflussen könnte, mit denen die Basophilen angefärbt wurden. Um diese Möglichkeit zu überprüfen, schlug Jacques vor, die Experimente zu den hohen Verdünnungen in einer inerten Atmosphäre durchzuführen.
Der Chemie-Nobelpreisträger Jean-Marie Lehn reichte Jacques' Artikel bei der französischen Akademie der Wissenschaften ein, und das wissenschaftliche Establishment seufzte erleichtert auf. Anscheinend hatten weder Jacques noch Lehn die Publikation von Davenas *et al.* wirklich gelesen, die sie kritisierten – zumindest waren sie nicht über die erste Seite hinausgekommen. Andern-

falls hätten sie nämlich bemerkt, daß auf der zweiten Seite die Ergebnisse eines Experiments graphisch dargestellt wurden, und zwar die Effekte von zwei verschiedenen Lösungen hoher Verdünnung: anti-IgE (mit positiven Resultaten) und anti-IgG (mit negativen Resultaten). Weil die zwei Arten von Lösungen mit denselben Schritten hergestellt wurden – Verdünnung auf das Zehnfache und Schütteln –, war es unmöglich, den Unterschied in der biologischen Aktivität allein dem Schütteln zuzuschreiben.

Mit der Kritik dieser Chemiker konfrontiert, meinte Benveniste nicht einfach, diese Anmerkungen seien für seine Arbeit irrelevant. Er versuchte, die Ergebnisse neuer Experimente zu publizieren, die er mit konsequenten Blindversuchen durchgeführt hatte, zudem noch unter der Aufsicht von Alfred Spira. Benveniste schrieb einen zwei Seiten langen Brief an Lehn und bat ihn, diesen Gegenbeweis der französischen Akademie der Wissenschaften vorzulegen. Lehn lehnte das rundweg ab mit der Begründung, er sei auf diesem Spezialgebiet nicht kompetent! Benveniste fand schließlich ein anderes Mitglied der Akademie, um seine Abhandlung zu präsentieren. Diese wurde begutachtet und in den *Comptes Rendus de l'Académie des Sciences* publiziert.

In letzter Minute versuchte man, die Bedeutung dieser Abhandlung herunterzuspielen. Dazu fügte man eine Fußnote an, in der es hieß, dieser Abdruck erfolge aufgrund des Rechtes zur Gegendarstellung, und zwar zum Artikel von Jean Jacques. Die Art und Weise, wie diese Fußnote zustande kam, macht deutlich, wie weit Wissenschaftler gehen, wenn sie sich mit unerwünschten Erkenntnissen konfrontiert sehen: Für das Anfügen dieser Fußnote mußte das betreffende Heft der *Comptes Rendus* eingestampft und neu gedruckt werden.

Ermutigt durch den Leitartikel in *Nature*, der gleichzeitig mit dem Artikel von Davenas *et al.* (vom 30. Juni 1988) erschien, waren Wissenschaftler, die in englischer Sprache antworteten, wesentlich fruchtbarer als diejenigen, die in französisch schrieben. Innerhalb weniger Monate wurden in *Nature* sieben Vorschläge abgedruckt, die sich mit hypothetischen Artefakten befaßten, die die ungewöhnlichen Resultate erklären könnten.

Wie im Anhang 6c, Seite 231, dargelegt wird, hatte jede der Empfehlungen denselben Charakter wie die oben vorgestellte: Sie erklärte nicht die experimentellen Resultate, die sie eigentlich deuten sollte. Und mehr noch. Jede der eingereichten Hypothesen widersprach mindestens einer Art von Beobachtungen, wobei deren Anzahl zwischen zwei und sechs schwankte, je nachdem was für ein Artefakt angenommen wurde.

Die im Anhang 6c vorgestellte Analyse illustriert, wie befangen sich die Redakteure von *Nature* in dieser Streitfrage über das Wassergedächtnis verhielten. Beispielsweise gaben sie mehrere negative und geringschätzige Kommentare von H. Metzger zur Publikation frei. Diese erschienen zusammen mit seinem Bericht über das »Scheitern, [die umstrittenen Ergebnisse über hohe Verdünnungen] zu reproduzieren«. In einem Brief an den Herausgeber beschrieb Metzger die »Zirkusatmosphäre«, die durch Resultate erzeugt würde, die als Untermauerung homöopathischer Behauptungen gelten könnten. Die Beobachtungen, die von Davenas *et al.* berichtet wurden, provozierten nach seinen Worten nur ein breites Grinsen. Insgesamt nahmen Metzgers abwertende Kommentare mehr Raum ein als sein eigentlicher Bericht über die negativen Resultate.

Es ist prinzipiell unmöglich, also wird es nie eintreten

Als ein letztes Beispiel möchte ich ein Argument vorstellen, das in dem einflußreichen Bericht von Maddox, Randi und Stewart unter dem Titel »Experimente zu hohen Verdünnungen eine Täuschung« enthalten ist. Am Ende ihres Artikels schreiben die Autoren vom hypothetischen Fall eines Berichts über ein Einhorn. Durch dieses Argument betonen sie (weitgehend korrekt), daß man beim

Bewerten der Plausibilität eines Berichts die Möglichkeit berücksichtigen muß, daß er zutreffend ist.

Wenn Sie beispielsweise in einem Varietétheater »sehen«, wie eine Frau geköpft wird, die sich daraufhin lächelnd wieder erhebt, dann werden Sie wahrscheinlich nicht zu dem Schluß kommen, ein Wunder miterlebt zu haben. Vielmehr werden Sie das Gesehene für das Resultat eines raffinierten Tricks halten. Das können Sie getrost tun, weil Sie bei der Abwägung der zwei Möglichkeiten die Tatsache einbeziehen, daß noch niemals jemand eine wirkliche Enthauptung überlebte, daß es aber schon viele Beispiele von Tricks im Rahmen solcher Varietévorstellungen gab. In diesem speziellen Fall kann also die *a-priori*-Wahrscheinlichkeit einer tatsächlichen Enthauptung mit Recht als vernachlässigbar gering angesehen werden.

Beim Wassergedächtnis ist die Situation jedoch eine ganz andere, denn die Möglichkeit ist keineswegs von der Hand zu weisen, daß dies ein echtes Phänomen ist (vgl. die theoretischen Ausführungen im ersten Kapitel). Eine seriöse wissenschaftliche Debatte über diese Möglichkeit würde zu einem entscheidenden Fortschritt gegenüber Erwägungen hinsichtlich Einhörnern oder anderen Mirakeln führen.

Um sich aber vor dem Fehler zu hüten, Benvenistes Behauptungen von vornherein zu verwerfen, muß man nicht unbedingt physikalische Aspekte über die Biophysik des Wassers anführen. Es genügt folgende Überlegung: Nehmen wir an, ein anerkannter Wissenschaftler habe eine Hypothese aufgestellt, die von seinen Kollegen nahezu einmütig abgelehnt wird. Wie oft in der Vergangenheit kam es in solchen Fällen vor, daß die umstrittene Behauptung später akzeptiert wurde, und wie oft blieb es bei der Ablehnung durch die Wissenschaftler? Die *a-priori*-Wahrscheinlichkeit, daß Benveniste recht haben kann, ist gleich dem Verhältnis der Anzahl der bekannten Fälle, in denen sich die Gegner neuer Erkenntnisse durchsetzten, zur Gesamtzahl der Fälle, in denen anerkannte Wissenschaftler abweichende Meinungen vertraten. Natürlich ist es unmöglich, diesen Quotienten exakt zu ermitteln. Aber darum geht es hier auch nicht, denn die Anzahl der historischen Präzedenzfälle genügt, um zu zeigen, daß dieses Verhältnis nicht unendlich klein ist. Ob es nun 30 Prozent, 70 Prozent oder nur 10 Prozent beträgt – es unterscheidet sich wesentlich von null und darf daher keinesfalls als vernachlässigbar angesehen werden.

Es wäre gleichermaßen unvernünftig, anzunehmen, Benvenistes Behauptungen seien definitiv bewiesen, nur weil sie von anderen bestätigt wurden. Die Geschichte der Wissenschaft hat gezeigt, daß auch eine überwältigende Zustimmung sich als unbegründet herausstellen kann. Für den Augenblick ist die einzig angemessene Haltung die der Toleranz gegenüber allen widersprüchlichen Ansichten über das Wassergedächtnis. Sie wird es den Wissenschaftlern erlauben und sie hoffentlich darin ermutigen, dieses umstrittene Phänomen weiter zu erforschen. Bisher jedoch boten die meisten technischen Publikationen über hohe Verdünnungen (einschließlich der Berichte über das »Scheitern beim Reproduzieren«) kaum Beweise, auf deren Grundlage man zu einem Konsens über die Realität oder das Ausbleiben dieser Effekte kommen könnte. Statt dessen belegten diese Veröffentlichungen bislang lediglich die Abneigung vieler Wissenschaftler, Phänomene zu untersuchen, die sie nicht verstehen.

Kapitel 7

Gerüchte, Verleumdungen und Sarkasmus

Am 7. September 1992 hielt Benveniste im Pariser Pasteur-Institut einen Vortrag über seine Forschungsarbeiten. Dabei erwähnte er die Theorie der beiden italienischen Physiker, nach der Wassermoleküle sich zu »kohärenten Bereichen« organisieren können, die Millionen von Molekülen enthalten. Diese höhere Organisation von Wassermolekülen könnte die physikalische Grundlage für die offensichtliche Eigenschaft des Wassers sein, sich an einen früheren Kontakt mit anderen Molekülen zu »erinnern«. Benveniste schien seinen Zuhörern zuviel zuzumuten, als er neue Experimente erwähnte, die darauf hindeuten, daß chemische Information auch ohne Molekültransport übertragen werden könne. An dieser Stelle platzte einem der Anwesenden der Kragen. Später erfuhr ich, daß dies ein Enkel von Jean-Baptiste Perrin war, dem französischen Physiker, der zu Beginn dieses Jahrhunderts wesentlich dazu beitrug, daß sich die atomistische Theorie in Frankreich durchsetzte. Glaubte dieser Mann wirklich, er müsse das Andenken seines Großvaters gegen einen Angriff auf die atomistische Theorie verteidigen? Was immer ihn auch bewog, er schrie: »Sie sind verrückt, und Sie meinen, wir seien reine Dummköpfe. Wir hatten schon N-Strahlen und mitogene Strahlen!«

Eine solche Beleidigung verstößt gegen eines der wichtigsten wissenschaftlichen Tabus, nämlich daß unter Akademikern alle persönlichen Angriffe verboten sind. Selbst bei den heftigsten Auseinandersetzungen haben die Wissenschaftler persönliche Attacken zu unterlassen. Also erwartete ich, daß das Auditorium auf diesen Verstoß gegen die akademische Etikette reagierte. Das geschah aber nicht. Wahrscheinlich war man erleichtert, daß jemand öffentlich sagte, was viele ohnehin dachten. Benveniste ließ sich nicht aus der Fassung bringen und entgegnete, daß er gekommen sei, um wissenschaftliche Argumente auszutauschen und keine Beleidigungen. Er fügte hinzu, Psychiatrie sei ein medizinisches Spezialgebiet, und belehrte seinen Gegner, er könne wegen illegaler Ausübung der Medizin verklagt werden.

Diese Anekdote soll hier illustrieren, wie irrational sich einige Wissenschaftler verhalten, wenn neue Forschungsergebnisse ihr Weltbild bedrohen. Wie wir noch sehen werden, ist die Geschichte der wissenschaftlichen Polemik über das Wassergedächtnis voller Beispiele, in denen solche Beleidigungen und andere persönliche Kränkungen die inhaltlichen Argumente ersetzt haben.

Gerüchte

Gerüchte gibt es, seit es Menschen gibt. Obwohl Wissenschaftler stolz darauf sind, nur »objektive« Erkenntnisse zu verwerten, die auf »Beweisen« und »Tatsachen« sicher gründen, neigen sie wie andere Menschen dazu, Gerüchte für bare Münze zu nehmen. Sie sind zuweilen noch leichtgläubiger als Laien, denn sie können wegen ihrer ausgeklügelten Methoden dazu verführt werden, naiv zu glauben, sie hätten einen privilegierten Zugang zur »realen« Erkenntnis, wenn nicht sogar ein Monopol darauf.

Bei meinem ersten Gespräch mit einem französischen Physiker über das Wassergedächtnis erwähnte ich, daß ich technische Publikationen darüber auswerten wollte, und fragte ihn, ob er an einer Zusammenarbeit interessiert sei. Er entgegnete: »Man sagt, Benveniste sei verrückt.« Ein zweiter Kollege, dem ich denselben Vorschlag machte, war ein amerikanischer Biologe. Dieser antwortete: »Das meinen Sie nicht ernst; diese Jungs glauben an die Homöopathie!« In beiden Fällen hatten die betreffenden Wissenschaftler keinerlei konkrete Information über Benveniste oder dessen Kollegen.

Gerüchte verletzen zwei fundamentale Regeln der wissenschaftlichen Gemeinschaft: (1) Man soll Hörensagen als Beweis ablehnen und sich nur auf einzelne Tatsachen berufen, die (auch kontrovers) diskutiert werden können. (2) Niemals dürfen persönliche Angriffe anstelle eines wissenschaftlichen Arguments stehen. Wenn die Wissenschaft bedroht ist, nimmt man es mit diesen Regeln nicht so genau. In den Attacken gegen Benveniste, die durch Gerüchte verbreitet wurden, bezweifelte man seine berufliche Kompetenz, seine geistige Verfassung und seine wissenschaftliche Integrität. Ich möchte einige Beispiele für diese Gerüchte nennen, die ich entweder persönlich hörte oder in wissenschaftlichen Publikationen fand.

Die Gerüchte über Benvenistes fachliche Kompetenz sind widersprüchlich. So hörte ich, daß er vor seiner Erforschung des Wassergedächtnisses einer der französischen Biologen gewesen sei, die für den Nobelpreis in Frage kämen. Im Gegensatz dazu vernahm ich bei zwei verschiedenen Gelegenheiten, daß er schon vor dem durch die Experimente zu hohen Verdünnungen ausgelösten Skandal als unbedeutender Wissenschaftler galt. Die erste dieser Äußerungen fiel bei einer erregten Diskussion, bei der sich mein Gegenüber vielleicht im Eifer der Debatte hinreißen ließ. Die zweite Äußerung jedoch war Bestandteil einer vorbereiteten Rede während eines Fachseminars. Hier einige Auszüge aus meinen Notizen, die ich mir während dieser Rede gemacht hatte:

> Unmittelbar nach der Affäre versuchte ich in einer anonymen Umfrage zu klären, nach welchen Kriterien Biologen und andere Wissenschaftler [...] sich ein Urteil über das Wassergedächtnis bildeten. Dies war überhaupt das einzige Mal, daß ich als Antwort auf Fragebögen Briefe mit Beleidigungen erhielt. [...] Wie kann es sein, daß Benvenistes Reputation bei vielen Biologen

> so furchtbar schlecht war – selbst vor der Kontroverse um das Wassergedächtnis? Nun, wir haben eine Reihe von Anzeichen. Man könnte eine Reihe von Geschichten wiederholen, die ich hörte und die vermuten lassen, daß der Streit über das Wassergedächtnis letztlich nur einen marginalen Status bestätigte, der anscheinend im voraus festgelegt worden war. Ich danke für Ihre Aufmerksamkeit.

Nach diesem Seminar versuchte ich, Tatsachen über Benvenistes berufliches Ansehen zu ermitteln, insbesondere hinsichtlich seiner Publikationen im Vergleich zu seinen Kollegen. Dazu zieht man am einfachsten das Standardinstrument für bibliographische Recherchen zu Rate, nämlich den *Science Citation Index.* Also erstellte ich eine Liste der Hinweise auf Benvenistes Veröffentlichungen aus den Jahren 1986 bis 1991. Diese verglich ich mit Einträgen für Wissenschaftler, die ebenfalls ein INSERM-Laboratorium leiteten und zur gleichen Sektion des INSERM gehörten wie Benveniste.

In dieser Gruppe von 30 Wissenschaftlern teilte sich Benveniste den ersten Rang mit einem anderen INSERM-Biologen. Im Laufe von sechs Jahren wurde er über tausendmal zitiert, fünfmal öfter als der Durchschnitt dieser Gruppe. In Anbetracht dieser Werte erscheint die wissenschaftliche Bedeutung von Jacques Benveniste nicht als so »furchtbar schlecht«.

Dasselbe positive Ergebnis über Benvenistes Reputation erzielte der Herausgeber des *Science Citation Index*, der eine Analyse von Benvenistes Publikationen veröffentlichte. Er schrieb dazu:

> Es liegt im Interesse der wissenschaftlichen Gemeinschaft, zur Kenntnis zu nehmen, daß Benveniste in der Tat ein häufig zitierter Autor ist. Eine Überprüfung des *Science Citation Index* ergab, daß Benveniste Dutzende von Artikeln verfaßt hatte, darunter mindestens 13, die über 100mal zitiert wurden. [...] Das ist eine eindrucksvolle Liste. Ferner hatte Benveniste auch den Artikel publiziert, der am zweithäufigsten von allen Publikationen zitiert wurde, die jemals in den *Comptes Rendus de l'Académie des*

> *Sciences* erschienen waren. Und gewiß bedeutet ein im *Journal of Experimental Medicine* erschienener Artikel, der über 640mal zitiert wurde, eine hervorragende Leistung. Beide erwähnten Arbeiten sind sogenannte Zitierklassiker, und wir hoffen, daß er sich in naher Zukunft darüber äußern wird.

Natürlich gibt es keinen Rauch ohne Feuer. In diesem speziellen Fall war das Feuer wahrscheinlich der sensationelle Artikel »Experimente zu hohen Verdünnungen eine Täuschung«, in dem Maddox, Randi und Stewart die Vorwürfe der Inkompetenz implizit erhoben, so daß sie zur Zensur durch Gerüchte beitrugen. Den Aspekt der statistischen »Fehler« haben wir im vorigen Kapitel betrachtet. Ohne auf diese Analyse Bezug zu nehmen, kann man zeigen, daß die Beschuldigung statistischer Unfähigkeit zum Bumerang werden kann: Wären die von Stewart hervorgehobenen »Fehler« wirklich so schwerwiegend gewesen, wie ist es dann zu erklären, daß unter den vielen Gutachtern, die *Nature* beim Artikel von Davenas *et al.* berieten, niemand – einschließlich Stewart selbst – diese Fehler bemerkte? Wie schon dargelegt, erschien der geringe Wert der Varianz der wiederholten Basophilenzählungen explizit 40mal in der ersten Tabelle des Artikels.

Weil es so viel- und nichtssagend ist, verbreitet sich ein Gerücht über die geistige Verfassung durch Hörensagen am leichtesten. Dementsprechend war dies auch das erste, was ich während meiner Recherchen hörte. Vor über 40 Jahren prägte der Physiker Langmuir den Begriff der »pathologischen Wissenschaft«, in der ein etablierter Wissenschaftler das Opfer des »Größenwahns« ist. Dieser Ausdruck wurde so populär, daß das Gespräch, in dem er erstmals benutzt wurde, schon zweimal in zwei verschiedenen Zeitschriften abgedruckt wurde. Der letzte Abdruck erschien 1989 während der Kontroversen über das Wassergedächtnis und über die kalte Fusion. Das ist wahrscheinlich kein Zufall, denn dieser Begriff wurde auch von denen verwendet, die gegen das Wassergedächtnis Stellung bezogen.

Ein Beispiel für die Anwendung dieser Bezeichnung findet sich in einem Artikel, der 1991 im *The American Scientist* erschien. Er trug den Titel »Fallstudien in pathologischer Wissenschaft« und den Untertitel »Wie der Verlust der Objektivität zu falschen Schlußfolgerungen bei der Erforschung von Polywasser, unendlichen Verdünnungen und kalter Fusion führte«. Diese Publikation war einfach eine Wiederholung der von Maddox, Randi und Stewart erzählten Geschichte, nur weiter ausgeschmückt, indem man aus einem fünftägigen Besuch im Laboratorium einen dreiwöchigen machte.

Als ein französisches Beispiel möchte ich ein Buch über Wasser anführen, das 1992 von einem Chemiker herausgebracht wurde. Hier war das Wassergedächtnis einer Aufstellung von Fällen »pathologischer Wissenschaft« zugerechnet. Im folgenden Jahr versuchte dieser Wissenschaftler, ein wenig weiter zu gehen. Während einer Konferenz über Pseudowissenschaft wollte er das Wassergedächtnis als ein Beispiel »wissenschaftlichen Wahns« anführen. Jedoch bekam Benveniste den Tagungstext als Vorabdruck zu sehen und drohte, den Autor zu verklagen, der daraufhin diesen Teil zurückzog.

Wie andere Gerüchte werden solche über Betrug meist mündlich verbreitet. Ich erfuhr von einem solchen Gerücht im September 1992, als ein BBC-Journalist mir von einem Interview erzählte, das er mit einem Mitglied der französischen Akademie der Wissenschaften geführt hatte. Dieser bedeutende Forscher hatte erzählt, die Experimente zu hohen Verdünnungen seien die Ergebnisse eines Betrugs; er hatte jedoch hinzugefügt: »Zitieren Sie mich nicht.«

Der Betrugsverdacht wurde auch in Printmedien erhoben. Ein Aufsatz mit der Überschrift »Eine Bedrohung der Wissenschaft«, verfaßt von einem anderen Mitglied der Akademie der Wissenschaften, enthielt einen Abschnitt über »Vernunft gegen Dogmatismus«. Hier zog der Autor (Evry Schatzman, den ich bereits im fünften Kapitel zitierte) zuerst gegen die katholische Kirche zu Felde und dann gegen das Wassergedächtnis. Nach seiner Meinung wurde das Wassergedächtnis von Benveniste »erfunden«, um die Homöopathie zu untermauern. (Dieses besondere Beispiel ist nicht repräsentativ für das Verhalten von Wissenschaftlern, denn Schatzman ist Vorsitzender der Rationalisten-Union, einer militanten Gruppierung, die nicht für die Gesamtheit der Wissenschaftler steht.)

Ich möchte meine anderen Beispiele für die Betrugsverdächtigungen auf Zitate aus Zeitschriften beschränken, deren Artikel im *Science Citation Index* aufgeführt sind. Weil *Nature* die maßgeblichste Quelle des Betrugsverdachts war, will ich zuerst die Haltung des *Nature*-Herausgebers John Maddox schildern. Der Verdacht, bei den Experimenten zu den hohen Verdünnungen sei Betrug im Spiel, wurde auf drei voneinander unabhängige Arten angedeutet:

1 Der Bericht des Teams, das Benvenistes Laboratorium im Juli 1988 besucht hatte, enthielt die folgende Passage:
»Einer von uns (J. R.) ist ein professioneller Magier (und auch Mitglied der MacArthur-Foundation); seine Gegenwart wurde anfangs gewünscht für den Fall, daß die bemerkenswerten Ergebnisse durch absichtliche Täuschung zustande kämen. Ein anderer von uns (W. W. S.) hatte sich in den letzten zehn Jahren vornehmlich mit der Untersuchung von Fehlern und Inkonsistenzen in der wissenschaftlichen Literatur befaßt, ferner mit Verfehlungen in der Wissenschaft. Der dritte (J. M.) ist Journalist, der sich in theoretischer Physik auskennt. Keiner von uns hatte direkte Erfahrung auf dem Forschungsgebiet von INSERM 200.«

2 Von den sieben Experimenten, die Maddox beobachtet hatte, ließ er die ersten vier außer acht, sah sie also als null und nichtig an; darunter war auch ein Experiment, bei dem die Basophilenwerte in einem Blindversuch ermittelt wurden.

3 Abweichungen von der Poisson-Verteilung wurden als besonders wichtig dargestellt (siehe sechstes Kapitel). Maddox nutzte den Aspekt der Basophilenwerte nur für einen *impliziten* Betrugsverdacht. Aber er publizierte auch einen *ausdrücklichen* Vorwurf, der auf demselben Punkt beruhte: In einem am 4. August 1988

veröffentlichten Brief an den Herausgeber zog ein Korrespondent die Poisson-Verteilung heran, um die von Davenas *et al.* angeführten Daten als »synthetisch« zu diffamieren.

Damit Sie einen Eindruck davon erhalten, wie die Recherchen von Maddox, Randi und Stewart in gewissen wissenschaftlichen Kreisen aufgenommen wurden, gebe ich hier den Artikel vollständig wieder, der über diesen Bericht in *The Lancet* erschienen war, der bedeutenden englischen Zeitschrift für medizinische Forschung. Dieser Artikel erschien anonym und trug den Titel »Täuschung in Clamart«:

> »Hallo, hallo, was ist das alles?«, fragten der Magier, der Redakteur und der Detektiv, der den Betrug aufklären wollte.
> »Nur ein einfaches Experiment«, entgegnete der Professor.
> »Sie haben also nichts dagegen, daß wir einen Blick in Ihr Labor werfen?«
> »Nein, tun Sie es bitte«, sagte der INSERM-Wissenschaftler, jetzt aber ein bißchen furchtsam angesichts der Prüfung, die seinem Laboratorium in Clamart bevorstand.
> Also nahmen die drei Besucher im Pariser Vorort das magische Wasser in Augenschein[1], hoben die Augenbrauen und ließen sie wieder sinken. Nun verbanden sie den Assistenten sozusagen die Augen, indem sie den Code an der Decke befestigten, und meinten: »Versuchen wir es.« Aber nichts geschah – wie auch nicht anders zu erwarten, wenn Basophilen mit Wasser zusammengebracht werden. Die orthodoxe Wissenschaft seufzte erleichtert auf. Der Magier seufzte ebenfalls, wegen der Unzulänglichkeit der menschlichen Beobachtung. Auch der Detektiv seufzte auf, obwohl er nichts herausgefunden hatte. Dasselbe tat schließlich der Herausgeber, der sich im Verlag wieder den tektonischen Platten und Schwarzen Löchern zuwandte.
> »Es war nicht halb so amüsant wie bei Uri Gellers Löffeln«, meinte der Magier auf dem Weg zum Flughafen.
> »Wenn irgend jemand anderer Blondlots N-Strahlen erwähnt ...«, beklagte sich der Herausgeber, während er hinterherlief.

1 Anonymus: »Amedeo Avogadro trifft IgE«, *The Lancet*, vol ii (1988), 117

> Der überwachte Test des Degranulationsvermögens unendlich verdünnter anti-IgE-Lösungen sollte eigentlich mit Champagner gefeiert werden, endete aber am 8. Juli mit Tränen, und Jacques Benveniste protestierte energisch gegen die Unvernunft der Inquisitoren und die Störung durch sie.[2,3] Trotzdem: Könnte da nicht ein *Rest* von Ungewißheit bestehen, wenn codierte Antikörper-Verdünnungen von Elisabeth Davenas zuerst im Blindversuch ausgewertet wurden und dann ein zyklisches Aktivitätsmuster ergaben, das noch eindeutiger war als das von *Nature* am 30. Juni berichtete?

Auch *La Recherche*, das französische Äquivalent des *Scientific American*, trug zu den Angriffen gegen Benvenistes berufliche Integrität bei. In diesem speziellen Fall sprach man nicht von Betrug, sondern nur von »wissenschaftlicher Ethik«. Im Jahre 1993 veröffentlichte *La Recherche* einen Artikel eines weiteren Mitglieds der französischen Akademie der Wissenschaften. Der Titel lautete »Das Wassergedächtnis, wissenschaftliche Ethik und Zufall«. Darin hieß es unter anderem: »1941 ›bewies‹ Erwin Heintz Phänomene, die dem Wassergedächtnis ähnelten. Aber 1942 erkannte er seinen Fehler und nahm in einer Publikation seine Behauptungen zurück.« Diesem Artikel zufolge hatte Heintz sozusagen eine Erleuchtung und gab die Forschung über das Wassergedächtnis auf. Mit anderen Worten: Er war aufrichtig genug, seine Sünden zu widerrufen. Die Anspielungen auf Benveniste waren offensichtlich. Um aber die Verknüpfung mit Benveniste unabweisbar zu machen, wurde sein Name auf der ersten Seite des Artikels dreimal erwähnt. Der amüsante Teil der Geschichte ist, daß dieser »ehrenhafte Widerruf« durch Heintz etwas erzwungen sein konnte, denn er fuhr fort, über hohe Verdünnungen zu forschen, und publizierte in Jahre 1970 sogar eine lange Abhandlung über deren Effekte.

Als ich mich erstmals für das Wassergedächtnis interessierte, hatte ich keine Ahnung davon, daß ich eines Tages auch des Betrugs be-

2 Maddox, J., Randi, J., Stewart, W. W.: »High dilutions Experiments a delusion«, *Nature*, 334 (1988), 287–290

3 Benveniste, J.: »Dr. Benveniste replies«, *Nature*, 334 (1988), 291

schuldigt werden würde. Diese Anklage wurde erhoben, nachdem ich am 13. Mai 1993 vier öffentliche Übertragungsexperimente durchgeführt hatte. Wie die im zweiten Kapitel zusammengestellten Daten zeigen, waren die Ergebnisse nicht vollständig positiv. Nachdem die Resultate bekannt geworden waren, sagte jemand scherzhaft: »Was das Frisieren von Ergebnissen angeht, bestehen noch Verbesserungsmöglichkeiten!«

Aber Spaß beiseite: Dieser Vorfall wurde in vier Briefen beschrieben, die hier im Anhang 7a (Seite 240) wiedergegeben sind. Der Vorwurf wurde von Charpak erhoben, dem Physiker, der von INSERM benannt worden war, seine fachkundige Meinung über die Übertragungsexperimente darzulegen. Zur Zeit seines Besuchs im April 1993 waren Verdachtsmomente über Betrug bereits andeutungsweise geäußert worden, als Charpak die Geschichte von Frédéric Joliot-Curie erzählte, der einen »magischen« Trick vorgeführt hatte. Hier will ich nur zwei Kommentare jenen Bemerkungen anfügen, die ich in meinem Brief an Charpak gemacht hatte. Zum einen beantwortete Charpak mein an ihn gerichtetes Schreiben nicht persönlich. Zum anderen war »Verdacht« das (vor der abschließenden Grußformel) letzte Wort in seinem Brief an Benveniste.

Herabsetzung statt Argumenten

Wie oben angedeutet, beschränkte ich meine Analyse des gedruckten Materials über den Artikel von Davenas *et al.* auf solche Abhandlungen, die im *Science Citation Index* erwähnt sind. Diese Publikationen sind im Anhang 7b (Seite 248) aufgeführt. In ihnen fand ich 70 Beispiele von Kommentaren, die in einer professionellen wissenschaftlichen Arbeit deplaziert erscheinen. Damit Sie eine Vorstellung von diesem Sprachgebrauch erhalten, sind in Tabelle 7.1 einige Überschriften der Artikel zusammengestellt, ferner Textbeispiele aus drei Cartoons.

Tabelle 7.1: Beispiele für die Verunglimpfung des Wassergedächtnisses

Titel von Artikeln
Fallstudien in pathologischer Wissenschaft
Sturz schwachen Materials
Homöopathie – Wird ihre Theorie jemals stichhaltig sein?
Kann das Publizieren unglaublicher Ergebnisse der Wissenschaft dienen?
Alternative Medizin ein übler Scherz? – Ihr Geld und Ihr Leben
Zitier-Perspektive auf Jacques Benveniste – »dew process at last«
Amedeo Avogadro trifft anti-IgE
Täuschung in Clamart
Wenn Unglaubliches geglaubt werden soll
Veröffentlichung von Pseudowissenschaft
Magische Ergebnisse
Experimente zu »hohen Verdünnungen« eine Täuschung
Wellen, hervorgerufen durch extreme Verdünnung
Es bleibt nur das Lächeln
Eigenartige Behauptungen
Benveniste in die Enge getrieben
Erzählung über Geistermoleküle wird beendet
Theorie über »Geistermoleküle« wiederauferstanden
Bericht über Gespenster in Paris
Wissenschaft, Grenzwissenschaft und Pseudowissenschaft
Wenn Wasser Wissenschaftler schaudern läßt
Jacques Benveniste fällt über das Pasteur-Institut her
Benvenistes Kritik wird verdünnt
Eine kurze Geschichte fragwürdiger Wissenschaft
Das Unglaubliche glauben
Wenn wissenschaftliche Grundsätze sich auf französisch verabschieden

Texte aus Cartoons
An der Bar der wissenschaftlichen Fakultät: Das ist der Dry Martini »Benveniste«. Einfach das Wermutgedächtnis
Der Mann mit dem »Molekülgedächtnis« verliert sein Laboratorium: Unsere letzte Erinnerung an Dr. Benveniste: seine Tränen
Heute Abend: Jacques Benveniste. Exklusiv-Show mit Überraschungen und Wundern. Teil eins: Joe Baltos und sein Orchester

Ein anderes Beispiel für Sarkasmus als Ersatz für rationale Argumente gegen unpopuläre Ansichten eines Wissenschaftlers war eine Zeremonie, bei der ein Schein-Nobelpreis an verschiedene Wissenschaftler verliehen wurde, darunter Benveniste. Diese Parodie wurde im Jahre 1991 am *Massachusetts Institute of Technology* (MIT) aufgeführt.

In meinen eigenen Texten vermeide ich die Ironie nicht unbedingt, aber ich setze sie als zusätzliches Stilmittel ein, nicht als Ersatz für rationale Argumente. Dagegen wollen jene, die die Ansichten von Minderheiten über das Wassergedächtnis bekämpfen, mit der Ironie die Debatte abwürgen, die noch nicht einmal richtig eröffnet ist. Mit Hilfe solcher linguistischer Formen eine wissenschaftliche Diskussion über das Wassergedächtnis zu unterdrücken, ist besonders auffallend, wenn kaum theoretische Beweisführungen angeführt werden – gerade so, als wären sie zu offensichtlich, um irgendeine Erklärung zu erfordern.

In einer humorvollen Novelle schildert ein französischer Schriftsteller zwei Dörfer, deren Einwohner nicht miteinander sprechen. Als sich jemand nach der Ursache des Konflikts erkundigte, sagte ihm ein Einwohner: »Ich kenne sie nicht, aber sie muß ganz gravierend sein; wir waren schon verfeindet, als mein Großvater noch ein Kind war.« Wie die folgende Liste von »Argumenten« zeigt, beruhen praktisch alle bisher schriftlich publizierten theoretischen Einwände gegen das Wassergedächtnis auf der »Logik«, daß das Wassergedächtnis ein so schwerwiegendes Verbrechen gegen die Wissenschaft ist, daß es nicht einmal in Erwägung gezogen werden darf.

Zu den Ausdrücken, mit denen verschiedene Autoren das Wassergedächtnis beschreiben, gehören: eine »bizarre neue Theorie«, ein »Einhorn im Hinterhof«, eine »Zwickmühle«, »irgendeine in der Physik bisher unbekannte Energieform«, »Wolkenkuckucksheim«, »unglaubliche Forschungsergebnisse«, »Festhalten an alten Paradigmen«, »Widersetzlichkeit gegen die Regeln der Physik«, eine »Hypothese, so überflüssig wie seltsam«, »Daten, die keinen Sinn zu haben scheinen«, »entmutigende Phantasie«, »unglaubliche Umstände«, »Zirkusatmosphäre«, »Pseudowissenschaft«, »magische Eigenschaften verdünnter Lösungen«, »unglaubhafte Resultate«, das »Produkt unvorsichtiger Begeisterung«, eine »200 Jahre alte Art von Medizin, die die meisten Ärzte der westlichen Welt bestenfalls als harmlose Quacksalberei ansehen«, »Wahnverdünnungen«, die »Ichbezogenheit und Torheit dieses Mannes, der eiligst eine Behauptung in Druck gibt, die – wenn sie wahr wäre – die Physik und die Medizin revolutionieren würde«, »mystische Mächte«, »Magie«, »Quacksalberei«, »Scharlatanerie«, eine »Therapie ohne wissenschaftliche Begründung«, »auferstandene Einhörner«,[4] eine »von modernen Homöopathen bevorzugte Deutung«, »Glaube an die magischen Eigenschaften verdünnter Lösungen«, »was als Verirrung erscheint«, »Ergebnisse, die mit der geläufigen Theorie nicht erklärbar sind«, »respektvolle Ungläubigkeit des Nobelpreisträgers Jean-Marie Lehn«, die »unbekümmerte Interpretation von Ergebnissen durch Benveniste«, »unangemessene Interpretationen der Tatsachen«, »magische Resultate«, »Experimente zu hohen Verdünnungen und ein gut Teil Homöopathie mit ihren alchimistischen Vorstellungen«, »revolutionäre Feststellungen«, »Bruch der allgemeingültigen physikochemischen Gesetze«, »Negieren unseres geistigen Erbes«, »wie kann James Bond Martinis unterscheiden, die gerührt bzw. geschüttelt sind«, eine »Täuschung über die Interpretation der Daten«, die »außergewöhnlichen Behauptungen in dieser Interpretation«, »keine Grundlage der Folgerung, die während zweier Jahrhunderte angesammelten chemischen Daten seien falsch«, die »Zirkusatmosphäre, hervorgerufen durch die Publikation der Originalarbeit«, die »Tatsache, daß man immer noch nur einen Teelöffel Zucker zum Süßen des Tees braucht«, »existierende wissenschaftliche Paradigmen«, »Mißachtung des Massenwirkungsgesetzes oder der Avogadro-Zahl«, »originelle Forschung, die eine allgemeine wissenschaftliche Vorbildung erfordert, damit Unsinn als solcher erkannt werden kann«, »besonders sorgfältig zu prüfende Berichte über Einhörner«, »glauben,

[4] Wenn Begriffe einige Male wiederholt werden, dann deswegen, weil sie in den verschiedenen Artikeln wiederholt wurden, die im Anhang 7b aufgeführt sind.

daß nicht mehr vorhandene Moleküle sozusagen einen Abdruck im Wasser hinterlassen«, »die erste Ausgabe der ›Neuen Ansätze zu wirklich unglaubhaften und lächerlichen Rätseln‹«, »Spekulation, warum Wasser sich an einige Ereignisse erinnern kann und andere vergißt«, »Veröffentlichung von Artikeln über unsinnige Theorien«, »Daten in krassem Widerspruch zu früheren Ergebnissen, die gut belegt und leicht reproduzierbar sind«, »ungewöhnliche Behauptungen«, »Angriff auf die Gesetze der Chemie«, »göttliche Intervention, so wahrscheinlich wie glaubhaft«, »Feststellungen, die gegen die physikochemischen Gesetze verstoßen, die der Wissenschaft bekannt sind«, »Daten, die angeblich den Ergebnissen einiger Jahrhunderte chemischer Forschung widersprechen«, eine »ganze Ladung Schrott«, »10^{74} Ozeane wie die auf der Erde würden benötigt, damit ein einziges Molekül der ursprünglichen Substanz zu finden wäre«, die »gewöhnlichen Regeln der Wechselwirkungen in Biologie oder in physikalischer Chemie, bei denen das Molekül der wesentliche Träger der Information ist«, das »Versagen fundamentaler Prinzipien«, »Widerspruch gegen alle Gesetze der physikalischen Chemie und der Biologie«, »unglaubhafte Resultate«, »Beobachtungen ohne jede objektive Grundlage«, ein prominenter Wissenschaftler, der Benvenistes Artikel gezielt nicht las, weil dies »Zeitverschwendung« wäre, »die Standardtheorie liefert keine Erklärung für solche Resultate« und »ein Priester, der während der Messe feststellt, daß Wasser das Gedächtnis an Gott bewahrt«.

In der Lawine von theoretischen Einwänden, die in Fachzeitschriften veröffentlicht wurden, erscheint das Niveau der Argumentation etwas dürftig. Unter allen Publikationen, die den Artikel von Davenas *et al.* zitierten, wird als *einziges* wissenschaftliches Gesetz das Massenwirkungsgesetz erwähnt, das die chemischen Reaktionen bestimmt. Offensichtlich wurde dieses Gesetz nur für meßbare Mengen der reagierenden Substanzen überprüft. Ein Gesetz, dessen Gültigkeit für einen gewissen Wertebereich man erkannte, muß aber nicht unbedingt auch für andere Bereiche zutreffen. Mit Hilfe des Massenwirkungsgesetzes die bloße Möglichkeit widerlegen zu wollen, daß hohe Verdünnungen Wirkungen haben können, ist nicht logischer, als würde man die Einsteinsche Relativitätstheorie unter Berufung auf die 200 Jahre währende Bestätigung der Newtonschen Bewegungsgesetze bestreiten. In beiden Fällen bedeuten die neuen Phänomene lediglich in zuvor unerforschten Bereichen einen Unterschied.

Als letztes Beispiel für den Zirkelschluß, mit dem die Möglichkeit eines Wassergedächtnisses bestritten wird, möchte ich ein Argument anführen, das von Maddox in seinem Artikel »Wellen, hervorgerufen durch extreme Verdünnung« zitiert wird; hiermit sollte die Kontroverse ein für alle Mal beendet werden. Der Herausgeber von *Nature* schrieb, selbst wenn alle Materie des Universums in Wasser umgewandelt würde, wäre dies nicht genug, um die hohen Verdünnungen zu realisieren, die von Benveniste vorgestellt wurden. Ein solches Argument setzt voraus, daß diese Verdünnungen nur wirken würden, wenn sie einige Moleküle der Originalsubstanz enthielten. Das ist genau die Hypothese, der die neuen Experimente zu widersprechen scheinen. Nun werden homöopathische Verdünnungen aber nicht hergestellt, indem eine »unendliche« Menge von Wasser den aktiven Molekülen zugefügt wird, sondern durch sukzessive Verdünnungen in eine konstante Wassermenge.

Wie im ersten Kapitel erwähnt, existiert bislang noch keine Theorie des Wassergedächtnisses. Einige Autoren boten jedoch theoretische Deutungen für die einzige Frage an, die die Gegner des Wassergedächtnisses offensichtlich zu stellen versäumt hatten (zumindest in wissenschaftlichen Publikationen). Die Frage lautet: »Wie kann man die Tatsache verstehen, daß Wassermoleküle eine Struktur bilden können, die der thermischen Bewegung widersteht?« Im ersten Kapitel hatte ich darauf hingewiesen, daß die Theorie der kohärenten Bereiche möglicherweise eine Antwort auf diese theoretische Frage bieten könnte. Eine andere Frage wurde von einem Autor gestellt, der die enorme Informationsmenge bemerkt hatte, die damit zusammenhängen könnte, daß Wasserstoff und Sauerstoff (die beiden Komponenten des Wassers) natürliche Isotope haben.

Abschließend möchte ich ein persönliches Zeugnis über die Haltung abgeben, die da lautet: »Ich will nichts davon hören«. Sie kam zutage, als Benveniste versuchte, eine theoretische Erklärung seiner Ergebnisse zu liefern. Wie schon gesagt, sandte das INSERM im April 1993 einige Experten, um Benvenistes Arbeiten zu überprüfen. Bei dieser Gelegenheit wurde es Benveniste ausdrücklich verboten, Preparata oder del Giudice einzuladen; sie hätten die mögliche Verknüpfung zwischen ihrer Theorie der kohärenten Bereiche und dem Wassergedächtnis erklären können. Benveniste mußte sich also auf einen ehemaligen Physiker, das heißt auf mich, verlassen, um mit einem Physik-Nobelpreisträger (Charpak) zu diskutieren. Bei der Entgegnung auf meine Ausführungen hatte Charpak nur einen Einwand: Er hatte de Gennes, einen anderen französischen Physik-Nobelpreisträger, zu Rate gezogen, und dieser hatte ihm berichtet, Nozières (ebenfalls ein Physiker, Lehrstuhlinhaber am *Collège de France*) habe ihm versichert, die Theorie der italienischen Physiker treffe nicht zu. Mit einem derart schlagenden Argument konfrontiert, konnte ich nur noch schweigen.

Kapitel 8

Repression in der Wissenschaft
Psychologische Aspekte

Bisher wurde hier die wissenschaftliche Zensur im wesentlichen als eine Manifestation der herrschenden Lehrmeinung in der akademischen Gemeinschaft dargestellt. Jedoch ist sie nicht nur ein Ausdruck der Stärke. Wie andere Formen sozialer Unterdrückung kann sie auch als ein Zeichen psychologischer Schwäche gedeutet werden. Diese Sichtweise hat den Vorteil, daß sie uns die Kraft geben kann, gegen die Zensur zu kämpfen, während die zuvor geschilderte Betrachtungsweise eher eine fatalistische Haltung fördert.

Anpassung an die orthodoxen Lehrmeinungen ist nicht allein durch soziologische Motive, zum Beispiel beruflichen Ehrgeiz, zu erklären. Unter den entschlossensten Gegnern des Wassergedächtnisses verfolgen einige in dieser Kontroverse kein unmittelbar berufliches Interesse. Sie haben dabei nichts zu verlieren oder zu gewinnen. Wenn Nobelpreisträger oder Mitglieder wissenschaftlicher Akademien die Theorie hoher Verdünnungen angreifen, dann tun sie es nicht, weil sie sich davon irgendeinen beruflichen Vorteil versprechen.

Aufgrund der sehr emotionalen Reaktionen gegen das Wassergedächtnis muß ich annehmen, daß hier persönliche Aspekte eine Rolle spielen. Ich vermute, daß nicht nur eine vorherrschende Theorie, eine Disziplin oder ein führender Wissenschaftler bedroht wird. Die Möglichkeit, daß die orthodoxe Wissenschaft irren könnte, bedroht in diesem Fall auch die Weltsicht des einzelnen.

Wir alle kennen existentielle Ängste, und man kann am besten damit umgehen, wenn man sich einer Gruppe zugehörig fühlt. Wir gewinnen ein Gefühl der Sicherheit aus den Werten der Gruppe sowie aus deren Normen, Gebräuchen und Gewißheiten. Dies hilft uns, unsere eigene Identität zu finden. Aus psychologischer Sicht unterscheiden sich eine Gruppe und eine Sekte darin, daß in letzterer die Differenzierung zwischen »jenen« und »uns« quasimetaphysisch ist. Für das Mitglied einer Sekte besteht die Menschheit daher aus zwei Teilen, nämlich aus »uns«, die wir die Wahrheit kennen, und allen anderen, das heißt »jenen«, die diese Wahrheit entweder ablehnen oder keinen Zugang zu ihr finden können.

Wegen seines religiösen Aspekts mag der Begriff »Sekte« unangemessen erscheinen, wenn von Wissenschaftlern die Rede ist. Diese wehren sich vehement gegen die Vorstellung, ihre wissenschaftliche Weltsicht könnte ein System von Anschauungen, sozusagen einen Glauben bilden. Aber eben diese Illusion, keinem Glauben anzuhängen, charakterisiert die wissenschaftliche »Kirche« bzw. Gemeinschaft. In dieser Hinsicht ist der Wissenschaftsgläubige dem, der an den Marxismus glaubt, näher als dem religiösen Glaubensbruder.

In einer Zeit, in der andere Wertsysteme (vor allem religiöse oder politische) an Boden verlieren, erscheint die Wissenschaft als das einzige noch bestehende System. Wissenschaftler sind die Priester dieses Glaubens, und wir haben gleichzeitig mehr oder weniger Teil an dieser Glaubensgemeinschaft. Das Bedürfnis, zu glauben, kann in der Wissenschaft sehr stark sein – selbst bei jenen, die recht wenig davon verstehen, denn die Wissenschaft gilt als fester Hort der sicheren Erkenntnis in einer unsicheren Welt.

Nach meiner Überzeugung besteht hier ein Konflikt oder zumindest eine Spannung zwischen der Suche nach dem Sinn und der Suche nach Gewißheit. Was man auf der einen Seite gewinnt, verliert man auf der anderen. Der britische Wissenschaftler Cyril Smith schrieb kürzlich, »die Fähigkeit, Ungewißheit hinzunehmen, sei kennzeichnend für das Erwachsensein«. Aus dieser Perspektive sind Wissenschaftler häufig überraschend jung geblieben.

Anpassung und Selbstzensur

Die effizienteste Methode der Kontrolle von Gedanken ist die, die wir auf unsere eigenen Ansichten anwenden. Wie schon erwähnt, bin ich nicht einverstanden mit einer rein soziologischen Erklärung der konservativen Haltung vieler Wissenschaftler. Es trifft zwar zu, daß der Wunsch, seine Anstellung zu behalten oder befördert zu werden, solches Verhalten bestimmen kann; aber ich meine, daß Konservatismus und Konformität oft weit eher psychologische als sozioökonomische Gründe haben.

Es war nicht nur die Angst um die Karriere, die Tausende von Physikern, Chemikern und Biologen davon abhielt, nach Informationen über das Wassergedächtnis zu suchen, sondern auch die Furcht, sich lächerlich zu machen und in der »wissenschaftlichen Gemeinschaft« an Glaubwürdigkeit zu verlieren. Während meiner Recherchen traf ich sogar zwei Wissenschaftler, die – weitgehend unabhängig von Benveniste – Effekte hoher Verdünnungen beobachteten, aber es vorgezogen hatten, darüber zu schweigen.

In einem Fall hatte ein Forscher einen Artikel verfaßt, in dem er erwähnte, er habe biologische Effekte jenseits des üblichen Verdünnungsbereichs beobachtet. Der Gutachter verlangte, daß er diese Feststellung aus der Publikation streiche. Der Verfasser fügte sich, und sein Artikel wurde gedruckt. Später verfolgte er diese Sache nicht mehr weiter. Im anderen Fall hatte die betreffende Wissenschaftlerin zwei Jahre lang in einem pharmazeutischen Unternehmen über unerwünschte Effekte hoher Verdünnungen geforscht. Danach kehrte sie an das CNRS zurück, dessen Mitglied sie war. Obwohl sie von der Realität dessen überzeugt war, was sie untersucht hatte, und obwohl die Wissenschaftler am CNRS Dauerstellungen haben, setzte sie ihre Untersuchung nicht fort. In beiden Fällen berichteten mir die Wissenschaftler von sich aus den Ablauf der Geschehnisse.

Ein anderes Beispiel für die Furcht vor der Lächerlichkeit betraf einen Wissenschaftler, der ein INSERM-Laboratorium leitet. Dieser

war mutig genug gewesen, mir und zwei Begleitern einen Besuch zu gestatten, um einige Überprüfungen der Übertragungsexperimente durchzuführen. Weil in letzter Minute der Zeitpunkt für die Tests verschoben wurde, fiel unsere Ankunft mit der Anwesenheit eines anderen auswärtigen Wissenschaftlers zusammen. Zu meiner Überraschung bat uns der Direktor: »Wenn jemand Sie fragt, sagen Sie bitte nicht, daß Sie mit Professor Benveniste zusammenarbeiten. Sagen Sie einfach, daß Sie mit mir zusammenarbeiten.«
Eine noch größere Furcht, sich lächerlich zu machen, wurde mir bei anderen Gelegenheiten demonstriert, ebenfalls im Zusammenhang mit Übertragungsexperimenten. Einem Biologen, der im INSERM einen verantwortungsvollen Posten bekleidete, berichtete Benveniste eines Tages von einem Test, den ich in einem Laboratorium durchführen wollte, das nahe beim Institut jenes Biologen lag. Dieser versprach, zu kommen und den Test zu beobachten. Allerdings blieb er nur zwei Minuten, weil er »zu beschäftigt« war.
Eine ähnliche Begebenheit trug sich im Mai 1993 zu, als ich einige öffentliche Übertragungsexperimente vorbereitet hatte. Benveniste hatte viele Kollegen gebeten, zu kommen und dieser Demonstration beizuwohnen. Die meisten blieben fern, darunter auch der Physiker, der vom INSERM gebeten worden war, sich als Experte eine Meinung zu den Übertragungsexperimenten zu bilden. Ferner bemerkte ich, daß die einzige der anwesenden Personen, die nicht mit Benveniste zusammenarbeitete, kein Forscher war, sondern ein Ingenieur. Es ist natürlich schwer zu sagen, inwieweit diese Abneigung der Wissenschaftler auf die Furcht zurückzuführen war, sich durch das Zusammensein mit Benveniste zu kompromittieren, und inwieweit es Selbstschutz bezüglich eigener Überzeugungen war.
Um diese Verschwörung gegen die Übertragungsexperimente zu brechen, wollte Benveniste einigen Forschern die Gelegenheit geben, selbst ein Übertragungsexperiment vorzunehmen. Aus diesem Grund schrieb ich an einen mir bekannten Physiker, der

öffentlich gegen das Wassergedächtnis Stellung bezogen hatte. Obwohl wir in den vergangenen 20 Jahren freundschaftlichen Umgang miteinander pflegten, beantwortete er mein Einladungsschreiben nicht, dem ich das Protokoll eines Demonstrationsexperiments beigefügt hatte.

Schließlich möchte ich betonen, daß es sich bei allen eben angeführten Beispielen – außer den ersten beiden – um etablierte Wissenschaftler handelte. Ich glaube, deren Widerstreben, sich auch nur in die Nähe von Übertragungsexperimenten zu begeben, beruhte wohl eher auf Selbstzensur und Abneigung als auf direkter Zensur von außen. Es gibt keine schlimmere Zensur als die, die man bereits verinnerlicht hat.

Die Illusion der Objektivität

Das Vertrauen in die Objektivität hat nur ein Credo: Es ist möglich, Erkenntnisse über die Welt zu gewinnen, und zwar unabhängig von der Person, die diese Erkenntnis erzielt. Für jene, die nach Objektivität streben, erscheint die wissenschaftliche Methode als bester Weg zur Erkenntnis. Ein führender Vertreter des positivistischen Denkens schrieb einmal über »Erkenntnis ohne Erkennenden«. Gemäß dieser Anschauung und wie von dem Philosophen Karl Popper postuliert, existiert die Erkenntnis unabhängig und muß nur durch das Objektiv der wissenschaftlichen Methodik »fotografiert« werden.

Ich meine, wissenschaftliche Erkenntnis ist das Ergebnis einer *Begegnung* zwischen natürlichen Phänomenen, die unabhängig von uns bestehen, und uns, die wir diese Erscheinungen interpretieren. Es sind nicht so sehr die Phänomene selbst, die vom Beobachter abhängen, sondern die Erkenntnisse, die wir über sie gewinnen können. Wissenschaftler sind extrem naiv in bezug auf ihre eigene Subjektivität. Ich glaube, diese Einfalt behindert die wissenschaftliche Erkenntnis ganz entscheidend. Wenn Wissenschaftler von Subjektivität als einem Hindernis gegen die Erkenntnis sprechen, dann meinen sie gewöhnlich die Subjektivität der anderen anstatt ihre eigene.

Nach Karl Popper ist ein wirklicher Wissenschaftler jemand, der seine eigenen Annahmen zu widerlegen versucht. Indem er gegen seine persönlichen Überzeugungen ankämpft, versucht dieser ideale Wissenschaftler, seine Beobachtungen gegen seine eigenen vorläufigen Deutungen oder Hypothesen ins Feld zu führen. Erst wenn er eine Hypothese auf allen möglichen Wegen zu entkräften suchte und dies ihm nicht gelang, kann er aufgrund fehlender Gegenbeweise seinen Befunden vorläufig den Status einer Theorie verleihen. Er ist aber stets bereit, seine Annahmen zu überdenken, sobald neue empirische Informationen vorliegen.

Von einem rein wissenschaftlichen Standpunkt aus haben viele Autoren hervorgehoben, daß eine Eins-zu-eins-Entsprechung zwischen »Tatsachen« und Theorien in der Praxis unmöglich zu erreichen ist. Und wirklich werden bei dem beschriebenen Prozeß viele Annahmen willkürlich aus den gegebenen Alternativen ausgewählt. Wichtig scheint mir in diesem Zusammenhang die Feststellung, daß es naiv ist, die entscheidende Rolle der menschlichen Subjektivität bei der wissenschaftlichen Erkenntnis zu ignorieren. Zuweilen war diese Einfalt recht spektakulär. Beispielsweise erwähnte Maddox in dem *Nature*-Artikel, der im Jahre 1988 die Debatte beenden sollte, die »wahrhaft Poppersche Gesinnung«. Daß ihm selbst diese Gesinnung fehlt, zeigte er in einem am 5. Juli 1994 ausgestrahlten Fernsehinterview. Darin vertrat er die Meinung, Benveniste würde um so unglaubwürdiger, je sturer er an der Stichhaltigkeit seiner Experimente zu hohen Verdünnungen festhalte. Ich sehe darin ein gutes Beispiel für jemanden, der selbst nicht von seiner Position weicht und die Möglichkeit weit von sich weist, daß Beobachtungen ihn eines Tages zwingen könnten, seine Meinung zu ändern.

Ein anderes Beispiel für diese Naivität ist das Verhalten von Metzger. Wie bereits dargelegt, hatte er eilig ein Experiment ausgeführt und die Ergebnisse in *Nature* unter dem Titel »Es bleibt nur das Lächeln« publiziert. Dieses Experiment sollte zeigen, daß die von Benveniste und seinen Kollegen berichteten Experimente zu hohen Verdünnungen nicht reproduziert werden könnten. In seinem Artikel berief sich Metzger auf ein »fundamentales Prinzip der Objektivität«, um die Aussagen italienischer und israelischer Wissenschaftler abzutun, die mit Benveniste zusammengearbeitet hatten. Ihnen war es gelungen, einige seiner Experimente zu hohen Verdünnungen zu wiederholen. Laut Metzger waren diese Wissenschaftler nicht »unabhängig«. Jedoch könnte er seinerseits als nicht unabhängig disqualifiziert werden, denn er hatte als Gutachter des umstrittenen Artikels fungiert und tatkräftig gegen dessen Publikation in *Nature* opponiert. In der Kontroverse über Versuche, die Experimente zu hohen Verdünnungen zu reproduzieren, kann Metzger daher als persönlich befangen angesehen werden. Er selbst kam anscheinend nicht auf die Idee, diese Verquickung könnte seine Objektivität trüben. Mit anderen Worten: Alle Wissenschaftler sind objektiv, aber einige Wissenschaftler sind objektiver als die anderen.

Der Mythos der wissenschaftlichen Objektivität kann aus verschiedenen Perspektiven betrachtet werden: historisch, erkenntnistheoretisch und psychologisch. Historisch gesehen, entwickelte sich die Verehrung der Vernunft (sozusagen als einer Gottheit) in der Französischen Revolution als Teil einer Bewegung, die den Einfluß der Kirche eindämmen wollte. Zweihundert Jahre später stehen die gleichen Gruppen in vorderster Front gegen Religion und »falsche« Wissenschaft. Diese historische Tatsache wirft ein interessantes Problem auf: Der wissenschaftliche Fundamentalismus ist vor allem in Frankreich besonders stark. Wie ist es dann zu verstehen, daß Frankreich auch das Land ist, in dem die homöopathische Medizin am weitesten entwickelt ist? Der Grund kann kaum der sein, daß Hahnemann, der deutsche Begründer der Homöopathie, vor zwei Jahrhunderten in Paris Zuflucht fand. Nach meiner Überzeugung ist das Florieren der alternativen

Medizin im Ursprungsland des cartesischen Dogmatismus nur scheinbar ein Paradox. Denn diese Formen der Medizin entwickelten sich als Reaktion auf die starren und unmenschlichen Methoden der offiziellen Medizin; und solange sie sich *gegen* etwas entwickelten, zeigten auch sie ihre eigenen Formen von Starrheit und ihre eigene Art von Dogmatismus.

Von einem erkenntnistheoretischen Standpunkt aus gesehen, verwehrt uns der wissenschaftliche Positivismus alle Information, die wir durch unsere intuitive Wahrnehmung der Realität oder unsere Gefühle erhalten. Ich halte das für unklug. Beispielsweise rührte mein Interesse am Wassergedächtnis teilweise daher, daß ich mir selbst gestattete, mir mein Gefühl der Entrüstung bewußt zu machen. Die Tatsache, daß ich es wagte, meiner Intuition zu folgen, erwies sich bei meinen Recherchen als nützlich. Als Beispiel dafür mögen meine Nachforschungen hinsichtlich der Basophilenzählungen und der Poisson-Statistik dienen, die im Anhang 6b, Seite 227, skizziert sind. Meiner Intuition folgend, vertraute ich den Leuten, die ich in Clamart getroffen hatte, darunter Elisabeth Davenas. So konnte ich mich leichter über meinen ersten Eindruck, daß ihre statistischen Kenntnisse bei weitem nicht perfekt waren, hinwegsetzen.

Es gab schon öfter Fälle, daß wissenschaftlicher Fortschritt dadurch initiiert wurde, daß sich jemand auf seine Intuition verließ und Forschungsarbeiten betrieb, die der orthodoxen Lehrmeinung widersprachen. Ein Beispiel dafür finden wir auf dem Gebiet der Humangenetik. Ein Ehepaar, beide Albinos, bekam ein Kind, das kein Albino war. Man weiß, daß Albinismus durch ein rezessives Gen hervorgerufen wird, das heißt durch ein Gen, das sich nur dann sichtbar manifestiert, wenn der Defekt im Gen beider Elternteile vorhanden ist. Weil dies hier der Fall war, hätten also alle Kinder dieses Paares denselben Gendefekt aufweisen müssen. Daraus folgte zwangsläufig, daß der Ehemann der Mutter nicht der Vater ihres »normalen« Kindes sein konnte. Jedoch beteuerte das Paar so entschieden das Gegenteil, daß sich ein Wissenschaftler beeindrucken ließ und sich daraufhin intensiver mit der Materie befaßte. Er wurde mit der Entdeckung belohnt, daß Albinismus durch einen von zwei *verschiedenen* Gendefekten verursacht werden kann. Jedes der beiden Elternteile hatte, wie sich herausstellte, einen anderen Gendefekt, so daß das Kind ein »gutes« Gen für jedes Merkmal der Augenfärbung erbte. Weil ein intaktes Gen für jedes der Merkmale ausreicht, war das Kind entgegen früherer Erwartung kein Albino.

Wie Westrum recherchiert hatte, widersprachen auch im Fall der Meteoriten die Aussagen von Laien der offiziellen Lehrmeinung und trugen so zu einem wissenschaftlichen Fortschritt bei. Bauern hatten immer wieder über den Absturz schwerer Brocken berichtet, aber die Wissenschaftler hatten darüber nur die Nase gerümpft. Noch keiner von ihnen hatte ein solches Ding beispielsweise während einer Tagung in den Hof der französischen Akademie der Wissenschaften fallen sehen. Erst das Engagement eines Anwalts brachte die Akademiker dazu, den Sachverhalt ernsthaft zu untersuchen. Aufgrund seiner Tätigkeit darin geübt, Zeugenaussagen zu beurteilen, war er bei den Berichten über die Meteoriten von der Genauigkeit und der Übereinstimmung der verschiedenen Berichte beeindruckt.

Es gibt noch eine dritte, psychologische Perspektive des Mythos von der Objektivität. Die amerikanische Feministin Susan Bordo hatte den »Hang zur Objektivität« analysiert, der für unsere cartesische Kultur so charakteristisch ist, vor allem unter Männern. Georges Devereux, der Ethnologie und Psychoanalyse studiert hatte, untersuchte ebenfalls den Hang zur Objektivität und verfaßte darüber ein Buch mit dem Titel *Angst und Methode in den Verhaltenswissenschaften.* Wie in der Verhaltensforschung so kann auch in jeder anderen wissenschaftlichen Disziplin eine starre Anwendung wissenschaftlicher Methoden ein Hindernis für neue Erkenntnisse sein. Das habe ich hier zu zeigen versucht.

Betrachte ich meine eigene Vergangenheit einmal aus einer psychologischen Perspektive, dann wundere ich mich darüber, daß die meisten meiner Kollegen keine Wissenschaftler wurden, weil sie in ihrer Jugend eine bestimmte Entscheidung trafen: nämlich stets Erkenntnisse zu vermeiden, die unmittelbar das Selbst betreffen. Anders gesagt: Objektivität kann nicht nur dem Erkenntnisgewinn dienen, sondern auch ein Alibi für die Weigerung sein, den Dingen auf den Grund zu gehen. Wir alle neigen dazu zu sagen: »Ich will nichts davon hören«, wenn uns etwas als zu bestürzend erscheint. Und was die Wissenschaftler wohl verstört, ist eben diese Selbsterkenntnis. Im Falle des Wassergedächtnisses diente das von Metzger und anderen beschworene »Prinzip der Objektivität« jedoch nicht nur dazu, Laien zu verwirren, sondern auch Wissenschaftler wurden Opfer der Selbsttäuschung.

Vertrauen in Verstehbarkeit und Regelentsprechung von Naturerscheinungen

Die Verstehbarkeit und die Regelentsprechung von Naturerscheinungen sind zwei Aspekte des wissenschaftlichen Katechismus. Diese zwei Merkmale sind auch Teil unserer intuitiven Beziehung zur Welt. Beispielsweise wird ein Kind, das einen Löffel losläßt, herausfinden, daß es niemals vorkommt, daß dieser nicht herunterfällt. Wissenschaftlich ausgedrückt: Das Kind lernt, daß identische Ursachen identische Effekte hervorrufen. Auch als Erwachsene haben wir unzählige Erfahrungen, die uns an die Regelentsprechung natürlicher Phänomene glauben lassen, ebenso an unsere Fähigkeit, diese zu verstehen. Alles, was dieser Vorstellung von einer wohlgeordneten Welt zu widersprechen scheint, kann Grund zur Angst sein. Selbst so triviale Fakten wie eine Wetterlage, die der Jahreszeit nicht entspricht, können uns zuweilen beunruhigen.

Der Glaube an die Regelentsprechung natürlicher Phänomene ist in unserer Kultur verankert, aber ich meine, daß er besonders ausgeprägt bei denjenigen ist, die eine wissenschaftliche Ausbildung durchlaufen haben. Im Alltag sind wir häufig mit Ereignissen konfrontiert, deren innere Logik uns verborgen bleibt. Aber wir passen uns an und akzeptieren unser Unvermögen, alles zu erklären, was wir sehen. Angenommen, der Drucker an meinem Computer funktioniere nicht richtig. Weil ich über das »Innenleben« solcher Geräte praktisch nichts weiß, kann ich es hinnehmen, daß ich die Ursache nicht zu ergründen vermag. Also lasse ich den Drucker entweder reparieren oder kaufe mir einen neuen.

Ein Wissenschaftler kann jedoch unfähig sein, auf seinem Forschungsgebiet etwas hinzunehmen, das unklar oder unsicher ist. Dann wird er dazu neigen, alle Fragen zu unterdrücken, die nicht auf präzise Weise als »metaphysisch« ausgedrückt werden können (zum Beispiel: »Was ist der Sinn meiner Arbeiten?«). Die meisten Wissenschaftler haben ein Bedürfnis nach Sicherheit und werden recht ängstlich, wenn sie sich etwas Unvorhersagbarem gegenübersehen, etwa dem menschlichen Verhalten. In einer vorausgegangenen Publikation hatte ich gezeigt, daß bei Studien, die sich mit Menschen befassen, die Forscher die »Subjekte« ihrer Untersuchungen allgemein »entmenschlichen«, indem sie standardisierte Tests auf sie anwenden und auch andere Mittel finden, die mit dem Leben verknüpften unvermeidlichen Unwägbarkeiten zu »kontrollieren«.

Natürlich hat das Bestreben der Wissenschaftler nach umfassendem Verstehen positive Aspekte. Ungewißheit nicht zu akzeptieren, war eine Quelle wissenschaftlicher Entdeckungen. Während der Laie mit kleineren Anomalien leben kann, sind sie für den Wissenschaftler unerträglich. Sie sind für ihn Ansporn, nach einer Übereinstimmung zwischen anscheinend nicht miteinander zusammenhängenden Fakten oder Ereignissen zu suchen. Die Kehrseite der Medaille ist: Wenn sich eine Anomalie nicht in das anerkannte Gedankengebäude einfügen läßt, werden Wissenschaftler geneigt sein, sie außerhalb ihres Wissensbereichs zu isolieren. Das Wassergedächtnis ist ein Beispiel für solch eine unerwünschte Erkenntnis. Im ersten Kapitel erwähnte ich einige andere Anomalien, die die Geschlossenheit wissenschaftlicher Theorien und deren Möglichkeiten der Deutung anscheinend bedrohten. Die Wissenschaftler verfolgen häufig unbewußt die Strategie, scheinbar unlösbare Fragen so lange zu ignorieren, bis sich ein Lösungsansatz abzeichnet.

Wissenschaftler, die nicht berücksichtigen wollen, was ihrer Sichtweise von Gesetz und Ordnung natürlicher Phänomene widersprechen könnte, folgen oft einer einfachen Regel: Was nicht zu verstehen ist, das ist unmöglich. Sie sind besessen von der Furcht, daß ihnen etwas entgleiten könnte, und einer ihrer Schlüsselbegriffe ist »Kontrolle«. In der Politik führt die Kontrolle, wenn das Bedürfnis nach »Law and Order« übermächtig wird, zum Ende der Demokratie. Und in der Wissenschaft führt die Kontrolle zum Unterdrücken innovativer Forschung.

Wissenschaft und Gesellschaft
Die goldene Regel der Wissenschaftler

Es gibt gewisse Kontroversen, die eine der fundamentalen Regeln der Wissenschaftler illustrieren. Nach dieser Regel gibt es zwischen dem exklusiven Kreis der wissenschaftlichen Gemeinschaft und der »Außenwelt« eine starre Abgrenzung, jedenfalls was naturwissenschaftliche Erkenntnisse angeht. Dieser Grundsatz kann auch anhand der Geschichte des Biomagnetismus erläutert werden (siehe das erste Kapitel) sowie der Reaktionen auf die wissenschaftliche Untersuchung homöopathischer Verdünnungen.

Als der Skandal um die hohen Verdünnungen begann, hatte die INSERM-Gruppe bereits zwei wissenschaftliche Artikel über hohe Verdünnungen publiziert. Aber diese Berichte über solch ein erschreckendes Phänomen wurden von den Wissenschaftlern nicht diskutiert. Das Ausmaß der Feindseligkeit gegen Benveniste mag dadurch zu erklären sein, daß er vielen Kollegen als Verräter erschien, da er externe Erkenntnisse (das heißt solche der Homöopathie) unterstützte. Zu allem Überfluß spielten die Medien eine entscheidende Rolle im Kampf gegen das Komplott des Schweigens. Anscheinend war es der Artikel einer bedeutenden französischen Zeitung über Experimente, die von *Nature* zensiert wurden, der diese Zeitschrift schließlich zwang, die Arbeit von Davenas *et al.* zu publizieren. Als Revanche für etwas, das er als unerträglichen Druck ansah, reagierte Maddox mit dem unerhörten Schachzug, nach Clamart zu reisen, um persönlich ein Urteil zu fällen. Fünf Jahre später versuchte Benveniste zu erklären, warum die von *Nature* (im Dezember 1993) publizierten Experimente bei weitem kein vernünftiger Ansatz waren, seine Experimente zu reproduzieren. Nun verweigerte *Nature* den Abdruck dieser Entgegnung, die Benveniste zusammen mit Spira verfaßt hatte. Erst eine Fernsehsendung über wissenschaftliche Ketzerei veranlaßte *Nature* zur Publikation einer sehr kurzen Version jener Entgegnung. Sie erschien erst sieben Monate, nachdem sie bei *Nature* eingegangen war. Dieses Hinauszögern steht in krassem Gegensatz zu dem fast unverzüglichen Abdruck unzähliger Artikel, die im Sommer 1988 gegen die Experimente zu hohen Verdünnungen eingereicht worden waren.

Als ein Beispiel für die emotionsgeladenen Reaktionen, die die Benveniste-Affäre hervorrief, möchte ich ein Gespräch heranziehen, das ich mit einem meiner früheren Lehrer hatte. Vor vielen Jahren hatte er mich in meinen Arbeiten zur Genetik und zum Intelligenzquotienten ermutigt. Später, im Jahre 1991, sandte ich ihm das Manuskript meines Buches *L'Homme Occulte.*[1] Dieses enthielt einen zehn Seiten langen Abschnitt über das Wassergedächtnis. Zwei Stunden lang sprach mein früherer Lehrer ausschließlich über diese Passage, und zwar mit einer Leidenschaft, die jegliche Diskussion unmöglich machte. Ich hatte offensichtlich einen empfindlichen Nerv getroffen.

[1] Schiff, Michel: *L'Homme Occulté: Le Citoyen face au Scientifique*, Paris, Editions Ouvrières, 1992

Einer der erklärten Gegner des Wassergedächtnisses meinte – wahrscheinlich zutreffend –, daß die Öffentlichkeit kein Interesse am Gedächtnis irgendeiner obskuren Substanz habe. Wie er sagt, ruft das Wort »Wasser« sehr archaische Reaktionen hervor. Meine persönliche Meinung ist, daß im Falle des Wassergedächtnisses, wie bei anderen Kontroversen über das Lebendige, die Laien richtig reagierten und interessiert waren. Selbst von einem streng wissenschaftlichen Standpunkt aus gesehen, ist Wasser keine gewöhnliche Substanz. Die Öffentlichkeit hat kein genaues Wissen über die anomalen Eigenschaften des Wassers und weiß auch nicht, daß eben diese Anomalien das Leben auf der Erde erst möglich machten. Die meisten Menschen scheren sich nicht um den Wasseranteil lebender Zellen oder um die Kommunikationsprobleme bei Molekülen in einer von Wasser erfüllten Zelle. Sie wissen auch nichts über die Wirkung oszillierender Magnetfelder auf gewisse Prozesse in den Zellen. Außerdem sind ihnen die theoretischen Probleme gleichgültig, die von den Experimenten mit hohen Verdünnungen aufgeworfen wurden. Was sie aber wissen und worum sie sich kümmern, ist die Tatsache, daß das Wasser bei den Lebensvorgängen eine entscheidende Rolle spielt.

Aber die Angst der Wissenschaftler vor der Möglichkeit, daß Wasser wirklich ein Gedächtnis hat, ist nach meiner Meinung mehr als nur Streß, den Konservative vor möglichen Umwälzungen ja immer haben. Sie sprechen davon, daß Forschungsergebnisse mehrerer Jahrhunderte gekippt würden; aber das ist weitgehend nur ein Rationalisieren. Das Hauptproblem liegt woanders. Die wissenschaftlichen Interessen, die beim Wassergedächtnis dahinterstehen, sind real, doch glaube ich nicht, daß sie allein so extreme Reaktionen hervorrufen können, wie ich sie in den letzten paar Jahren beobachtet habe.

Das Wassergedächtnis wirkte auf Wissenschaftler wie ein rotes Tuch. Ich denke, was sie stört, ist eine Bedrohung ihres Selbstbildes und ihrer Beziehung zur Erkenntnis. Sie nehmen als selbstverständlich an, daß sie ein absolutes Monopol auf das Wissen über natürliche Phänomene haben, einschließlich jener, die im menschlichen Körper auftreten. Stellen wir uns nun vor, Benveniste und einige andere hätten recht mit ihrer Auffassung über das Wassergedächtnis. Die Revolution wäre nicht einfach eine wissenschaftliche, sondern sie könnte auch eine kulturelle werden. Erwiesen sich Benvenistes Aussagen schließlich als wahr, so wären homöopathische Ärzte und ihre Patienten, die solche »Volksmittel« anwenden, rehabilitiert, und die wissenschaftlichen Autoritäten, die die Homöopathie so häufig diskreditierten, würden ziemlich dumm dastehen. Allein diese Vorstellung genügt, um Wissenschaftler schaudern zu lassen.

Churchill sagte einmal, die Demokratie sei die schlechtestmögliche Regierungsform, ausgenommen alle anderen. Man ist versucht, dieses Diktum auch auf die wissenschaftliche Forschung anzuwenden. Sie wäre demnach der schlechteste Weg zur Erkenntnis, ausgenommen alle anderen. Dieser Vergleich zwischen Wissenschaft und Demokratie illustriert zwei wichtige Nachteile des Weges, den die wissenschaftliche Gemeinschaft derzeit beschreitet.

Der erste Nachteil hängt mit der Intoleranz gegenüber Abweichlern zusammen. Die Geschichte der Demokratien ist ein langer Kampf gegen die Vorstellung, es gäbe nur einen »richtigen« Weg des Denkens und des Verhaltens. Wenn bei einer Wahl 99 Prozent der Stimmen auf eine einzige Partei entfallen, ist das unglaubhaft und verdächtig. Andererseits glaubt die Wissenschaft, wie die monotheistischen Religionen, daß es nur eine Wahrheit gebe. Ich persönlich glaube, daß es nur eine einzige reale Welt gibt. Wie dem auch sei, meine Analyse der wissenschaftlichen Praxis führt mich zu der Annahme, daß wissenschaftliche Einstimmigkeit ebenso verdächtig sein kann wie einstimmige Wahlen. Toleranz gegenüber Abweichlern ist zwar primär sozial und institutionell, hat aber auch wichtige psychologische Komponenten. Sobald man eine Vielfalt der Meinungen über die Welt zuläßt, hat man gelernt, Ungewißheit zu akzeptieren. Dies ist in der Tat eine schwere Aufgabe, insbesondere für jene, die sich entschlossen haben, Wissenschaftler zu werden.

Der zweite Nachteil betrifft die Machtverteilung. Machtkämpfe und Gewaltanwendung, um Macht zu erlangen und zu erhalten, haben die Menschheit gequält, seit es menschliche Gesellschaften gibt. Im Prinzip, wenn auch nicht immer tatsächlich, erkennen demokratische Gesellschaften die Notwendigkeit bestimmter Regeln zum Schlichten von Konflikten an. In der wissenschaftlichen Gemeinschaft dagegen gibt es praktisch keine gegenseitigen Kontrollen. Wenn hier ein Konflikt zwischen der vorherrschenden Meinung und der Auffassung einer Minderheit ausbricht, existieren keine wirksamen Vorkehrungen, der Minorität Gehör zu verschaffen. Im gegenwärtigen Streit über das Wassergedächtnis beispielsweise handelte der Herausgeber einer führenden internationalen wissenschaftlichen Zeitschrift gleichzeitig als Richter, Ankläger und Verteidiger, ferner als Polizist und als Vorsitzender eines Berufungsgerichts. Es erstaunt also nicht, daß die Angehörigen der Minderheit nach Kontrollmaßnahmen außerhalb dieses exklusiven Zirkels suchen.

Selbst Gesellschaften, die auf die Wirksamkeit des freien Marktes bauen, versuchen einzugreifen, damit keine Gruppe eine ökonomische Monopolstellung erreicht. Wenn es um finanzielle Mittel für die Forschung geht, wird sehr wenig getan, um einer Monopolstellung der vorherrschenden Lehrmeinungen vorzubeugen. Bürger und Abgeordnete haben beispielsweise keine Möglichkeit, die Stichhaltigkeit der derzeit vorherrschenden Theorien über den Krebs einzuschätzen. Aber sie können sehen, daß der Fortschritt auf diesem Gebiet sehr langsam ist, trotz der Milliardenbeträge, die hierfür aufgewandt werden. Ebenso wie die genetische Vielfalt ein natürlicher Schutz gegen verschiedenartige schädigende Einflüsse ist, so ist die wissenschaftliche Vielfalt im Gegensatz zum Monopol die einzig mögliche Garantie dafür, daß enorme Mittel nicht in eine einzige Richtung investiert werden, die eventuell in eine Sackgasse führt.

Der US-Kongreß befaßte sich kürzlich mit dem Thema des Betrugs in der Wissenschaft. Nach meiner Einschätzung sind aber Zensur und Monopol viel entscheidender und verdienen genaue Beobachtung durch alle Bürger. In der modernen Welt ist die Wissenschaft zu einem Geschäft geworden, das viel zu bedeutungsvoll ist, um es allein den Händen der Wissenschaftler zu überlassen. Das trifft vor allem für die medizinische und die biologische Forschung zu.

Der amerikanische Biochemiker James D. Watson, einer der Entdecker der Doppelhelix-Struktur der DNA, wurde gezwungen, seine Stellung als Leiter eines mehrere Milliarden Dollar umfassenden Forschungsprojekts über das menschliche Genom aufzugeben. Der Grund war ein Interessenkonflikt: Er hatte in Aktien von Gentechnikfirmen investiert. Ich meine, das ganze Projekt hätte von Beginn an genauestens geprüft werden müssen, denn es besteht in der biologischen Forschung immer das Risiko, daß eine solche Machtstellung letztlich zu einem De-fakto-Monopol führen kann.

Der Widerspruch zwischen Erkenntnis und Macht

Gruppen neigen zu einem ethnozentrischen Weltbild, das heißt dazu, sich für überlegen zu halten. Unsere moderne Gesellschaft ist ebenso ethnozentrisch eingestellt wie etwa ein isolierter indianischer Volksstamm. Die auf das Selbst zentrierte Vorstellung von der Welt ist in der Tat recht alt. Eine chinesische Sage erzählt vom Himmel, wie ihn ein Frosch sieht. Dieser Frosch hatte seinen Teich noch nie verlassen und glaubte, der Himmel sei beschränkt auf den Kreis, den er von seinem Tümpel aus sehen kann. So kam er nicht einmal auf den Gedanken, es könnte auch eine Welt dahinter geben.

Zu einer Zeit, in der mit Hilfe militärischer Satelliten zum Beispiel während des Golfkriegs jeder Baum in Bagdad identifiziert werden konnte, glauben wir, unsere Weltsicht sei global. Vor allem unter Wissenschaftlern ist diese Annahme ausgeprägt, aber die meisten sind noch nie über den Rand ihres »akademischen Teiches« hinausgekommen. Natürlich sind viele von ihnen weitgereist, haben internationale Tagungen besucht und Gespräche an den Universitäten Harvard oder Heidelberg geführt, haben vielleicht Pflanzen in Afrika untersucht; aber die meisten haben dabei ihre beschränkte Weltsicht beibehalten. Weil sie glauben, daß sie allein die Schlüssel zur Erkenntnis besitzen, sind Wissenschaftler gewöhnlich unfähig, von anderen Menschen zu lernen. Wenn sich einmal herausstellen sollte, daß meine Bücher zur Erkenntnis beitrugen, dann wird das Menschen außerhalb des Elfenbeinturms zu verdanken sein, die mich lehrten, über meine Beziehung zur Erkenntnis nachzudenken, und mir dadurch halfen, sie zu ändern.

Wir in der westlichen Welt haben ein Verhältnis zur Erkenntnis, das auf Macht gründet. Ein Beispiel dafür ist unsere Einstellung gegenüber der Akupunktur. Die Akupunktur wurde in einer traditionsbewußten Kultur empirisch entwickelt und über Tausende von Jahren angewandt. Kürzlich haben Wissenschaftler bestätigt, daß sich Akupunkturpunkte in der Tat dort befinden, wo sie nach der Tradition liegen, und daß man sie durch Änderungen des elektrischen Hautwiderstands nachweisen kann. Die Art und Weise, in der amerikanische Forscher ihr Interesse an einem der möglichen Effekte der Akupunktur entdeckten, belegt unsere kulturelle Naivität. Während eines Besuchs in China mußte ein berühmter Journalist dringend operiert werden. Die chinesischen Ärzte wandten zur Narkose die Akupunktur an, anstatt Betäubungsmittel zu verabreichen, und der betroffene Journalist war von dieser »Entdeckung« dermaßen beeindruckt, daß er einen Zeitungsartikel darüber verfaßte. Nachdem die Akupunktur derart von einem Vertreter des westlichen Kulturkreises bestätigt worden war, änderte sich plötzlich ihr Status. Jedoch versäumten es westliche Wissenschaftler, sich grundlegende Fragen nach anderen Quellen der Erkenntnis zu stellen, beispielsweise: »Wie konnten ›sie‹ solch eine genaue Kenntnis so subtiler, unsichtbarer Punkte des menschlichen Körpers erlangen, ohne wissenschaftliche Methoden oder Instrumente zu verwenden?« So vertaten die Wissenschaftler die Gelegenheit, etwas zu entdecken, das sie bei der Begegnung mit einer anderen Weltsicht hätten lernen können, wenn sie letztere nicht sofort in ihre eigene übersetzt und damit auf diese beschränkt hätten. Um sicherzustellen, daß die Akupunktur nicht auf »unwissenschaftliche Weise« angewandt wird, wurde zum Beispiel in den USA die Verwendung der Nadeln den Ärzten (und nur ihnen) erlaubt, obwohl eine angemessene Ausbildung in Akupunktur viele Jahre dauert – mehr, als westliche Ärzte jemals für ihre gesamte Ausbildung aufwenden können.

Es gibt noch andere Beispiele für die Tendenz der Experten, Aspekte fremder Erkenntnisse an sich zu reißen und sie zu monopolisieren, wobei sie deren Anwendungsweise und Bedeutung pervertieren. Schauen wir uns nur die Ökologie an: Nachdem die Experten jahrzehntelang die Ansichten junger, »unausgebildeter« Leute lächerlich gemacht hatten, versuchen sie jetzt, nur mit jenen darüber zu diskutieren, die »amtlich beglaubigte« Qualifikationen vorweisen können. Ein anderes, weniger bekanntes Beispiel ist das einer Methode zur frühen Abtreibung, bei der keine Narkose nötig ist. Man spricht hier meist vom Karmanschen Verfahren, das aber in Wirklichkeit aus Kontinentalchina stammt. Es ist bemerkenswert, daß Karman nicht Arzt, sondern Psychologe war. Nachdem der Kampf gegen die Abtreibung *als solcher* verloren war, wurde die Abtreibung vom medizinischen Establishment folgerichtig monopolisiert und damit zu einer Operation, die eine Narkose erfordert.

Kehren wir zum Schluß dieses Kapitels zurück zur Kontroverse um das Wassergedächtnis. Wie bei anderen ähnlichen Streitfällen ist auch hier die wichtigste Frage nicht die, die nur von Experten zu beantworten ist: »Hat das Wasser wirklich ein Gedächtnis?« Die entscheidende Frage ist vielmehr eine weiter gefaßte: »Nehmen wir es hin, daß eine abgeschottete Gruppe allen anderen ihre eigenen Meinungen über die Wahrheit aufzwingt, gleichgültig, ob mit fairen oder mit unfairen Mitteln?« Beim Wassergedächtnis mag der Gegenstand der Kontroverse für die Öffentlichkeit keinen hohen Stellenwert haben. Wenn die Angelegenheit aber die öffentliche Gesundheit betrifft, wie etwa beim Krebs, darf eine derart arrogante Haltung seitens der Wissenschaftler niemanden unberührt lassen.

Schluß

Bevor ich mit den Recherchen zu diesem Buch begann, hatte ich einen zehnseitigen Bericht über das Wassergedächtnis veröffentlicht, in dem ich zu folgendem Schluß kam:[1]

> Der Fall des ›Wassergedächtnisses‹ trug vermutlich nicht zur Erkenntnis über die Struktur des Wassers bei. Andererseits schien er aber spektakuläre Beweise für eine der psychologischen Beschränkungen von Wissenschaftlern zu liefern: Wenn diese für ein Phänomen keine Erklärung wissen, bestreiten sie *von vornherein* dessen Existenz. Es ist, als ob man unfähig wäre, ein Phänomen wahrzunehmen, von dem keine Vorstellung existiert, die in das gewohnte Gedankengebäude paßt. Von diesem Standpunkt aus erscheinen Wissenschaftler noch sturer als ihre Mitmenschen.

Eines der Hauptthemen dieses Buches ist die bei wissenschaftlichen Debatten sehr starke, unauflösliche Verknüpfung zwischen menschlichen und technischen Faktoren. Wenn man nicht beide Komponenten berücksichtigt, führt das zu einer unvollständigen, voreingenommenen Analyse. Nach dreijährigen Recherchen bin ich mehr als je zuvor überzeugt von der wissenschaftlichen Relevanz der Beobachtungen über das Phänomen des Wassergedächtnisses und auch von der Möglichkeit, daß ein chemisches Signal ohne den Transport der ursprünglichen Moleküle übertragen werden kann. Noch sicherer bin ich mir hinsichtlich der Bedeutung der sogenannten Benveniste-Affäre als Beispiel für die Methoden, mit denen Wissenschaftler unerwünschte Erkenntnisse

[1] Schiff, Michel: *L'Homme Occulté: Le Citoyen face au Scientifique*, Paris, Editions Ouvrières, 1992, 68–78

unterdrücken. Ich möchte betonen, daß der wichtigste Teil meiner Ausführungen nicht das Wassergedächtnis *an sich* betrifft, sondern die Weigerung von Wissenschaftlern, die Beweismittel zu überprüfen, die die derzeitige Lehrmeinung erschüttern könnten. Mit anderen Worten: Ich schrieb dieses Buch nicht, um das Wassergedächtnis populär zu machen, sondern um gegen den wissenschaftlichen Dogmatismus zu kämpfen. Vielleicht kann eine letzte Analogie zu einem Gerichtsverfahren diesen wichtigen Aspekt verdeutlichen.

In Strafprozessen oder politischen Verfahren kann eine Berufung Erfolg haben, wenn dem Angeklagten kein rechtliches Gehör gewährt wurde. Dabei geht es nicht um den Angeklagten (schuldig oder nicht schuldig), sondern um die Gesellschaftsform (demokratisch oder undemokratisch). Sollten weitere Beweise ergeben, daß der Angeklagte – wie zuvor geurteilt wurde – im Unrecht ist, würde das an der Beurteilung des ersten Verfahrens als unfair nichts ändern. Selbst wenn sich beim Wassergedächtnis später herausstellen sollte, daß die von Benveniste mitgeteilten und von anderen bestätigten Beobachtungen falsch oder auf ganz einfache Weise erklärbar sind, wäre die bisherige Behandlung dieser Angelegenheit eher ein fehlerhaft geführter Prozeß als eine angemessene wissenschaftliche Debatte.

Ich persönlich glaube, daß weitere Forschungen letztlich Benvenistes Behauptungen bestätigen werden. Ich fürchte aber, daß Wissenschaftler hieraus nichts über die Gefahren des Dogmatismus lernen, sondern wie gewohnt weitermachen werden, zum »höheren Ruhm der Wissenschaft«. So trug es sich beispielsweise im Fall der Akupunktur zu. Beim Wassergedächtnis befürchte ich, daß das Establishment behaupten wird, daß die wissenschaftliche Methodik einmal mehr ihre Fähigkeit bewiesen habe, uns der Wahrheit über natürliche Phänomene näher zu bringen. Ich will die merkwürdige Unfähigkeit von Wissenschaftlern einmal beiseite lassen, sich neuen Phänomenen zu stellen – gerade so, als bestünde ihre Aufgabe darin, alte Vorstellungen zu bewahren, anstatt neue Erkenntnisse anzustreben. Das Hauptziel meiner Darlegungen über Zensur war es, diese Art von Verfälschung der Wissenschaftsgeschichte etwas zu erschweren. Ich hoffe, daß zumindest etwas aus all diesem wissenschaftlichen Leerlauf gelernt wird.

Galileo Galilei wird gewöhnlich als Vater der modernen Naturwissenschaften angesehen. Indem ich mich auf seinen Fall beziehe, riskiere ich, die Ereignisse um das Wassergedächtnis zu dramatisieren. Weil Wissenschaftler aber kein Gespür für die Gefahren wissenschaftlicher Zensur zu haben scheinen, ist es wohl nützlich, einige Parallelen zwischen der heutigen wissenschaftlichen Zensur und den Geschehnissen um Galilei zu ziehen.

Die offensichtliche Analogie zwischen beiden Fällen liegt in der intellektuellen Verbohrtheit. Ein klares Beispiel dafür lieferten jene, die sich weigerten, einen Blick durch Galileis Teleskop zu werfen. Von einem intellektuellen Standpunkt her war Galileis Fall aber nicht so krass, wie es heute erscheint, nachdem sich seine Vorstellungen durchgesetzt haben. Beispielsweise war die Handhabung seines Instruments schwierig, und seine Theorie war im wesentlichen unbekannt. Dasselbe kann auch für Benvenistes Experimente zutreffen. Aber die Haltung war in beiden Fällen weitestgehend dieselbe: die Unfähigkeit von Experten, sich mit etwas auseinanderzusetzen, das sie nicht verstehen.

Die ernstere Parallele zwischen beiden Fällen betrifft die Anwendung von Zwang bei intellektuellen Streitigkeiten. Ich bemerkte bereits, daß die Ausübung von Gewalt zwar ein Zeichen von Macht ist, aber aus intellektueller Sicht als ein Indiz für Schwäche auszulegen ist. Das stereotype Bild von Galilei, den die Inquisition in den Kerker werfen ließ, ist ein historischer Irrtum; gleichermaßen irreführend ist die gegenteilige Vorstellung von Galilei als einem Mann, der die Autoritäten seiner Zeit durch seine eigene Arroganz provozierte. Obwohl die letztgenannte Sichtweise psychologisch korrekt sein kann, verdeckt sie die Hauptfrage, die durch die Zensur aufgeworfen wird: Sollen wir eine

Situation hinnehmen, bei der eine dominierende Gruppe ohne Kontrolle von außen entscheidet, was gedruckt und worüber geforscht werden darf? Daß ein Wissenschaftler wie Benveniste keine Gefängnisstrafe und nicht einmal den Verlust seiner festen Stellung riskierte, läßt die Ähnlichkeit beider Fälle in den Hintergrund geraten. Diese wird deutlicher, wenn man sich nicht auf die einzelne Person, sondern auf deren Forschungsarbeiten konzentriert.

In modernen Demokratien ist inzwischen die formale Zensur vor der Veröffentlichung allgemein abgeschafft. In wissenschaftlichen Zeitschriften dagegen gilt diese Zensur nicht nur als Regel, sondern als notwendig zur »Bewertung durch Gleichrangige«. Die von wissenschaftlichen Gutachtern erteilte Druckerlaubnis ist das moderne Äquivalent des *Imprimatur*, das früher von der katholischen Kirche eingeholt werden mußte.

»Publizieren« bedeutet hier, »etwas in gedruckter Form öffentlich zugänglich zu machen«. Wissenschaftler jedoch verwenden den Begriff »publizieren« in dem eingeschränkten Sinne: »von den Gutachtern einer wissenschaftlichen Zeitschrift bestätigt«. Zensur vor Veröffentlichung ist in der Wissenschaft also die Regel. Während früher das Fehlen des kirchlichen *Imprimatur* (der Druckerlaubnis) subversive Veröffentlichungen unmöglich oder riskant machte, bewirkt das Verweigern des wissenschaftlichen *Imprimatur*, daß die betreffenden Arbeiten als wertlos gelten. Daher konnten wissenschaftliche Untersuchungen homöopathischer Verdünnungen in maßgebenden Zeitschriften bis Mitte der 80er Jahre nicht publiziert werden; auch heute noch, zehn Jahre später, ist ihre Publikation schwierig. Die Tatsache, daß Wissenschaftler den Begriff »publizieren« in einer so speziellen Bedeutung anwenden, überdeckt wahrscheinlich die Parallele zwischen der wissenschaftlichen Zensur durch die Gralshüter der Wissenschaft und dem *Imprimatur* der katholischen Kirche. Es muß auch betont werden, daß die Beurteilung vor der Publikation nur eine der vielen Formen wissenschaftlicher Zensur ist.

Die lange Geschichte des Dogmatismus in der Wissenschaft zeigt, daß heutige Ketzereien sehr wohl zu zukünftigen Wahrheiten werden können. Betrachtet man diese Geschichte näher, so kann man vermuten, daß Skepsis gegenüber Expertenmeinungen angebracht sein kann – vor allem, wenn es um Gesundheitsgefahren geht, die mit Phänomenen verknüpft sind, die derzeit außerhalb der offiziellen Wissenschaft liegen. Im Sinne der Demokratie, der öffentlichen Gesundheit und der Freiheit wissenschaftlicher Forschung meine ich, daß die Öffentlichkeit, die ganz normalen Bürgerinnen und Bürger, dazu aufgerufen ist, den Experten und Wissenschaftlern zu der Einsicht zu verhelfen, welch ein hohes Gut demokratischer Pluralismus ist.

Anhang

Anhang 1

Eine vergessene Anomalie: Wasser kann Glas auflösen

Wer vom Wassergedächtnis als einem Beispiel für »pathologische Wissenschaft« spricht, erwähnt auch manchmal die Geschichte vom »Polywasser«.[1] Die meisten Wissenschaftler, die von letzterem hörten, halten dies inzwischen ebenfalls für einen Fall von »pathologischer Wissenschaft«. Hier meinte ein bekannter Wissenschaftler eine wichtige Entdeckung gemacht zu haben, die sich später als bloßes Artefakt herausstellte, das von Verunreinigungen herrührte. Kurz gesagt, in den 60er Jahren ergaben Experimente, daß sich in Kapillaren (sehr dünnen Röhrchen), die über hochreines Wasser gebracht werden, ein Gel bildet. Damals wußte man bereits, daß Wasser an bestimmten Oberflächen seine physikalischen Eigenschaften ändern kann; jedoch waren derart drastische Veränderungen noch nie beobachtet worden. Das Polywasser war von russischen Forschern entdeckt worden, und viele Wissenschaftler reagierten zunächst mit Sarkasmus. Nachdem englische Forscher die Befunde bestätigt hatten, stürzten sich alle auf die Untersuchung des neuen Phänomens.

Einige Zeit später stellte sich heraus, daß die russischen Wissenschaftler ihre experimentellen Befunde fehlerhaft interpretiert hatten. Damit bot sich die Gelegenheit, diese Anomalie zu Grabe zu tragen. In einem 1981 erschienenen Buch über die Geschichte des »Polywassers«[2] schrieb einer der führenden Forscher auf dem

[1] Siehe zum Beispiel Rousseau, D. L.: »Case studies in Pathological Science. How the loss of objectivity led to false conclusions in studies of polywater, infinite dilutions and cold fusion«. *American Scientist* 80 (1992), S. 54–63

[2] Franks, F.: Polywasser. Betrug oder Irrtum in der Wissenschaft? Vieweg 1984

Gebiet des Wassers, daß das Polywasser für die wissenschaftliche Gemeinschaft kein Thema mehr sei. Ich erwähne dies, weil die Geschichte des »Polywassers« verdeutlicht, welche Schwierigkeiten Wissenschaftler angesichts von Fakten haben können, die sie nicht zu erklären vermögen. Die beim »Polywasser« verfolgte Strategie ist als Präzedenzfall interessant, denn sie wird in ähnlicher Form angewandt, wenn man vermeiden möchte, verschiedene Anomalien im Zusammenhang mit dem Wassergedächtnis angemessen zu betrachten.

Wie Franks[3] in seinem Buch ausführt, ist dieser Fall komplexer, als er auf den ersten Blick erscheint. Die meisten Wissenschaftler, die sich damit befaßten, stimmen heute darin überein, daß die als Polywasser bezeichnete Flüssigkeit bei weitem kein reines Wasser war, sondern Kieselsäure bzw. Silikate enthielt. Aber obwohl man Einigkeit über die Beschaffenheit der Substanz erzielte, gibt es noch keinen Fortschritt beim Beantworten der peinlichen Frage, wie sie überhaupt entstehen konnte. Mit anderen Worten: Wie kann Wasser eine so große Menge Glas auflösen? Franks erläutert diesen Aspekt in seinem Buch:

> Dennoch ist das Polywasser nicht vollständig *ad acta* gelegt, weil verschiedene dabei aufgeworfene Fragen noch nicht zufriedenstellend beantwortet sind. Einige dieser Probleme sind schon auf den ersten Blick wissenschaftlich bedeutsam. Hierzu gehören die Indizien dafür, daß Wasser-*Dampf* mit Quarz leichter reagiert als flüssiges Wasser. Philip Low von der Purdue University vermutet, daß ›Mitglieder der wissenschaftlichen Gemeinschaft in ihrer Eile, sich vom anomalen Wasser zu distanzieren, gravierende Probleme ignorieren‹. Wenn beispielsweise (wie es inzwischen akzeptiert wird) die Eigenschaften des Polywassers auf hohe Konzentrationen von Silikaten zurückzuführen sind, wie konnten dann so große Mengen an Silikaten aus dem Quarz bzw. dem Pyrex der Röhrchen herausgelöst werden? Quarz löst sich in Wasser sicher nicht gut genug, um so hohe Silikatkonzentrationen zu ergeben,

[3] Felix Franks war wissenschaftlicher Herausgeber eines siebenbändigen Werkes über Wasser: *Water, a Comprehensive Treatise,* New York, Plenum Press, 1972–1982

> wie man sie beobachtete. Diesen Punkt hatte Deryagin wiederholt angeführt, als er Vorwürfe zurückwies, daß Silikate für die beobachteten Eigenschaften des Polywassers verantwortlich seien. [...] Jeder Forscher, der noch mutig genug ist, die Existenz »modifizierten« Wassers zu behaupten, muß darauf gefaßt sein, sich ziemlich lächerlich zu machen.

Diese Art von Zensur schlachtet jeglichen den Entdeckern einer Anomalie unterlaufenen theoretischen oder experimentellen Fehler aus, um die Anomalie insgesamt zu bestreiten. Auf solche Weise könnte man auch bei den Übertragungsexperimenten vorgehen, wenn sich zum Beispiel herausstellen sollte, daß die von Benveniste berichtete Übertragung keine elektromagnetische Ursache haben kann. In diesem Fall wäre die Frage damit aber nicht erledigt. Weit davon entfernt, aufgeklärt worden zu sein, wäre das Phänomen nur noch rätselhafter – außer für jene, die meinen, es stünde alles zum Besten in der besten aller möglichen wissenschaftlichen Welten.

Anhang 2

Experimente zu hohen Verdünnungen, die in Kapitel 2 vorgestellt wurden

Konzeption der Versuche

Kriterien

Mit Hilfe der Laborbücher von Elisabeth Davenas habe ich alle Experimente zusammengestellt, die die nachfolgend aufgeführten vier Kriterien erfüllen. (Zur Überprüfung notierte ich auch die Experimente, die allen Kriterien außer dem ersten genügen.)

Kriterium 1: Das verwendete Blut muß ausreichend empfindlich[1] sein, denn die Effekte hoher Verdünnungen werden schwächer sein als gewöhnliche chemische Effekte. Wenn also ein biologischer Detektor nicht empfindlich genug ist, um irgendwelche (in großer Menge vorhandenen) aktiven Moleküle eindeutig zu erkennen, dann wird er vermutlich auch das »Gedächtnis« dieser Moleküle nicht erkennen können.

Kriterium 2: Die Anzahl der Dezimalverdünnungen muß mindestens 18 betragen. Damit ist sichergestellt, daß keine Moleküle vorhanden sind, denn nach der 12. Dezimalverdünnung ist bereits weniger als ein Molekül pro Basophil vorhanden.[2]

[1] Das Empfindlichkeitskriterium zum Verwerfen eines Experiments wurde von Benveniste *et al.* (1991) wie folgt definiert: »Entfärbung unter 40% nach Bebrüten der Leukozyten mit wenigstens zwei sukzessiven Verdünnungen zwischen $\log_2$ und $\log_4$.« Dieses Kriterium wurde auf alle hier beschriebenen Experimente angewandt.

[2] Nach der gängigen Modellvorstellung, die für die Wirkung auf eine Zelle viele Moleküle fordert, würde selbst eine Konzentration von einem Molekül pro Zelle Probleme hinsichtlich der Wirkung hervorrufen. Nun wurden bei den meisten hier betrachteten Experimenten Dezimalverdünnungen zwischen der 21. und der 30. angesetzt (also 9- bis 18mal höhere Verdünnungen als die 12. Verdünnung, die einem Molekül pro Basophil entspricht).

Kriterium 3: Die experimentelle Verdünnung (X) und die Kontrollverdünnung (C) müssen auf exakt die gleiche Weise hergestellt werden, also mit derselben Anzahl von Verdünnungs- und Rührvorgängen. Dies entspricht dem bestmöglichen Versuchsaufbau,[3] bei dem der *einzige* Unterschied zwischen den verglichenen Verdünnungen im Vorhandensein bzw. Fehlen aktiver Moleküle zu Beginn der Sequenz liegt.

Kriterium 4: Die Zählung der Basophilen muß im Blindversuch ausgeführt werden. Dies eliminiert das Risiko eines systematischen Fehlers aufgrund von Erwartungen seitens der Person, die die Basophilen zählt.

Tabelle A2.1: Die verglichenen Lösungen

Reihe	*Lösungen*
A	Apis / Serum 10^{-18} oder 10^{-30}
B	Histamin 10^{-36} / Wasser 10^{-36}
C	Lungenhistamin 10^{-30} / Serum 10^{-30}

Liste der Experimente

Reihen A, B und C: In diesen Experimenten wurde eine homöopathische Verdünnung einer bestimmten Substanz (siehe Tabelle A2.1) verwendet, um die normale Wirkung von anti-IgE auf die Basophilenfärbung zu hemmen. Bei jedem dieser Versuche zur Hemmung (Inhibition) wurde eine hohe Verdünnung der homöopathischen Substanz verglichen mit einer gleich hohen Verdünnung von Wasser oder von Serum.[4]

3 Bei vielen anderen Experimenten, die hier außer Betracht bleiben, bestand die Kontrollösung einfach aus dem unverdünnten Lösungsmittel. Das Lösungsmittel einfach mit sich selbst zu verdünnen, hat den Vorteil, daß der beobachtete Effekt nicht auf die Abfolge von Verdünnungen und Rührvorgängen selbst zurückzuführen ist, denn die gleiche Sequenz wurde bei den zwei zu vergleichenden Verdünnungen ausgeführt.

4 Das Serum ist hier Wasser, das mit Salz versetzt ist. Die Zugabe von Salz ist nötig, damit die Zellen nicht platzen.

Reihe D: Bei diesen Experimenten wurden hohe Verdünnungen von anti-IgE mit gleich hohen Verdünnungen des Lösungsmittels verglichen. Der Verdünnungsbereich lag zwischen 10^{-21} und 10^{-45}.

Reihe E: Diese Experimente glichen denen der Reihe D, jedoch war der Verdünnungsbereich kleiner. Er begann bei 10^{-21} bzw. 10^{-22} bzw. 10^{-23} und endete bei 10^{-30}.

Reihe F: Diese Reihe ist vergleichbar mit der vorigen (E); allerdings wurde die Codierung von Wissenschaftlern eines anderen INSERM-Laboratoriums vorgenommen. Der Code der Verdünnungen wurde unter Verschluß gehalten, bis alle Resultate ermittelt waren.

Reihe G: In dieser Reihe wurden Verdünnungen im Bereich von 10^{-21} bis 10^{-30} verglichen, und zwar für zwei Substanzen: anti-IgE und anti-IgG. Bei normalen Konzentrationen hemmt die erstgenannte Substanz die Basophilenfärbung, während die andere keinen Effekt zeigt. Dieser Unterschied bleibt bis zu hohen Verdünnungen erhalten. Die Ergebnisse dieser Versuchsreihe wurden in den *Comptes Rendus de l'Académie des Sciences* publiziert (Benveniste *et al.*, 1991). Wie bei der Reihe F wurden die Experimente von Ducot und Spira überwacht; diese waren auch Mitautoren der Publikation von Benveniste *et al.*

Reihe H: Vier Inhibitionsexperimente wurden mit Histamin ausgeführt, um thermische Effekte zu untersuchen (siehe Seite 200, Test 4).

Reihe R: Dies sind Experimente aus den Reihen E und F, die verworfen wurden, weil das verwendete Blut sich als nicht ausreichend empfindlich herausstellte. Dabei wird deutlich, daß Effekte hoher Verdünnungen nicht feststellbar sind, wenn das Blut nicht empfindlich genug ist.

Tabelle A2.2: Ergebnisse der Experimente zu hohen Verdünnungen (Test 1)

A
(+) (+) (+) (+) (+) (+) (+) (–) (+) (+) (+)
B
(+) (+) (–) (+) (–) (+) (+) (–) (+) (+) (–) (+) (–) (+) (+) (+)
C
(+) (+) (+) (–) (+) (+) (+)
D
(19+ 5–)[a] (22+ 3–)
E
(10+ 0–) (5+ 4–) (5+ 4–) (6+ 2–) (8+ 0–) (5+ 3–) (7+ 1–) (4+ 4–)
(7+ 1–)
F
(4+ 6–) (6+ 4–) (5+ 5–) (9+ 1–) (10+ 0–) (7+ 3–) (9+ 1–)
(7+ 3–) (9+ 1–) (4+ 5–)[a] (7+ 3–) (4+ 6–)
G
(10+ 0–) (9+ 1–) (6+ 4–) (6+ 4–) (5+ 4–)[a] (7+ 3–) (9+ 1–)
(7+ 3–) (3+ 7–) (8+ 2–) (9+ 1–) (8+ 2–) (2+ 6–)[b] (6+ 3–)[a]
(6+ 3–)[a] (6+ 4–) (9+ 1–) (4+ 6–)

Experimente, die wegen Mangels an Empfindlichkeit verworfen wurden:
(6+ 4–) (9+ 1–)[c] (7+ 3–)[c] (5+ 4–) (4+ 3–)[b] (6+ 3–) (3+ 5–)[a]
(3+ 6–) (8+ 1–) (6+ 3–) (3+ 6–) (4+ 5–) (3+ 5–) (1+ 6–)[a]
(2+ 5–)[a] (1+ 7–)

[a] Ein Null-Resultat: Das Resultat war weder negativ noch positiv, weil die Anzahl der Basophilen bei beiden verglichenen Lösungen dieselbe war.
[b] Zwei Null-Resultate.
[c] Das zweite und das dritte Experiment wurden wegen spontaner Entfärbung verworfen.

Ergebnisse

Test 1: Vergleich der Basophilenzählungen

Für jede Reihe – außer den ersten drei – sind in Tabelle A2.2 die Ergebnisse der einzelnen Tests in Form von zwei Anzahlen aufgeführt, und zwar der positiven und der negativen Resultate. Für die ersten drei Reihen dagegen ist keine Anzahl angegeben, weil jedes Experiment eine einzelne Verdünnung betraf.

Für jede Reihe ist in Tabelle A2.3 die statistische Zusammenfassung aufgeführt. Dabei sind die Anzahlen der positiven und der negativen Resultate angegeben. Die letzte Spalte enthält die jeweilige Wahrscheinlichkeit, daß Resultate, die mindestens so signifikant wie die beobachteten sind, rein zufällig auftreten.

Verworfene Experimente: Das Zahlenverhältnis dieser Versuche betrug 72+ zu 67–. Die Abwesenheit eines positiven Effekts verdeutlicht die Bedeutung des Kriteriums 1.

Tabelle A2.3: Statistische Zusammenfassung

Reihe	*Anzahl der Resultate +*	*Anzahl der Resultate –*	*Wahrscheinlichkeit des zufälligen Auftretens*
A, B, C[a]	27	7	1/2000
D	41	8	1/900000
E	57	19	1/100000
F	81	38	1/14000
G^1	62	27	1/6000
G^2	58	28	1/1000
gesamt	326	127	

[a] In den Reihen A, B und C entsprachen einzelne Experimente einer Wiederholung mit dem gleichen Substanzpaar, das mit verschiedenen Blutproben getestet wurde. Wenn der Test mit dem gleichen Paar von Verdünnungen wiederholt wurde, habe ich nur ein Experiment gezählt.

Test 2: Vergleich der Varianzen

Die Reihen D bis G umfassen 41 Experimente, für die die Varianzen innerhalb jedes Experiments (das heißt mit den gleichen Blutproben) verglichen werden können. Bei der Reihe D wurde jedes Experiment in drei Teile gegliedert, von denen jeder 8 bis 10 Verdünnungen umfaßte. In der Zusammenfassung (Tabelle A2.4) gibt ein Pluszeichen an, daß die Varianz bei den anti-IgE-Verdünnungen größer ist als bei den Kontrollverdünnungen; das Umgekehrte gilt für das Minuszeichen.

Tabelle A2.4: Vergleich der Varianzen

Reihe	*Varianz*	
	+	–
D	6	0
E	7	2
F	8	4
G	12	6
gesamt	33	12

Zu diesen Resultaten gehört eines der Experimente der Reihe F, bei denen die Basophilenzählungen offensichtlich falsch waren. Je nachdem, ob dieses Experiment in die Auswertung einbezogen wird oder nicht, beträgt die Wahrscheinlichkeit der Null-Hypothese $1{,}4 \times 10^{-3}$ bzw. $0{,}74 \times 10^{-3}$. Wenn man nicht einfach positive und negative Resultate zählt, sondern die Verteilung der Varianzen berücksichtigt, wäre die Wahrscheinlichkeit noch geringer.

Test 3: Das Auftreten periodischer Wellen

Der Test 3 erfordert im selben Experiment viele Verdünnungen (etwa 20). Eine so hohe Anzahl wird in Blindversuchen selten angesetzt, weil diese viel schwerer durchzuführen sind als normale Versuchsreihen. Von den blind durchgeführten Versuchsreihen umfaßten nur die beiden Experimente der Reihe D ausreichend viele Verdünnungen, so daß quantitativ überprüft werden konnte, ob die Verdünnungen eine Wellenstruktur zeigen. Bei Abwesenheit jeglicher Wellenstrukturen werden aufeinanderfolgende Zählungen so gut wie nie auf einer Seite des Medianwerts liegen. (Ich verwendete den Mittelwert als gute Näherung für den Medianwert.) Es wurden aufeinanderfolgende Zählungen verglichen. Lag der Wert über der Mittellinie, so wurde das Resultat der Zählung als positiv angesehen; lag er darunter, dann galt das Resultat als negativ. Auf dieser Konvention beruhen die in Tabelle A2.5 zusammengestellten Ergebnisse.

Tabelle A2.5: Welleneffekte

D_1 (Lösungsmittel)	+−+++−+−−−+++−+−−+−−+−+−+
D_1 (anti-IgE)	−−+++++−−−−−+++++−−−−−++−
D_2 (Lösungsmittel)	−+−−−−−−−+−−−−−+++−++−−++
D_2 (anti-IgE)	++−−−−+++++−−−+++++−−−−−+

Jeder Vorzeichenwechsel entspricht einem Durchgang der Meßkurve durch die Mittellinie. Die beobachtete Gesamtzahl solcher Änderungen (25 von 48 möglichen) entspricht einer gleichmäßigen Verteilung des Lösungsmittels. Bei den anti-IgE Verdünnungen ergibt sich aber eine völlig andere Anzahl, nämlich 12 von 48 möglichen. Für die anti-IgE-Proben ist die Wahrscheinlichkeit, daß die beobachteten Resultate rein zufällig auftreten, kleiner als 1 zu 1000. Es darf nicht vergessen werden, daß die Beziehung zwischen sukzessiven Zählungen weder auf einen systematischen Zählfehler zurückgeführt werden kann noch auf die Reihenfolge, in der die Zahlen ermittelt wurden; denn alle Verdünnungen waren bei der Codierungsprozedur durcheinandergebracht worden, so daß in dieser Hinsicht ein Blindversuch vorlag.

Test 4:
Die Wirkung von Wärme auf hohe Verdünnungen

Die Experimente der Reihe H wurden an Histamin ausgeführt, einer Substanz, von der man weiß, daß sie die Wirkung von anti-IgE beim Färben von Basophilen hemmt. Es wurde die 18. Zentesimalverdünnung verwendet, die hier mit 18Z bezeichnet wird (das bedeutet, es wurde 18mal sukzessive eine Verdünnung von 1:100 hergestellt). Damit entsprach die Verdünnung der Histaminlösung der 36. Dezimalverdünnung. Diese verdünnte Lösung wurde zu der Reihe von verdünnten anti-IgE-Lösungen zugefügt, die der sogenannten zweiten Kurve entsprachen (anti-IgE-Lösungen zwischen der 8. und der 13. Dezimalverdünnung). Um einen eindeutigen binären Test zu erhalten, ging ich folgendermaßen vor: Zuerst bestimmte ich, welche Dezimalverdünnung von anti-IgE den stärksten Effekt hatte. Dann notierte ich, wieviele Basophilen für diese Verdünnung von anti-IgE gezählt wurden, nachdem eine der nachfolgend genannten Flüssigkeitsproben zugefügt worden war:

P_1: reines Wasser;
P_2: Histaminlösung, 18Z, gekocht *nach* der Zubereitung;
P_3: gewöhnliche Histaminlösung, 18Z;
P_4: Histaminlösung, 18Z, hergestellt mit Histamin, das *vor* dem Verdünnen gekocht worden war.

Bei P_1 sollte kein Effekt auftreten. Wenn das Wassergedächtnis durch Wärme gelöscht bzw. beseitigt wird, sollte auch die zweite Probe keine Wirkung haben. Wenn die 18Z-Verdünnung von Histamin wirksam ist, muß sie den Effekt der anti-IgE-Verdünnung hemmen. Weil Histamin temperaturbeständig ist, sollte die vierte Probe den gleichen Effekt wie eine gewöhnliche hochverdünnte Histaminlösung haben. Die Basophilenanzahlen, die sich bei vier Blindversuchen ergaben, sind in Tabelle A2.6 aufgeführt.

Tabelle A2.6: Der Einfluß von Wärme

	anti-IgE	*Proben*			
	allein	$+P_1$	$+P_2$	$+P_3$	$+P_4$
	43	43	44	64	54
	40	38	35	52	55
	49	54	57	74	80
	27	32	31	39	41
Mittelwert	40	42	42	57	57

In jedem Fall entspricht die Rangfolge der Basophilenzählungen der Erwartung. Damit sind die anderen Experimente hinsichtlich der thermischen Effekte bestätigt. Selbst wenn wir nur die Rangfolge und nicht die erhaltenen Werte betrachten, ist die Wahrscheinlichkeit, daß diese Resultate rein zufällig auftreten, bereits kleiner als 1 zu 1000.

Anhang 3a

Indirekte Übertragungsexperimente mit Herzen

In meinem Bericht über indirekte Übertragungsexperimente wurde der Zeitraum von Juli 1992 bis Dezember 1993 erfaßt. Die hier vorgestellten Übertragungsexperimente sind die sieben öffentlich ausgeführten Blindversuche mit Ovalbumin[1] sowie die drei Blindversuche, die ich allein ausführte. Wie bereits erläutert, war ich Zeuge aller öffentlichen Experimente außer des ersten.

Konzeption der Experimente

Die meisten Kontrollproben enthielten ultrareines Wasser (»naives« Wasser), das im Gerät nicht behandelt worden war. In einigen Fällen wurden zusätzliche Kontrollproben angesetzt; sie enthielten übertragenes Wasser (wobei das Quellenröhrchen[2] naives Wasser enthielt) oder Wasser, das mit dem Gerät behandelt worden war (wobei am Eingang nichts angebracht war), oder Wasser, das am Ausgang des Geräts plaziert worden war (wobei am Eingang Ovalbumin angebracht und das Gerät nicht eingeschaltet war). Bei der hier vorgestellten Analyse gehörten alle Proben zu einer einzigen Kategorie, die mit »Kontrolle« gekennzeichnet war.

[1] Es wurden auch einige andere Substanzen verwendet, vor allem Endotoxin, aber diese Experimente waren nicht systematisch genug, um hier vorgestellt zu werden.
[2] Die Quellenröhrchen waren jene Röhrchen, die auf der Eingangsspule des Übertragungsgeräts plaziert wurden.

Die Codierung der Röhrchen

Sowohl die Experimentatoren als auch die Beobachter hatten gleich wenig Einfluß auf die Art und Weise, in der die Röhrchen gekennzeichnet wurden. Betrachten wir ein Beispiel mit 10 Röhrchen, von denen eines ein Versuchsröhrchen (X) war, während die 9 anderen Kontrollröhrchen (C) waren. Sobald es präpariert war, wurde das Versuchsröhrchen in einen undurchsichtigen Umschlag gesteckt. In dessen Innenseite wurde die Bezeichnung »X« angebracht. Die 9 Kontrollröhrchen wurden dann in identische Umschläge gesteckt, die innen mit »C« markiert wurden. Dann wurden die 10 Umschläge gründlich gemischt. Sobald damit sichergestellt war, daß die relativen Positionen der Umschläge nicht mehr erkennbar waren, wurden diese von 1 bis 10 numeriert. Schließlich wurde jedes Röhrchen aus seinem Umschlag genommen und mit der Nummer versehen, die auf dessen Außenseite stand. Nachdem alle Röhrchen den Versuch durchlaufen hatten, wurden die Umschläge geöffnet, so daß die Bedeutung der Nummern 1 bis 10 erkennbar wurde: Jeder Nummer wurde der Buchstabe vom Inneren des Umschlags zugeordnet, so daß klar war, welches der Röhrchen das Versuchsröhrchen war und welche die Kontrollröhrchen waren.

Messung der biologischen Aktivität der Röhrcheninhalte

Es wurden zwei Arten von Messungen durchgeführt. Bei der ersten wurde ermittelt, wie sich der Koronarfluß innerhalb von 15 Minuten nach dem Einbringen der Testflüssigkeit in den Langendorffschen Apparat veränderte. Während derselben Zeitspanne wurden auch andere mechanische Parameter des Herzens gemessen, zum Beispiel die Frequenz des Herzschlags und die

Kontraktionskraft des Herzmuskels. Die Werte wurden automatisch aufgezeichnet und auf einem Bildschirm dargestellt. Bei der hier vorgestellten Analyse wurde jedoch nur die Variation des Koronarflusses ermittelt, weil dessen Änderungen am leichtesten zu messen sind. Die Kenngröße für die Variation war der Absolutwert der maximalen Variation, angegeben in Prozent vom ursprünglichen Fluß.

Bei allen Experimenten wurden zwei Regeln systematisch befolgt: (1) Alle Röhrcheninhalte eines bestimmten Experiments wurden mit den gleichen Herzen getestet. (2) Bei jedem Experiment wurden wenigstens zwei Herzen eingesetzt, damit die Konsistenz der Messungen überprüft werden konnte. Zudem wurde eine dritte Regel weniger systematisch eingehalten: Die Abfolge der Messungen mit dem zweiten Herz war umgekehrt gegenüber der beim ersten Herz (also die Röhrchen 10, 9, 8, ... anstatt die Röhrchen 1, 2, 3, ...).[3]

Die statistische Analyse der Ergebnisse

So wie es nicht nur einen einzigen »besten« Weg gibt, ein Experiment auszuführen, existiert auch keine »beste« Methode, eine statistische Analyse vorzunehmen. Selbst die Ergebnisse eines einzelnen Experiments können auf mehrere Arten ausgewertet werden. Im Fall der hier interessierenden Übertragungsexperimente können die Resultate auf wenigstens drei Arten ausgedrückt werden:

[3] Diese Methode hat den Vorteil, daß bei ihr Effekte kompensiert werden, die von der Reihenfolge herrühren, in der die Röhrcheninhalte getestet werden. Obwohl diese Reihenfolge aufgrund der Codierungsprozedur hinreichend unbestimmt ist, bietet dieses Verfahren eine weitere Sicherheit. Leider wird dabei aber auch eine weitere Fehlerquelle eingeführt, denn zu irgendeinem Zeitpunkt kann die beim ersten Herz zu verwendende Spritze mit derjenigen verwechselt werden, die für das zweite Herz gedacht ist.

1 Es wird ein Zahlenwert für die biologische Aktivität jedes Röhrcheninhalts angegeben. Die Resultate werden dann in Form von zwei Verteilungen dargestellt, nämlich der mit den Kontrollröhrchen und der mit den Versuchsröhrchen; siehe Tabelle 3.1 in Kapitel 3. Weil Abweichungen in der Empfindlichkeit des biologischen Detektors von Herz zu Herz berücksichtigt werden müssen, wurden die Rohdaten als Prozentsätze der Ergebnisse ausgedrückt, die mit einer Standardflüssigkeit erhalten wurden (diese war hier Ovalbumin mit einer Konzentration von 10^{-7} Mol pro Liter). Nach dieser Methode wurde ermittelt, daß die mittlere Wirksamkeit der Inhalte der Versuchsröhrchen deutlich von null verschieden war; sie betrug 0,35 ± 0,10.

2 Jeder Röhrcheninhalt wird als »aktiv« oder als »inaktiv« klassifiziert. Diese Art, die Ergebnisse anzugeben, erscheint als sehr simpel. Jedoch ist es schwierig, die entsprechende Eigenschaft eindeutig zu definieren, denn die Empfindlichkeit der Herzen war extrem unterschiedlich. Benveniste konnte dieses Problem zuweilen umgehen, indem er andere mechanische Parameter als den Koronarfluß auswertete. Ich selbst wandte keine so feinen Unterscheidungen an.

3 Die dritte Art, Resultate anzugeben, scheint mir methodisch am zuverlässigsten zu sein. Bei jedem Versuch werden Messungen vorgenommen, um das Röhrchen mit dem aktivsten Inhalt zu ermitteln. Wenn man einen Mittelwert aller Werte der einzelnen Röhrchen definiert, kann dieses Röhrchen aufgrund seiner Abweichung vom Mittelwert eindeutig gefunden werden. Die auf diese Weise erzielte Klassifikation der Röhrchen wird dann mit derjenigen verglichen, die sich rein zufällig ergäbe. Die Wahrscheinlichkeit, das Versuchsröhrchen mit dem aktivsten Inhalt rein zufällig zu finden, ist dann gegeben durch den Anteil der Versuchsröhrchen zu allen Röhrchen. Entsprechend dem durchgeführten Experiment variiert dieser Anteil zwischen 1 von 10 und 1 von 3.

Die nach dieser dritten Methode erzielten Ergebnisse der 10 Experimente sind in Tabelle A3.1 (S. 206) zusammengestellt.

In der dritten Spalte von Tabelle A3.1 ist die jeweilige Wahrscheinlichkeit aufgeführt, das entsprechende Resultat rein zufällig zu erhalten. Bei der quantitativen Untersuchung dieser Ergebnisse ist zu beachten, daß jedes positive Resultat (wobei das aktivste Röhrchen das Versuchsröhrchen war) ein höheres statistisches Gewicht hatte als ein negatives Resultat (wobei das aktivste Röhrchen ein Kontrollröhrchen war). Der Grund dafür ist, daß die Kontrollröhrchen stets zahlreicher als die Versuchsröhrchen waren.

Tabelle A3.1: Ergebnisse indirekter Übertragungsexperimente

Versuch	*Identität des Röhrchens mit dem aktivsten Inhalt*	*Anteil der Röhrchen vom gleichen Typ wie das mit dem aktivsten Inhalt*
1	X	1 von 3
2	X	1 von 3
3	X	1 von 3
4	X	1 von 10
5	C	9 von 10
6	C	9 von 10
7	X	1 von 10
8	C	8 von 10
9	X	2 von 8
10	X	2 von 8

Die statistische Signifikanz der Resultate kann man mit Hilfe der Methode der größten Wahrscheinlichkeit vorsichtig abschätzen. Dabei wird ein recht simples Modell zugrunde gelegt. Das einfachste Modell für die Übertragungshypothese ist ein lineares mit einem einzigen Parameter, der hier mit x bezeichnet werden soll: Die Wahrscheinlichkeit, daß sich das Röhrchen mit dem aktivsten Inhalt als das Versuchsröhrchen herausstellt, beträgt $p(x) = x + p(0)$. Dabei entspricht $p(0)$ der Null-Hypothese, daß keine Übertragungseffekte vorliegen und die Resultate rein zufällig auftreten. Die Wahrscheinlichkeit, daß der aktivste Röhrcheninhalt der eines Kontrollröhrchens ist, beträgt $1 - p(x)$. Für einen gegebenen Wert von x und ein gegebenes Experiment ist der Quotient der Wahrscheinlichkeiten (Übertragungseffekt/kein Übertragungseffekt) gegeben durch $p(x)/[1-p(x)]$. Multipliziert man diesen Wahrscheinlichkeitsquotienten für die

10 Experimente, so erhält man die folgenden Wahrscheinlichkeitsquotienten W als Funktion von x:

x	0	0,1	0,2	0,3	0,4	0,5	0,6
W	1	11	49	134	252	340	313

Die Null-Hypothese entspricht der Situation, bei der die zwei Arten von Röhrcheninhalten gleiche biologische Aktivität haben. Selbst bei einem simplen linearen Modell ist diese Null-Hypothese 340mal weniger wahrscheinlich als die alternative Annahme (nämlich daß Übertragungseffekte vorliegen). Der Effekt ist statistisch signifikant, und zudem ist er recht groß: Eine Wahrscheinlichkeit, die (bei Zugrundelegen der Null-Hypothese) zwischen 10 und 33 Prozent variiert, steigt um einen Wert x von rund 50 Prozent an. Weil der ermittelte x-Wert so stark ansteigt, können systematische Fehler oder Vorurteile das Ergebnis nicht entwertet haben.

Eine genauere Angabe darüber, wie wahrscheinlich die Null-Hypothese ist, kann man erhalten, wenn man die binomische Analyse auf jede Gruppe von Experimenten anwendet, die durch den jeweiligen Anteil der Versuchsröhrchen definiert ist. Die erwartete Wahrscheinlichkeit eines positiven Resultats betrug 0,33 bei den Experimenten 1, 2 und 3 sowie 0,1 bei den Experimenten 4, 5, 6 und 7 sowie 0,25 bei den Experimenten 8,[4] 9 und 10. Für jede dieser Gruppen entspricht die erwartete Anzahl positiver Resultate einer Binomialverteilung. Die bei rein zufälligem Auftreten zu erwartenden Anzahlen positiver Resultate in der zweiten Gruppe sind in Tabelle A3.2 aufgeführt.

[4] Beim Experiment Nr. 8 ist die tatsächliche Wahrscheinlichkeit mit 0,20 noch etwas geringer. Beim Kombinieren mit den Experimenten Nr. 9 und 10 betrug die Wahrscheinlichkeit 0,25. Dabei überschätze ich die Wahrscheinlichkeit der Null-Hypothese ein wenig. Eine andere vorsichtige Abschätzung kann man erhalten, wenn man die ersten drei Experimente mit den letzten drei kombiniert, wobei man die Wahrscheinlichkeit zu 0,33 ansetzt, ein positives Resultat rein zufällig zu erzielen. Mit dieser Näherung beträgt die Wahrscheinlichkeit, von sechs Resultaten zumindest fünf positive zu erhalten, 1,8 Prozent. Das ergibt bei allen 10 Experimenten zusammen eine gesamte Wahrscheinlichkeit von 0,001.

Bei dieser Reihe betrug die Wahrscheinlichkeit, wenigstens zwei positive Resultate rein zufällig zu erhalten, $5{,}2 \times 10^{-2}$. Bei den zwei anderen untersuchten Gruppen betrug die Wahrscheinlichkeit, die beobachteten Resultate rein zufällig zu erzielen, $3{,}7 \times 10^{-2}$ bzw. $15{,}6 \times 10^{-2}$. Die gesamte Wahrscheinlichkeit ist das Produkt dieser Teilwahrscheinlichkeiten, also 3×10^{-4}.

Tabelle A3.2: Anzahl der bei rein zufälligem Auftreten zu erwartenden positiven Resultate (Gruppe 2)

Anzahl positiver Resultate	*entsprechende Wahrscheinlichkeit*
0	6541×10^{-4}
1	2916×10^{-4}
2	486×10^{-4}
3	36×10^{-4}
4	1×10^{-4}

Anhang 3b

Direkte Übertragungsexperimente mit menschlichen Neutrophilen

Im Herbst 1994 nahm ich an zwei Versuchsreihen teil, die an menschlichen Neutrophilen ausgeführt wurden. Bei diesen Experimenten wurden die Zellpräparate 15 Minuten lang direkt dem ausgesetzt, was vom elektronischen Verstärker übertragen wurde, beispielsweise aus dem Lösungsmittel allein oder aus dem aktiven Agens.

Experimentaufbau beim ersten Satz der direkten Übertragungsexperimente

Der erste Satz bestand aus einer Reihe von Blindversuchen, die mit 10 verschiedenen Blutproben ausgeführt wurden. Bei jeder Probe wurde die Übertragung des molekularen Signals untersucht, und zwar von vier zufällig ausgewählten Quellenröhrchen (zwei mit aktiver Substanz und zwei mit unwirksamer Substanz). Dann wurden in jedem Experiment vier Übertragungen durchgeführt, wobei die zwei Übertragungsgeräte zweimal verwendet wurden. Bei jeder Übertragung wurde ein Quellenröhrchen zuvor auf der Eingangsspule plaziert und zwei Zielzellenröhrchen auf der Ausgangsspule. Es wurde vor allem zwischen solchen Paaren von Zielzellenröhrchen verglichen, die der Wirkung der »übertragenen« aktiven Substanz ausgesetzt waren, sowie solchen Paaren, die der Wirkung von »übertragenem« Lösungsmittel ausgesetzt waren. Zur zusätzlichen Überprüfung wurde ein Paar von Zellenröhrchen einbezogen, die keiner Behandlung unterzogen (das heißt nicht exponiert) und dicht neben den Zielzellenröhrchen, aber nicht auf der Ausgangsspule plaziert worden waren.

Experimentaufbau beim zweiten Satz der direkten Übertragungsexperimente

Bei der zweiten von neun Übertragungen enthielten alle Quellenröhrchen die aktive Substanz, aber zwei abgeschirmte Röhrchen wurden auf jeder Ausgangsspule dicht bei den unabgeschirmten plaziert. Die Abschirmung bestand aus vier dünnen Schichten einer Legierung, die keine Magnetfelder durchdringen läßt. Wiederum wurde ein Paar von Röhrchen, die nicht exponiert worden waren, zur zusätzlichen Überprüfung einbezogen.

Messung der biologischen Aktivität bei jedem Röhrchen

Als aktive Substanz wurde Phorbolmyristylacetat (PMA) verwendet. Dieser Ester stimuliert die Bildung von Sauerstoffradikalen. Diese wurden nachgewiesen durch die mit einem Spektrophotometer gemessene Veränderung der optischen Dichte in Gegenwart von Cytochrom C. Verglichen wurden vor allem die optischen Dichten derjenigen Röhrchen, die der PMA-Übertragung ausgesetzt bzw. exponiert waren (T-PMA), mit denen der Röhrchen, die dem Lösungsmittel bzw. Vehikel ausgesetzt (T-Vehikel) oder die abgeschirmt waren (abgesch. T-PMA).

Die erhaltenen Rohdaten

Die Rohdaten sind die bei jedem Paar von Röhrchen gemessenen optischen Dichten. Sie sind für den ersten Satz von Experimenten in Tabelle A3.3 zusammengestellt. Dabei gilt folgendes: Die optischen Dichten von nicht exponierten Zellenröhrchen sind mager gesetzt, während fette Zahlen Zielzellenröhrchen bezeichnen. In der ersten Versuchsreihe bezeichnen fett und unterstrichen gesetzte Zahlen Zielröhrchen, die der aktiven Substanz ausgesetzt waren.

Tabelle A3.3: Vergleich des Effekts von übertragenem PMA (fett, unterstrichen) mit dem Effekt des übertragenen Lösungsmittels oder des nicht ausgesetzten PMA (fett)

	erste Sequenz				zweite Sequenz			
	1. Gerät		2. Gerät		1. Gerät		2. Gerät	
Quelle	n. exp. Zellen	Ausg. Nr. 1	n. exp. Zellen	Ausg. Nr. 3	n. exp. Zellen	Ausg. Nr. 2	n. exp. Zellen	Ausg. Nr. 4
1	35/38	**36/36**	28/34	**35/32**	34/33	**39/39**	28/22	**44/38**
2	62/65	**91/101**	65/60	**60/64**	63/65	**62/71**	60/63	**84/79**
3	79/84	**80/84**	90/84	**130/112**	88/80	**124/124**	96/92	**92/97**
4	127/116	**152/174**	124/137	**142/139**	122/137	**127/139**	102/107	**126/127**
5	113/126	**161/172**	120/114	**130/121**	113/115	**114/117**	129/114	**162/163**
6	61/53	**92/90**	63/65	**63/73**	76/46	**75/69**	65/66	**97/99**
7	108/110	**120/111**	115/107	**115/114**	106/110	**164/167**	114/119	**225/213**
8	116/116	**151/151**	104/138	**274/186**	116/90	**131/117**	122/139	**138/121**
9	75/67	**115/117**	64/58	**68/65**	72/55	**83/75**	61/62	**149/114**
10	116/119	**120/116**	114/118	**117/126**	116/117	**138/168**	118/117	**159/158**

Statistische Analyse der Resultate

Die in Tabelle A3.3 aufgeführten Werte zeigen, daß weder die Nummer des Geräts noch die der Sequenz einen deutlichen Effekt auf die optischen Dichten hat. Diese hängen jedoch signifikant von der Identität bzw. Nummer der Zielzellenröhrchen ab. Die Werte aus den Experimenten mit Abschirmung zeigen, daß der »Übertragungseffekt« verschwindet, wenn die Zielröhrchen magnetisch abgeschirmt sind.

Die Ergebnisse der Übertragungsexperimente können wie folgt zusammengefaßt werden: Von 29 binären Vergleichen zwischen »übertragenem« PMA und Kontrollzielröhrchen (wobei 20 Vergleiche im Blindversuch durchgeführt wurden) ergaben 28 eine im Mittel höhere optische Dichte für die Zellen, die der

PMA-»Übertragung« ausgesetzt waren. Die Wahrscheinlichkeit, daß solche Resultate rein zufällig zustande kommen, ist vollkommen vernachlässigbar.

Weiterhin sind die angeführten statistischen Abschätzungen in der Tat vorsichtig, denn sie beruhen auf Vergleichen zwischen *einzelnen* Paaren von Röhrchen, während jedes Experiment zwei oder drei Paare umfaßte. Im ersten Satz der Experimente (T-PMA, verglichen mit T-Vehikel) ist die statistische Signifikanz eines Experiments gegeben durch die Wahrscheinlichkeit, daß *jedes* der zwei T-PMA-Paare eine optische Dichte hat, die größer ist als die jedes T-Vehikel-Paares; diese Wahrscheinlichkeit beträgt $\frac{1}{6}$. In der Tat wird die einem Übertragungseffekt entsprechende Reihenfolge bei 9 von 10 Experimenten beobachtet ($p < 0{,}00001$). Beim zweiten Satz von Experimenten (nicht abgeschirmte, verglichen mit abgeschirmten T-PMA-Röhrchen) liegt die mittlere optische Dichte bei *jedem* der drei Paare nicht abgeschirmter Röhrchen über der mittleren optischen Dichte *jedes* der drei Paare abgeschirmter Röhrchen, und zwar bei allen drei Experimenten. Die entsprechende Wahrscheinlichkeit der Null-Hypothese beträgt $\frac{1}{20}$ für ein einzelnes Experiment und $\frac{1}{8000}$ für die drei Experimente. Das statistische Gewicht jedes Experiments ist noch höher, wenn man jedes einzelne Röhrchen betrachtet und nicht die Röhrchenpaare.

Anhang 4

Zwei Dokumente über verunreinigte Seren

1. Offizielles Schreiben von Benveniste an den Direktor des INSERM (17. November 1992)

Betr.: Mögliche Verunreingung von injizierbarem physiologischem Serum

Herr Kollege,

dies ist ein offizielles Schreiben über Ergebnisse, die in den letzten Wochen erzielt wurden. Wir verwendeten als Kontrollsubstanz injizierbares physiologisches Biosedra-Serum, das in 500-ml-Glasflaschen vom Pariser Institut für Volksgesundheit und Medizin vertrieben wird. Wir erhielten folgende sehr ausgeprägte Reaktionen an isolierten Meerschweinchenherzen, die zuvor immunisiert worden waren: (1) *Abnahme des Koronarflusses:* Wenn das Spendertier, besonders nach der Immunisierung, gegen Endotoxin sehr empfindlich ist, kann der Koronarfluß vollständig zum Erliegen kommen. (2) *Mechanische Veränderungen:* Die auffallendste Veränderung ist der plötzliche Abfall der Kontraktionskraft, der zum Herzversagen führen kann. Diese Effekte wurden manchmal mit reinem Serum beobachtet, zuweilen nur nach Verstärkung (durch tausendfaches Verdünnen mit Wasser, mit oder ohne mäßiges Erhitzen). Wir prüften auch physiologische Seren aus den USA und aus Kanada, die keinen Effekt hatten, und erhielten aus rund zehn anderen Ländern ebenfalls Seren, die wir testen wollen. Wir haben das Serum noch nicht getestet, das uns von der Zentralapotheke der Pariser Kliniken überlassen wurde.

Die Art der beobachteten Reaktionen läßt eine endotoxinähnliche Aktivität vermuten, die noch bestätigt werden muß. Das Biosedra-

Serum enthält sicher kein Endotoxin in molekularer Form. Die endotoxinähnliche Aktivität verschwindet nach der Erwärmung des Serums, ebenso unter der Einwirkung eines oszillierenden Magnetfelds (*Laboratoire de magnétisme du CNRS, Meudon-Bellevue*). Daher ist eine elektromagnetische Übertragung eine plausible Erklärung. Diese Übertragung könnte entweder während des Herstellungsprozesses oder beim Transport des Serums ablaufen, und zwar infolge der Verstärkung einiger Verunreinigungen, die im Glas eingeschlossen sind. Es ist zu beachten, daß wir bei einem früheren Experiment, ausgeführt mit NaCl (Kochsalz, von Prolabo geliefert), eine ähnliche Aktivität fanden, die nach Erwärmung verschwand. Schon vor einiger Zeit hatte ich die Möglichkeit einer solchen elektromagnetischen Verunreinigung vorausgesagt, aber man begegnete dem – wie Sie wissen – mit Schweigen oder Feindseligkeit.
Trotz der Tatsache, daß wir über 20 Experimente mit ähnlichen Resultaten ausgeführt haben, und obwohl unsere Kontrollmaßnahmen angemessen erscheinen, kann ich über die Realität des Phänomens oder über dessen Ursprung nicht absolut sicher sein. Solch eine Verunreinigung wird vermutlich für gesunde Menschen harmlos sein, könnte aber bisher unbekannte Auswirkungen auf Menschen haben, die aufgrund einer Begleiterkrankung gegen Endotoxin empfindlich sind.* Daher erscheinen dringende Maßnahmen notwendig. Zunächst sollte *sofort* ein Komitee eingesetzt werden, das diese Resultate auswertet und – wenn erforderlich – deren Ursachen und Konsequenzen bewertet.
Ich nutze diese Gelegenheit, um Sie daran zu erinnern, daß ich vor Jahren vorschlug, eine Expertenkommission einzurichten, die sich allgemein mit der elektromagnetischen Übertragung biologischer Information befaßt. Ich hoffe sehr, daß die hier vorgetragenen Fakten nicht bestätigt werden oder daß sich herausstellt, daß sie auf irgendein Artefakt zurückzuführen sind; bei der Klärung dieser Fragen sollten die Experten helfen können. Ist dies aber nicht der Fall, dann darf das frühere Desinteresse

gegenüber unserer Forschung zu Recht kritisiert werden. Obwohl ich in den vergangenen Jahren die Behörden wiederholt (und erst kürzlich wieder) auf die Existenz und die Bedeutung dieses Phänomens hinwies, wurde ich mir selbst überlassen und erhielt keine finanzielle Unterstützung (mein Forschungsbudget wurde regelmäßig gekürzt). Abgesehen von der Sicherheit der Patienten ist dies ein weiterer Grund, schnell und energisch zu handeln, zumal die Sicherheitsmaßnahmen einfach sind.

Bitte beantworten Sie dieses Schreiben umgehend. Sollte ich nach einer Woche keine Antwort erhalten haben, sähe ich mich gezwungen, die Gesundheitsbehörden und die politisch Verantwortlichen zu warnen. Angesichts der tragischen Ereignisse, die derzeit die Zeitungen füllen, werden Sie meine extreme Vorsicht verstehen. Selbstverständlich muß ich nicht darauf bestehen, daß die in diesem Schreiben enthaltenen Informationen vertraulich bleiben, denn es geht um Sachverhalte, die die Öffentlichkeit beunruhigen bzw. traumatisieren können. Aber diese Tatsachen implizieren auch, daß eine Bewertung, gegebenenfalls gefolgt von angemessenen Entscheidungen, der wissenschaftlichen Innovation schnell zu folgen hat, trotz der zu erwartenden Meinung einiger »Experten«.

Ich danke für Ihre Aufmerksamkeit.

Mit freundlichen Grüßen, J. Benveniste

Kopien an den Präsidenten des Wissenschaftlichen Rates und an den Präsidenten der Kommission 5 des INSERM.

Anlage: Kopie einer Laboraufzeichnung über zwei typische Experimente vom 16. November 1992.

* Bitte beachten Sie, daß die Herzen von gewöhnlichen Meerschweinchen selbst bei meßbaren Dosen kaum auf Endotoxin reagieren, während die von Tieren, die immunisiert worden waren, sehr empfindlich sind. Dies sind klassische Befunde, über die in der Literatur berichtet wurde, ebenso wie die schwächenden Wirkungen von Endotoxin auf die Herzfunktion. Die mit unserem Modell erzielten Resultate führen vielleicht zur Erforschung des plötzlichen Kindstods, wobei die Verknüpfung zwischen Impfung und gram-positiver Infektion eine bedeutende Rolle spielen könnte.

2. Schreiben an den Herausgeber von The Lancet (16. Februar 1993)

Herr Kollege,
wir entdeckten bei französischer 0,9%iger Salzlösung (zur i.v.-Injektion) eine endotoxin-lipopolysaccharid-ähnliche Aktivität (ELA). Die Salzlösung diente uns als Kontrollsubstanz bei der Untersuchung der Wirkung von Antigen auf isolierte Herzen von immunisierten Meerschweinchen. Wir bemerkten, daß die Salzlösung allein eine Wirkung hatte, und untersuchten diese systematisch. In die Aorta wurde die Salzlösung (unverändert bzw. 1:1000 mit Krebs-Henseleit-Puffer verdünnt) injiziert, alternativ *E. coli*, 1 µg/ml. Die Infusionsmenge betrug jeweils 10 ml, und es wurde mit 2 ml/min injiziert. Mechanische Veränderungen und Variationen des Koronarflusses (*coronary flow variations*, CFV) traten 14 Tage nach der i.p.-Injektion von 1 µg Ovalbumin (Sigma) in 0,1 ml Aluminiumsulfat (Alhydrogel®) auf, jedoch nicht bei nicht immunisierten Tieren. Die Ergebnisse waren folgende:

1 Die Reaktionen auf Lipopolysaccharid (LPS) zeigten individuelle[1–3] und säsonale Variationen. Vom 26. Okt. bis zum 18. Nov. 1992: Unbehandelte verdünnte Salzlösung, $n = 13$, bzw. die gleiche Lösung erwärmt (70 °C, 1 h), $n = 12$, und LPS, $n = 6$, induzierten eine maximale CFV (Zu- bzw. Abnahme, in % angegeben, quadratischer Mittelwert) von $31,8 \pm 7,5$ bzw. von $5,4 \pm 0,8$ ($p < 0,05$, t-Test auf unabhängige Zufallsvariable) bzw. von $34,5 \pm 20,1$. Vom 23. Nov. 1992 bis 26. Jan. 1993: Die CFV betrug $14,4 \pm 6$, $n = 43$, bzw. $3,8 \pm 0,4$, $n = 35$ ($p < 0,05$) bzw. $17,9 \pm 3,7$, $n = 24$. Ein starker Abfall der Kontraktionskraft, der zuweilen zum Herzstillstand führte, wurde oft zusammen mit negativer CFV beobachtet, und

[1] Galanos, C., Freudenberg, M. A., Reurrer, W.: »Galactosamine-induced sensitization to the lethal effects of endotoxin«, *Proc. Natl. Acad. Sci. USA,* 76 (1979) 5939–5943

[2] Snell, R. J., Parillo, J. E.: »Cardiovascular dysfunction in septic shock«, *Chest,* 99 (1991), 1000–1009

[3] Suter, E., Ullman, G. E., Hoffman, R. G.: »Sensitivity of mice to endotoxin after vaccination with BCG«, *Proc. Soc. Exp. Biol. Med.*, 99 (1958), 167–169

bei einigen wenigen Experimenten ergaben sich mit unverdünnter Salzlösung ähnliche Resultate. Es wurden keine anderen gelösten Stoffe in i.v.-Flüssigkeiten untersucht. Bei kürzlich begonnenen Untersuchungen mit US-amerikanischen und mit kanadischen Proben wurde jedoch keine Aktivität beobachtet ($3{,}5 \pm 0{,}5$ und $3{,}7 \pm 0{,}5$, $n = 4$). Ähnliche Untersuchungen sind für Proben aus 14 Ländern geplant.

2 Bei zwei Wistar-Ratten wurde 1×10^7 lebende BCG (vom Pasteur-Institut, Paris) injiziert[2], ferner 1 µg Ovalbumin. Bei $d-11$ führte die Infusion verdünnter Salzlösung zum sofortigen Herzstillstand, wobei die CFV −100 % bzw. 89 % betrug. Auf 70 °C (1 Stunde lang) erwärmte Salzlösung hatte keine Wirkung.

3 Das Erwärmen verdünnter Salzlösung unterdrückte die endotoxin-lipopolysaccharid-ähnliche Aktivität (ELA; siehe oben), die nach rund 3 Wochen wieder auftrat. LPS (1 µg/ml) wurde nicht beeinflußt.

Woher rührt die von der Salzlösung hervorgerufene endotoxin-lipopolysaccharid-ähnliche Aktivität (ELA)? Die CFV, ein negativer Isotropismus sowie Arrhythmien (bei Ratten), ferner eine Abhängigkeit von vorheriger Immunisierung ahmen die Wirkung von LPS weitestgehend nach. Die Empfindlichkeit der Herzen gegen LPS (1 µg/ml) glich oft derjenigen gegen Salzlösung. Diese enthielt jedoch keine nachweisbaren Mengen an LPS (Limulus-Test, Empfindlichkeit 0,1 ng/ml). Die ELA wurde durch mäßiges Erwärmen unterdrückt, im Gegensatz zur Wärmebeständigkeit des LPS. Durch Wärme abgetötete Mikroorganismen sind in Salzlösung eine wahrscheinliche Quelle von LPS-Mengen unterhalb der Nachweisgrenze; diese Mengen können jedoch die ELA fördern, entweder direkt (die Thermolabilität wirkt dagegen) oder durch einen unbekannten Mechanismus. Auch andere kardiotoxische Substanzen [Herzgifte] müssen als potentielle Agonisten noch untersucht werden.

Welcher Natur die ELA auch immer ist, ihre hauptsächlichen *in-vitro*-Wirkungen auf das Herz müssen untersucht werden, denn die Auswirkungen hoher Dosen von Salzlösung sind beim Menschen noch unklar. Während diese für Menschen mit intaktem

Immunsystem harmlos sind, können sie schädlich bei jenen wirken, die von Natur aus empfindlich gegen LPS sind. Sie können auch eine Immunantwort verstärken oder – in Verbindung mit einem Immunmangel – Krebs oder hämatologische und/oder infektiöse Störungen verschlimmern.[1–4] Bei Mäusen sowie bei Menschen mit bösartigen Krankheiten ist die Empfindlichkeit gegen LPS mit einem hohen Serumspiegel von IL-6 verknüpft.[4] Dieser Marker könnte helfen, die Natur und die immunologischen Wirkungen der ELA zu entschlüsseln. Im Zweifel muß man alle Substanzen, die für die i.v.-Anwendung gedacht sind, überprüfen oder sie vor der Applikation erhitzen (70 °C, 1 Std.), so daß die ELA für rund 2 Wochen unterdrückt wird. Ferner sollten neue Herstellungsprozesse angewandt werden.

INSERM U200 — Jacques Benveniste, MD
32 rue des Carnets — Mohamed Hedi Litime, DSc
F-92140 Clamart — Jamal AISSA

[4] Yoshimoto, T. *et al.*: »High serum IL-6 level reflects susceptible status of the host to endotoxin and IL-1/tumor necrosis factor«. *J. Immunology,* 145 (1992), 3596–3603

Anhang 5

Ein Beispiel institutioneller Zensur: Der Direktor des INSERM bedroht Benveniste wegen des Berichts über ein Experiment

Im Juli 1992 schrieb Benveniste einen knappen Bericht über das erste Übertragungsexperiment, das als Blindversuch von Wissenschaftlern ausgeführt worden war, die nicht zu seinem Laboratorium gehörten. Dieser Bericht wurde an die 20 Wissenschaftler gesandt, die entweder seine ersten Experimente verfolgt hatten oder die Benveniste für diese Experimente interessieren wollte. Nachfolgend sind sein Bericht sowie die Reaktion des INSERM-Direktors wiedergegeben.

Der Bericht

Am 9. Juli 1992 wurde in Form eines Blindversuchs ein Experiment zur elektromagnetischen Übertragung durchgeführt; daran nahmen vier auswärtige Wissenschaftler teil. Die übertragenen biologischen Aktivitäten waren (1) die von Ovalbumin und (2) die von *E.-coli*-Endotoxin. Die Übertragung vollzog sich von versiegelten 2-ml-Röhrchen auf Röhrchen, die 2 ml physiologisches Serum enthielten. Die Inhalte der Empfängerröhrchen wurden dann 1 : 1000 verdünnt, und 20 ml der Verdünnungen wurden in 50-ml-Röhrchen gefüllt. Die Röhrchen waren nach der Methode codiert worden, die Michel Schiff vorgeschlagen hatte, so daß weder das Personal unseres Laboratoriums noch die auswärtigen Wissenschaftler die Bedeutung der Codenummern der einzelnen Röhrchen kennen konnten. Die Inhalte der Röhrchen wurden am 11. und am 12. Juli untersucht, und zwar an den Herzen von

zwei Meerschweinchen, die mit Ovalbumin immunisiert worden waren. Der Code wurde am 13. Juli geöffnet.
Die Ergebnisse sind hier in Tabelle A5.1 zusammengestellt. Die Wahrscheinlichkeit, daß solch ein Resultat rein zufällig auftreten kann, beträgt 1/4000. Zudem sind die Abweichungen zwischen Röhrchen mit aktivem Inhalt und Kontrollröhrchen (jeweils reines physiologisches Serum!) eindeutig und reproduzierbar. Diese Differenzen ergaben sich auch bei den mechanischen Effekten (hier nicht besprochen).
Dieses Experiment zeigt klar die Übertragung einer biologischen Aktivität mit Hilfe eines elektronischen Schaltkreises. Das beweist unbestreitbar die elektromagnetische Natur der molekularen Information sowie die Rolle des Wassers als magnetisches Speichermedium für diese Information. Weiterhin werden damit die 50 Experimente vom vorigen Monat bestätigt. Ein zweiter Blindversuch wird noch ausgeführt werden.

Antwort des INSERM-Generaldirektors
(Brief vom 18. Aug. 1992)

Sie sandten mir mit dem Datum 27. Juli ein Rundschreiben über das Ergebnis eines Experiments, das ich für bemerkenswert halte. Ich möchte darauf hinweisen, daß das beigefügte Dokument offensichtliche Tippfehler aufweist (die Angaben über »H_2O« am Fuß der Tabelle). In Anbetracht der heiklen Natur Ihrer Forschungen, der Sie sich durchaus bewußt sind, fehlt es überraschenderweise an angemessenen Erläuterungen. (»Die Wahrscheinlichkeit, daß solch ein Resultat rein zufällig auftreten kann, beträgt 1/4000.« – Welches Resultat? Welche Abweichungen zwischen H_2O und H_2OTr?)
Ich weise Sie unmißverständlich darauf hin, wie schädlich die Verbreitung solcher »Information« ist.
Sollten Sie in dieser Weise fortfahren, wäre ich gezwungen, ernste Konsequenzen daraus zu ziehen.
Mit freundlichen Grüßen

Tabelle A5.1: Ergebnisse eines Übertragungsexperiments mit Meerschweinchenherzen

Codenummer der Röhrchen	Änderung des Koronarflusses in % Herz A	Herz B	Entscheidung vor Codeöffnung	Bedeutung des Codes
1	50	17	+	Endo
2	55	21	+	Endo
3	75	93	+	Ova
4	0	0	–	H_2O^a
5	–50	–53	+	Ova
6	0	0	–	H_2O
7	0	0	–	H_2O^a
8	0	0	–	H_2O
9	0	0	–	H_2O
10	0	0	–	H_2O^a
11	11	10	–?	H_2O
12	–37	–42	+	Ova

H_2O: original phys. Wasser
H_2O^a: phys. Wasser, das Information von H_2O aufnahm

[a] Anmerkung von MS: Dies war ein Tippfehler. Im endgültigen Bericht erschien er als H_2OTr. Wie im Text erwähnt, war dies eine andere Art von Kontrollsubstanz, die im Prinzip nicht vom H_2O unterscheidbar sein sollte.

Anhang 6a

Ein Beispiel für die pervertierte Anwendung statistischer Argumente

Die Art und Weise, in der das »Betrugsdezernat« der Zeitschrift *Nature* die Frage der Varianzen von Basophilenzählungen behandelte, macht seine Voreingenommenheit deutlich. Nachdem er die Laborbücher von Elisabeth Davenas kopiert hatte, untersuchte Stewart eilig verschiedene Zählungen, die von identischen Verdünnungen herrührten. Diese Analyse wurde von *Nature* zweimal publiziert[1] und später von Gegnern des Wassergedächtnisses häufig zitiert.

Die Ermittler übersahen offensichtlich einige wesentliche Punkte. In seinem Artikel »Wellen über extreme Verdünnung«[1] sagte Maddox voraus, daß Benveniste künftig »unvermeidbare Vorurteile von Beobachtern eliminieren [würde], indem er Blindmessungen zur Routine macht«. Es war ihm wohl entgangen, daß *vor* seinem Besuch viele Blindversuche ausgeführt worden waren und daß die bei diesen Experimenten ermittelten Daten wertvolle Einsichten über das Ausmaß der Variabilität von Basophilenzählungen liefern konnten. Entscheidend ist, daß mehrere Zählungen an der »gleichen« Probe nicht blind ausgeführt wurden, auch nicht bei Blindversuchen; das Codieren diente zum »Durcheinanderbringen« bzw. Anonymisieren der verschiedenen Verdünnungen, aber nicht der verschiedenen Zählungen identischer Verdünnungen. Um die Positionen der Zählungen identischer Lösungen auf den Mikroskop-Objektträgern zufällig zu gestalten, hätte die Codierprozedur noch viel komplexer sein müssen als die tatsächlich angewandte.

1 »High dilution experiment a delusion«, *Nature,* 334, (1988), 287; »Waves caused by extreme dilution«, *Nature,* 335 (1988), 760

Mit anderen Worten: Die von Stewart bemängelte Abweichung vom Poisson-Gesetz enthüllte lediglich ein »unvermeidbares Vorurteil des Beobachters«, zurückzuführen auf einen nicht-blinden Aspekt der Prozedur.

Dem Betrugsdezernat war anscheinend auch ein anderer wesentlicher Punkt entgangen, nämlich daß die Blindversuche Information hinsichtlich möglicher Abweichungen von der Poisson-Statistik enthielten, *unabhängig von Vorurteilen des Beobachters.* Um diese Information zu erhalten, mußte man nur verschieden hohe Verdünnungen der Kontrollflüssigkeit untersuchen. Bei der näheren Betrachtung dieser Art von Daten (die sowohl vor als auch nach dem Besuch im Juli 1988 ermittelt wurden) fand ich heraus, daß die Varianzen selten Werte erreichten, die so hoch waren wie jene, die während des Besuchs resultierten. Weiterhin waren sie selten so klein wie die von Stewart angegebenen Werte. Dies verdeutlicht, wie absurd es ist, Daten in einen Computer einzugeben, ohne deren Ursprung zu beachten.

Bei den in Clamart durchgeführten Blindversuchen variierte die Varianz der Kontrollzählungen bei Reihen hoher Verdünnungen je nach den Umständen. Insbesondere veränderte sich die Stabilität der Resultate, anscheinend weil die Messungen im Rahmen von Blindversuchen mehrere Monate lang ausgeführt wurden, ohne daß man die Qualität der Zellpräparate kontrollierte. Andererseits kam ich beim Untersuchen aller verfügbaren Varianzwerte zu dem Schluß, daß diese deutlich kleiner waren, als es die Poisson-Verteilung erlauben würde. Diese Diskrepanz schien signifikant zu sein, insbesondere angesichts der Tatsache, daß experimentelle Fehler, die *nicht auf Vorurteile des Beobachters zurückzuführen sind,*[2] nur zum *Anstieg* der Varianz bei den Basophilenzählungen führen kann. Ich muß zugeben, daß ich angesichts dieses seltsamen Ergebnisses für einen Moment Panik

[2] Wenn keine Vorurteile des Beobachters vorliegen, erhöhen Zählfehler die Varianz, ebenso wie Änderungen des Volumens, in dem die Basophilen gezählt werden.

aufsteigen fühlte. Bei der Suche nach möglichen Erklärungen für diese Abweichung von der Poisson-Statistik fand ich die nachfolgend aufgeführten.

Wie andere »Gesetze«, die als mathematische Formeln ausgedrückt werden, haben die statistischen Gesetze sozusagen einen Mischcharakter. Die mathematische Formulierung der Gesetze beruht auf Annahmen über die Natur der Phänomene sowie auf streng mathematischen Argumentationsketten. Einstein bemerkte einmal: Soweit sich mathematische Aussagen auf die Realität beziehen, sind sie nicht sicher; und soweit sie sicher sind, beziehen sie sich nicht auf die Realität.[3] Bei einer statistischen Verteilung wie dem Poisson-»Gesetz« sind Abweichungen von der erwarteten Varianz oft ein Indiz für experimentelle Fehler. Wie in anderen Fällen, bei denen sich ein ungewöhnliches Resultat ergibt, kann die Abweichung aber auch auf ein tatsächliches Phänomen zurückzuführen sein. Die Diskrepanz gegenüber den Erwartungen kann bedeuten, daß einige der Annahmen falsch sind, die diesen Erwartungen zugrunde liegen.

Wenn man bei Zählungen erwartet, daß deren Ergebnisse der Poisson-Statistik entsprechen, dann liegt dem die Annahme zugrunde, daß alle diese Zählungen voneinander unabhängig sind. Bei den Basophilenzählungen wird *vermutet*, daß die der durchschnittlichen Dichte der Basophilen entsprechende Wahrscheinlichkeit, ein Basophil in einem bestimmten kleinen Volumen zu beobachten, unabhängig davon ist, ob ein anderes Basophil im selben kleinen Volumen vorhanden ist oder nicht. Diese Annahme ist weder ein Naturgesetz noch eine mathematische Gesetzmäßigkeit. Solange man die exakte Abfolge der Reaktionen nicht kennt, die zur Färbung eines Basophils führt, ist schwer zu entscheiden, inwieweit die Annahme der Unabhängigkeit berechtigt ist.

Einige Phänomene könnten Abweichungen von diesem Ansatz

[3] Zitiert von Hon, G.: »Towards a typology of experimental errors: an epistemological view«, *Stud. Hist. Phil. Sci.*, 20 (1989), 471

hervorrufen. Die einfachste wäre eine physikalische Wechselwirkung zwischen benachbarten Basophilen, die entweder direkt sein kann (zwischen Basophilen) oder auch indirekt (über eine Wechselwirkung mit roten Blutzellen). Solche roten Zellen sind in der Tat an langreichweitigen Wechselwirkungen beteiligt.[4] Wenn die Wechselwirkung zwischen Basophilen direkt ist, führt eine geringe Abstoßung zu so etwas wie einem »Ausschließungsprinzip«, durch das die erwartete Varianz abnimmt.

Ein dritter möglicher Einfluß auf die beobachtete Varianz bei den Anzahlen der *sichtbaren* Basophilen könnte auf dem Färbungsprozeß selbst beruhen. Angenommen, die Färbung eines bestimmten Basophils verändert dessen unmittelbare Umgebung (infolge Ionenwanderung, Änderung des Membranpotentials usw.), dann kann die Färbung des nächstliegenden Basophils verhindert werden. Unter diesen Bedingungen wäre nur die Hälfte aller vorhandenen Basophilen sichtbar zu machen. Die Varianz der Anzahlen *sichtbarer* Basophilen betrüge dann auch nur 50 Prozent des erwartetes Wertes.[5]

Die Vorstellung, daß Basophilen auf solche Weise wechselwirken und damit die Varianz vermindern, wurde aufgrund von experimentellen Befunden plausibel, die im Jahre 1981 publiziert wurden,[6] also sieben Jahre vor der Benveniste-Affäre. Bei diesen Experimenten war die beobachtete Varianz geringer, als sie nach der Poisson-Verteilung sein sollte. Zudem wuchs das Ausmaß der Abweichung mit steigender Konzentration der Basophilen.

4 Rowland *et al.*: »A Fröhlich interaction of human erythrocytes«, *Physics Letters,* 82A (1981), 436–438

5 Unter der Annahme, daß die Verteilung der Basophilenanzahlen der Poisson-Statistik folgt, wird die Varianz gleich dem Mittelwert sein. Wenn genau die Hälfte aller Basophilen unsichtbar ist, wird die Varianz ein Viertel und der Mittelwert die Hälfte betragen. Die Varianz der Anzahlen sichtbarer Basophilen wird dann 50 % des mittleren Wertes dieser Zahl betragen (das heißt 50 % des »erwarteten« Wertes).

6 Gérard *et al.*: »Le test de dégranulation des basophiles humains (TDBH). Intérêt d'une leucoconcentration et du calcul statistique appliqué au taux de dégranulation«, *Pathologie Biologie,* 29 (1981), 137–142

Mein Ziel ist hier nicht die definitive Deutung einer statistischen Anomalie, sondern ich möchte zeigen, daß das von Maddox angeführte Team nicht wirklich ernsthaft nach solchen alternativen Erklärungen suchte. Wie La Palice gesagt hätte: Wenn man eine Antwort finden will, ist die erste Anforderung die, daß man auch wirklich danach sucht. Beim »Betrugsdezernat« von *Nature* ist dieser Mangel an Neugier schlecht vereinbar mit der Tatsache, daß es eine Abweichung von der Poisson-Statistik als schlüssigen Beweis von Inkompetenz ansah und daraus schwere Betrugsvorwürfe ableitete.

Anhang 6b

Ein Beispiel für einen Scheinversuch, ein Experiment zu reproduzieren

Im Dezember 1993 erschien in *Nature* ein Artikel von Hirst *et al.* mit dem Titel »Die Degranulation menschlicher Basophilen wird nicht durch hochverdünntes Antiserum gegen IgE ausgelöst«.[1] Abgesehen vom Wort »nicht« ahmte die Überschrift jene nach, unter der Davenas *et al.* ihre Befunde publiziert hatten. Damit sollte deutlich gemacht werden, daß die vom INSERM-Team berichteten Experimente zu hohen Verdünnungen nicht reproduziert werden konnten. Nach Erscheinen dieses Artikels sandten Benveniste und Spira eine Entgegnung an *Nature*, in der sie über ein Dutzend Punkte anführten, in denen das englische Team dem Protokoll von Davenas *et al.* nicht gefolgt war. Erst nach einer von der BBC am 5. Juli 1994 ausgestrahlten Fernsehsendung über den Streit um das Wassergedächtnis war *Nature* bereit, diese Gegendarstellung abzudrucken.[2] Ich möchte mich an dieser Stelle auf wenige entscheidende Aspekte beschränken.

Zunächst erscheint es nötig, die von Hirst *et al.* beschriebene experimentelle Prozedur zu skizzieren, denn deren Bericht[1] ist ein Musterbeispiel an Unklarheit in diesem wichtigen Punkt. Die Parameter der von dem britischen Team beschriebenen Experimente waren folgende:

1 *Die verwendeten Blutproben:* Die Autoren setzten bei jeder »Sitzung« eine andere Blutprobe ein. Bei jeder Sitzung wurde eine von drei möglichen Behandlungen (siehe Punkt 2) vorgenom-

[1] Hirst *et al.*, *Nature,* 366 (1993), 525–527
[2] Benveniste und Spira, *Nature,* 370 (1994), 322

men sowie eine der möglichen Verdünnungen angesetzt (siehe Punkt 3).

2 *Die vorgenommenen Behandlungen* (mit einem Buchstaben bezeichnet):
A = geschütteltes anti-IgE,
B = nicht geschütteltes anti-IgE,
C = geschüttelter Puffer.

3 *Die Verdünnungsbereiche* (mit einer Nummer bezeichnet):
Bereich 1: 10^{-12} bis 10^{-26},
Bereich 2: 10^{-30} bis 10^{-44},
Bereich 3: 10^{-46} bis 10^{-60}.

Die Autoren setzten Zentesimalverdünnungen an, so daß jeder Verdünnungsbereich nur acht verschiedene Verdünnungen enthielt.

Im sechsten Kapitel habe ich das Schaubild aufgenommen, das auf der ersten Seite dieses Artikels gezeigt wurde (siehe Abbildung 6.1, Seite 142). Dieses Diagramm gibt anscheinend die negativen Resultate wieder, die in der Überschrift angekündigt wurden.

Ihre Bedeutung (oder eher ihr Mangel an Bedeutung) wird sozusagen hinter einer außergewöhnlich langen Bildunterschrift verborgen. Nur ein äußerst gründlicher Leser wird sehen, was sich hinter dem ersten visuellen Eindruck verbirgt. Andere Details des Artikels deuten darauf hin, wie bemüht Hirst *et al.* waren, ihre Gegner auf jede nur mögliche Weise in Mißkredit zu bringen.

Auf der zweiten Seite des Artikels hieß es, »Davenas *et al.* [hätten] Daten als prozentuale Degranulation [angegeben], ohne die Werte für die Dichte der unmanipulierten Zellen mitzuteilen«. In Wahrheit waren es aber Hirst *et al.*, die überhaupt keine rohen, unmanipulierten Daten angaben. Dagegen hatten Davenas *et al.* 40 Werte von Basophilenzählungen aufgeführt, zusammen mit der Varianz, die bei vier Experimenten ermittelt wurde (in der Tabelle 1 ihrer Publikation). In ihrer Veröffentlichung von 1991 gaben die INSERM-Wissenschaftler jeden einzelnen Wert der

Basophilenzählungen an. Aber Hirst *et al.* zitierten diese Publikation gar nicht.[3]

Im Dezember 1993 schrieb Benveniste an seine britischen Kollegen und fragte nach ihren Rohdaten. Sie antworteten mit der Feststellung: »Wir können unsere Rohdaten wirklich nur einem unabhängigen, professionellen Statistiker überlassen.« Um zu untersuchen, was man aus den publizierten Daten allein entnehmen kann, möchte ich meine Analyse auf die drei Tests beschränken, die hier in Kapitel 2 (S. 51f.) vorgestellt wurden.

Test 1: Hier geht es um den Vergleich zwischen der Anzahl der gefärbten Basophilen (experimentelle Probe, verglichen mit der Kontrollprobe). Bei den von Hirst *et al.* präsentierten Daten wäre ein solcher Vergleich nicht sinnvoll, selbst wenn die Autoren die notwendigen Rohdaten angegeben hätten; denn sie verwendeten für die Sitzungen A und C nicht die gleichen Blutproben.[4]

Test 2: Hier geht es um den Vergleich zwischen Varianzen. Obwohl die Autoren bei den Sitzungen A und C nicht die gleichen Blutproben einsetzten, geben sie eine signifikante Differenz der Varianzen an, die zwischen zwei Arten der Behandlung auftrat. Wenn diese Differenz wirklich signifikant wäre, würde sie einem Gedächtnis der Flüssigkeit entsprechen, die als Puffer verwendet wurde. Die Autoren tun diese signifikante Differenz ab mit der Behauptung: »Sie ist ein interessantes Merkmal unserer Werte, doch stützt sie in keiner Weise die Befunde von Davenas *et al.*«

[3] Benveniste *et al.*: »L'agitation de solutions hautement diluées n'induit pas d'activité biologique spécifique«, *C.R. Academie des Sciences,* 312, série 11 (1991), 461–466. Die in den *Comptes Rendus* erschienenen Artikel sind im *Science Citation Index* systematisch aufgeführt. Diese Artikel enthalten Zusammenfassungen in englischer Sprache; die Tabellen und die Abbildungen haben zweisprachige Unterschriften.

[4] Beachten Sie die Differenz in der Empfindlichkeit (Abszisse = 2) zwischen den Sitzungen, die experimentellen Verdünnungen entsprechen (obere Kurve in Abbildung 3), sowie jene, die Kontrollverdünnungen entsprechen (untere Kurve). Die Sitzung mit der Empfindlichkeit null der Basophilen erscheint in der oberen Zeichnung (Abszisse = 2, Ordinate = 0).

Test 3: Hier geht es um die Wellenstruktur der Anzahl der Basophilenzählungen als Funktion der Anzahl von Verdünnungen. Weil die Autoren bei den drei Verdünnungsbereichen (mit nur acht Verdünnungen in jedem Bereich) verschiedene Blutproben einsetzten, ist ein stichhaltiger Test auf ein Wellenmuster unmöglich.

Die Tatsache, daß die Autoren für die Behandlungen A und C nicht die gleichen Blutproben verwendeten, macht jede mögliche Differenz bedeutungslos. Dennoch fanden sie beim Test 2 eine signifikante Differenz, taten sie aber ab, ohne irgendeine Erklärung dafür zu geben.

Ein letztes Detail verdeutlicht das Ausmaß, in dem die Autoren es versäumten, experimentelle Bedingungen zu schaffen, mit denen Effekte hoher Verdünnungen bestmöglich geprüft werden können: Bei einer der experimentellen Proben wurden Basophilen verwendet, an denen überhaupt keine Effekte hoher Verdünnungen nachzuweisen waren, denn sie waren gegen anti-IgE völlig unempfindlich, selbst bei der hohen Anfangskonzentration.[4]

Anhang 6c

Sieben Beispiele für Zermürbung, die von *Nature* publiziert wurden

Zwischen dem 28. Juli und dem 20. Oktober 1988 erschienen in *Nature* sieben Leserbriefe, in denen andere Erklärungen vorgeschlagen wurden als die von Davenas *et al.* dargelegten. Ungeachtet deren Vorläufigkeit bezeichne ich diese Vorschläge als wissenschaftliche Belästigung bzw. Zermürbung, denn in allen Fällen widersprach die aufgestellte Hypothese einigen Beobachtungen, die zu erklären sie vorgab. Diese Publikationen sind folgende:[1] (a) Lasters (70), (b) Danchin (53), (c) Suslick (90), (d) Glick (64), (e) Escribano (56), (f) Schilling (83), (g) Shakib (86).

In der Publikation (a) wird versucht, die von Davenas *et al.* beschriebenen »Wellen« durch Bezug auf eine zweidimensionale Matrix zu erklären, die von aufeinanderfolgenden Mulden gebildet wird, die die hohen Verdünnungen enthalten. Dabei wird angenommen, daß aus jeder Mulde ein kleiner Bruchteil in die vier benachbarten Mulden überläuft. Unter bestimmten Voraussetzungen könnte dieses Überlaufen eine pseudoperiodische Variation der jeweiligen Konzentration der aktiven Substanz bewirken und damit eine langsame Abnahme der Höhe der Wellenkämme. Diese Hypothese setzt voraus, daß diese Mulden der Matrix gemäß den sukzessiven Verdünnungen angeordnet sind. Dies war wirklich der Fall, wenn die Verdünnungen nicht durch die Codierung »unkenntlich gemacht« wurden. Jedoch ist diese Hypothese für Blindversuche nicht haltbar. Sie widerspricht

[1] Die Publikationen sind nach dem Erscheinungsdatum geordnet. Die in Klammern angegebene Zahl ist die hochgestellte Nummer in der Liste im Anhang 7b, S. 248, unter der Zwischenüberschrift *Nature*.

auch der Tatsache, daß die Höhe der Wellenkämme bis zur 60. Zentesimalverdünnung konstant blieb. Die hemmende Wirkung einer einzelnen hohen Verdünnung von Histamin, *Apis mellifica* oder Lungenhistamin widerspricht ebenfalls diesem Erklärungsversuch. Dasselbe trifft auf Experimente zu, bei denen die physikalischen Parameter die Aktivität der Verdünnungen erhöhen (heftiges Schütteln) oder sie verringern (Erhitzen). Im ganzen genommen, versagt diese Hypothese bei der Deutung von fünf verschiedenartigen Beobachtungen.

In der Publikation (b) sollte die Tatsache erklärt werden, daß heftiges Schütteln erforderlich ist. Nach dieser Hypothese sollte die Ausgangssubstanz (anti-IgE) infolge des Schüttelns Ionen aus den Behälterwänden extrahieren. Diese Ionen sollten dann gleichermaßen aktiv sein, nämlich beim Extrahieren anderer Ionen und beim Hemmen der Basophilenfärbung. Diese Hypothese erklärt aber weder die Existenz von Wellen noch die Konstanz von deren Amplitude. Soweit es Experimente zur Hemmung betrifft, ist kaum einzusehen, wie dieselben Ionen sowohl die Wirkung von anti-IgE nachahmen als auch dessen Wirkung hemmen können. In diesem Fall steht die Hypothese im Widerspruch zu drei verschiedenartigen Beobachtungen.

In der Publikation (c) wird postuliert, daß das Schütteln durch Bildung von Hohlräumen (»Löchern«) eine lokale Erhitzung auf eine sehr hohe Temperatur (um 5000 °C) hervorruft. Demnach sollte das Agens, das bei völliger Abwesenheit von anti-IgE-Molekülen die Basophilenfärbung modifiziert, eine Substanz sein, die durch die Wärmeeinwirkung auf Puffermoleküle gebildet wird (deren Konzentration bei jeder Verdünnung dieselbe ist). Diese Hypothese erklärt nicht, daß die resultierenden Verdünnungen nicht aktiv sind, wenn eine inaktive Substanz (Puffer oder anti-IgG) auf genau dieselbe Weise behandelt wurde wie das anfängliche anti-IgE. Weiterhin versagt die Hypothese beim Deuten der Wellen und der konstanten Höhe der Wellenkämme. Wie bei der vorigen Hypothese ist auch hier schwer vorstellbar, wie dieselben Agentien (die

Nebenprodukte der Puffermoleküle) die Wirkung des anti-IgE sowohl nachahmen als auch hemmen können. Schließlich ist kaum einzusehen, wie ein hypothetisches Molekül bei einer so hohen Temperatur wie 5000 °C gebildet werden kann und dann seine Wirksamkeit bei nur 70 °C verliert. Diese Hypothese widerspricht fünf verschiedenartigen Beobachtungen.

Nach der Publikation (d) sollte das aktive Agens Heparin sein, das im Puffer enthalten ist. Dieses »Artefakt« würde aber weder erklären, daß etwas aktives Produkt nötig ist, mit dem die Verdünnungen begonnen werden, noch die Notwendigkeit des heftigen Schüttelns, noch die Wellen, noch deren konstante Höhe. Wie bei den vorigen Ansätzen ist kaum einzusehen, wie dasselbe Agens die Wirkung des anti-IgE beim Färben von Basophilen sowohl nachahmen als auch hemmen kann. Diese Hypothese widerspricht fünf verschiedenartigen Beobachtungen.

Nach der Publikation (e) sollte das aktive Agens ein Nebenprodukt des Puffers sein, das beim heftigen Schütteln entsteht. Abgesehen von der Tatsache, daß dieses Schütteln nötig ist, widerspricht diese Hypothese denselben Beobachtungen wie die vorige (also insgesamt vier verschiedenartigen Beobachtungen).

Nach der Publikation (f) sollte das aktive Agens ein leichtes Nebenprodukt von anti-IgE sein, das dem Verdünnungsprozeß entging, weil es sich stets an der Oberfläche der Flüssigkeit befand, so wie Korkkrümel auf Wasser. Dies würde natürlich voraussetzen, daß es immer der obere Teil der Flüssigkeit ist, der von einer Verdünnung zur nächsten übertragen wird. Außerdem sind einige weitere *ad-hoc*-Annahmen nötig: Demnach sollten Histamin, *Apis mellifica* und Lungenhistamin alle dem gleichen Prozeß unterliegen wie das anti-IgE, während sie ihre antagonistischen Effekte behalten. Selbst mit diesen Zusatzpostulaten bleibt noch das Rätsel der Wellen konstanter Höhe. Somit widerspricht diese Hypothese zwei verschiedenartigen Beobachtungen.

Nach der Publikation (g) ist der von Davenas *et al.* berichtete Verlust des Färbungsvermögens nur ein spontanes Phänomen, das mit der Gegenwart oder der Abwesenheit von anti-IgE nichts zu tun hat. Es steht fest, daß die Fähigkeit, Basophilen zu färben, sich zuweilen spontan zeitlich ändert. Die spontane Instabilität von Basophilen war eines der Kriterien, die hier herangezogen wurden, um ein Experiment zu disqualifizieren, aber es wurde für dieselbe Argumentation auch exakt das gegenteilige Verhalten angeführt (das Ausbleiben einer ausreichenden Reaktion auf hohe Dosen von anti-IgE). Einmal davon abgesehen, daß die angesetzten Kriterien gerade vor spontanen Veränderungen schützen, beruht diese Hypothese auf der Annahme einer konstanten Beziehung zwischen der Beschaffenheit der untersuchten Substanz (experimentelle bzw. Kontrollsubstanz) und der Zeit, nach der die Basophilen gezählt werden. Diese Beziehung kann bei Blindversuchen nicht erfüllt werden, denn hier ist die Reihenfolge der Zählungen zufallsbedingt. Die Hypothese eines spontanen Effekts, der gemäß einer gegebenen zeitlichen Reihenfolge auftritt, widerspricht zudem der Tatsache, daß dieser Effekt auch bei hohen Verdünnungen von anti-IgE eintritt, aber nicht bei hohen Verdünnungen von anti-IgG. Die Existenz von Wellen konstanter Kammhöhe bleibt ebenso unerklärt. Wie bei den zuvor besprochenen hypothetischen Agentien ist hier kaum vorstellbar, wie derselbe spontane Prozeß die Wirkung von anti-IgE sowohl nachahmen als auch hemmen kann. Weiterhin ist nicht einzusehen, wie das vorangehende Erhitzen hoher Verdünnungen eine Veränderung der Basophilen hemmen soll, die als spontaner Prozeß angenommen wird. Insgesamt widerspricht diese Hypothese sechs verschiedenartigen Beobachtungen.

Kommen wir zur Schlußfolgerung. In ihren Reaktionen auf die Bitte des Herausgebers, nach Schwachstellen im Artikel von Davenas *et al.* zu suchen, kamen die Autoren der sieben eben skizzierten Arbeiten jeweils sehr schnell zu einer an herausragender Stelle plazierten Publikation. Dennoch lieferten sie keinen Beitrag zur Klärung des wissenschaftlichen Rätsels, das im erwähnten Artikel präsentiert worden war.

Anhang 6d

Wissenschaftliche Untersuchungen der Effekte hoher Verdünnungen

Für das Jahr 1995 wurde noch keine Übersicht der wissenschaftlichen Artikel über Experimente zu hohen Verdünnungen publiziert. In Tabelle A6.1 sind die entsprechenden Experimente zusammengefaßt, die zwischen 1985 und 1994 in wissenschaftlichen Zeitschriften veröffentlicht wurden, die im *Science Citation Index* erfaßt werden. Nicht darin enthalten sind Zeitschriften, die sich mit wissenschaftlichen Untersuchungen zur Homöopathie befassen.

Weil sich die Äußerungen zu den Experimenten mit hohen Verdünnungen auf solche Versuche konzentrierten, die mit Basophilen durchgeführt wurden, muß betont werden, daß die meisten Resultate in Wahrheit mit anderen Modellen erzielt wurden. Das erste dieser Ergebnisse wurde in einer führenden Zeitschrift publiziert.[36] An Mäusen demonstrierten die Autoren dieses Artikels biologische Effekte von Verdünnungen, die weniger als ein Molekül pro Maus enthielten (es wurden 2×10^{-25} Gramm in jede Maus injiziert). Diese Publikation wurde bislang ignoriert, wie die meisten nachfolgenden Artikel über hohe Verdünnungen. Mit der hier gegebenen Zusammenstellung soll eine der effizientesten Strategien der Zensur bekämpft werden: das schlichte Ignorieren unbequemer Fakten. Weiterhin ist hervorzuheben, daß beim Ansetzen ungewöhnlicher Konzentrationen, wie zum Beispiel 10^{6} Zellen pro Milliliter, Verdünnungen von Molekülen unter 10^{-15} M weniger als einem Molekül pro Zelle entsprechen (und daher weniger als einem Molekül pro Rezeptor). Über die in Tabelle A6.1 aufgeführten Publikationen sind folgende Anmerkungen zu machen:

Tabelle A6.1: Liste von Experimenten zu hohen Verdünnungen, zwischen 1985 und 1994 in Zeitschriften publiziert, die im *Science Citation Index* erfaßt werden

verwendete Tests	*Substanzen*	*Verdünnung*	*Ergebnisse*
(I) Experimente mit Tests ohne Basophilenreaktionen			
1 immunologische Reaktionen (Mäuse)	Thymulin	4×10^{-20} g/Maus	+
2 Heuschnupfen	Graspollen	10^{-60}	+
3 induzierte Katalepsie (Ratten)	Gelsemin	10^{-60}, 10^{-400}	+
" " "	Cannabis	10^{-60}, 10^{-400}	+
" " "	Graphit	10^{-60}, 10^{-400}	+
" " "	*Agaricus muscarius*	10^{-60}, 10^{-400}	+
4 Wirkung auf Makrophagen (Ratten)	Silikate	2×10^{-19} M	+
5 immunologische Reaktionen (Mäuse)	Thymulin	10^{-20} g/Maus	+
6 Retention im Blut (Ratten)	Arsen	10^{-26}	+
7 Urinausscheidung (Ratten)	Blei	10^{-10}, 10^{-60}, 10^{-400}	–
8 Aktivierung von NK-Zellen	β-Endorphin	10^{-17} M	+
9 immunologische Reaktionen (Mäuse)	Interferon αβ	2×10^{-10} i.u.	+
10 Wiederherstellung des Stuhlgangs	Opium	10^{-30}	–
" " "	Raphanol	10^{-10}	–
11 LRHL-Freisetzung (Ratten)	PAF	10^{-15} M	+
12 Fibrositis	R-Toxikodendron	10^{-12}	+
13 subzellulare Enzyme	7 hemmende Agentien	10^{-4} – 10^{-60}	–
14 Influenza	homöopathisches Mittel	10^{-400}	+
15 DIOS-Zellen	rekombinantes IL-1	$2{,}5\times10^{-19}$ M	+
16 Peritoneal-Zellen (Mäuse)	Interferon αβ	2×10^{-10} i.u.	+
17 IL-1-Freisetzung durch THP-1-Zellen	PAF	10^{-15} M	+
18 Elimination bei Menschen	Nalidixinsäure	10^{-14}	–
" " "	Atenolol	10^{-14}	–
19 Protonen-Relaxationszeit	Silikate	10^{-18}, 10^{-24}, 10^{-30}	+
20 Monozyten-Fluoreszenz	PAF	10^{-17} M	+
21 Veränderungen bei gesunden Menschen	Belladonna	10^{-60}	+
22 Immunantwort (Hühner)	Bursin	5×10^{-27} g / Huhn	+
23 Steig-Aktivität (Frösche)	Thyroxin	10^{-30}	+
24 akute Diarrhöe (Kinder)	homöopathische Mittel	10^{-60}	+
25 Asthma	homöopathische Mittel	10^{-60}	+
(II) Experimente mit Basophilen			
26 Achromasie (menschliche Basophilen)	Lungenhistamin	10^{-30}, 10^{-36}	+
" " "	*Apis mellifica*	10^{-18}, 10^{-20}	+
27 Achromasie (menschliche Basophilen)	anti-IgE	10^{-30}, 10^{-120}	+
" " "	Na-Ionophor Monensin	10^{-30}	+
" " "	Ca-Ionophore A23187	10^{-30}	+
28 Achromasie (menschliche Basophilen)	anti-IgE	10^{-10} – 10^{-30}	–
29 5HT-Freisetzung (Ratten-Basophilen)	anti-IgE	10^{-15} – 10^{-36}	–
" " "	Serumalbumin	10^{-15} – 10^{-36}	–
30 Serotonin-Freisetzung (Ratten-Basophilen)	anti-IgE	10^{-5} – 10^{-30}	–
31 Histamin-Freisetzung (menschl. Basophilen)	anti-IgE	10^{-5} – 10^{-45}	–
32 Achromasie (menschliche Basophilen)	anti-IgE	10^{-21} – 10^{-30}	+
" " "	*Apis mellifica*	10^{-30} – 10^{-40}	+
33 Achromasie (menschliche Basophilen)	anti-IgE	10^{-21} – 10^{-30}	–
34 Achromasie (menschliche Basophilen)	Histamin	10^{-18} M, 10^{-20} M, 10^{-32} M	+
35 Achromasie (menschliche Basophilen)	anti-IgE	10^{-12} – 10^{-60}	–

Experimente mit Tests ohne Basophilenreaktionen

1 Positive Resultate wurden in 21 (von 25) Publikationen berichtet. Diese Resultate wurden mit 22 verschiedenen Substanzen (oder Substanzgruppen) von 17 unabhängigen Teams erzielt.

2 Keine der vier Publikationen, die über negative Resultate berichteten, widerspricht irgendeiner der 21 Publikationen, in denen positive Resultate mitgeteilt wurden.

Experimente mit Basophilen

3 Die in vier Publikationen mitgeteilten positiven Resultate wurden mit sechs verschieden Substanzen erhalten.

4 Alle positiven Resultate wurden mit einem empfindlichen Test erzielt, der von den Autoren entwickelt wurde (Entfärbung von menschlichen Basophilen).

5 Das sozusagen einflußreichste »Versagen beim Reproduzieren« (Maddox *et al.*)[28] wurde unter ungeeigneten Umständen erzielt und betraf nur zwei negative Experimente (gegenüber 200 zuvor durchgeführten Versuchen; siehe Kapitel 2).

6 In drei der berichteten Fälle des »Versagens beim Reproduzieren«[29,30,31] verwendeten die Autoren nicht den Entfärbungstest, sondern einen anderen Test, der offensichtlich weniger empfindlich ist. Im speziellen Fall der Histaminfreisetzung zeigten Beauvais *et al.*, daß dieser Test zunehmend unempfindlicher als der Entfärbungstest wird, wenn die Anzahl von Verdünnungen ansteigt.[37] Weiterhin wurden bei zwei der Experimente[29,30] nicht einmal menschliche Basophilen verwendet.

7 Ovelgönne *et al.*[33] unterließen es, hohe Verdünnungen von anti-IgE mit geeigneten Kontrollösungen (anti-IgG oder Lösungsmittel) zu vergleichen. Statt dessen verglichen sie intensiv gerührte Verdünnungen von anti-IgE mit schwach gerührten.

8 Hirst *et al.*[35] folgten nicht dem Protokoll von Davenas *et al.*, und zwar bei einigen Punkten, die für die Empfindlichkeit des Experiments bedeutsam sind (siehe Kapitel 6). Trotz dieses Mangels an Empfindlichkeit berichteten Hirst *et al.* explizit über einen Effekt hoher Verdünnungen auf die Varianz der Basophilenzählungen. Leider versäumten es die Autoren, ihre Rohdaten anzugeben, und weigerten sich auch, diese mitzuteilen.

Schlußfolgerung

Die obige Übersicht der publizierten Beweise widerspricht der Vorstellung, daß »Effekte hoher Verdünnungen nicht reproduzierbar« seien. Die Wirkung hoher Verdünnungen wurde mit 21 Modellen ohne Basophilen beobachtet. Dagegen wurde bei keinem der angeblich fehlgeschlagenen Versuche, diese ursprünglichen Basophilenexperimente zu reproduzieren, mitgeteilt, auf welche Weise diese Versuche reproduziert werden sollten. Dies alles weist darauf hin, daß der wissenschaftliche Status der Effekte hoher Verdünnungen dringend einer Neubewertung bedarf.

Literatur

[1] Bastide, M., Doucet-Jabœuf, M., Daurat, V., *Immunology Today*, 6 (1985), 234–235
[2] Reilly, D. T., Taylor, M. A., McSharry, C., Aitchison, T., *Lancet*, 18. Okt. (1986), 881–885
[3] Sukul, N. C., Bala, S. K., Bhattacharyya, B., *Psychopharmacology*, 89 (1986), 338–339
[4] Davenas, E., Poitevin, B., Benveniste, J., *Europ. J. Pharmacol.*, 135 (1987), 313–319
[5] Bastide, M. *et al.*, *Int. J. Immunotherapy*, 3 (1987), 191–200
[6] Cazin, J. C. *et al.*, *Human Toxicol.*, 6 (1987), 315–320
[7] Fisher, P. , House, I. , Belon, P., Turner, P., *Human Toxicol.*, 6 (1987), 321–324
[8] Williamson, S. A., Knight, R. A., Lightman, S. L., Hobbs, J. R., *Brain Behav Immunol.*, 1 (1987), 329
[9] Daurat, V, Dorfman, P., Bastide, M., *Biomed & Pharmacother.*, 42 (1988), 197–206
[10] Mayaux, M. J. *et al.*, *Lancet*, 5. März (1988), 528–529
[11] Junier, M. P. *et al.*, *Endocrinology*, 123 (1988), 72
[12] Fisher, P. *et al.*, *BMJ*, 299 (1989), 365–366
[13] Petit, C., Belon, P., Got, R., *Human Toxicol.*, 8 (1989), 125–129
[14] Ferley, J. R, Zmirou, D., d'Adhemar, D., Balducci, F., *Brit. J. Clin. Pharmac.*, 27 (1989), 329–335
[15] Orencole, S. F., Dinarello, C. A., *Cytokine*, 1 (1989), 14–22

[16] Carrière, V., Bastide, M., *Int. J. Immunotherapy*, 6 (1990), 211–214
[17] Barthelson, R. A., Potter, T., Valone, F. H., *Cellular Immunology*, 125 (1990), 142–150
[18] Ferry, N. *et al.*, *Brit. J. Clin. Pharmac.*, 32 (1991), 39–44
[19] Demangeat, J. L. *et al.*, *J. Med. Nucl. Biophys.*, 16 (1992), 135–145
[20] Rola-Pleszczynski, M., Stankova, J., *J. Leukocyte Biol.*, 51 (1992), 609
[21] Walach, H., *J. Psychosomatic Research*, 37 (1993), 851–860
[22] Youbicier-Simo *et al.*, *Int. J. Immunotherapy*, 9 (1993), 169–180
[23] Endler, P. C. *et al.*, *Vet. Human Toxicol.*, 36 (1994), 56–59
[24] Jacobs, J. *et al.*, *Pediatrics*, 93 (1994), 719–725
[25] Reilly, D. *et al.*, *Lancet*, 344 (1994), 1601–1606
[26] Poitevin, B., Davenas, E., Benveniste, J., *Brit J. Clin. Pharmac.*, 25 (1988), 439–444
[27] Davenas *et al.*, *Nature*, 333 (1988), 816–818
[28] Maddox, J., Randi, J., Stewart, W. W., *Nature*, 334 (1988), 287–290
[29] Metzger, H., Dreskin, S. C., *Nature*, 334 (1988), 375
[30] Seagrave, J. C., *Nature*, 334 (1988), 559
[31] Bonini, S., Adriani, E., Balsano, F., *Nature*, 334 (1988), 559
[32] Benveniste *et al.*, *C. R. Acad. Sci. Paris*, 312 II (1991), 461–466
[33] Ovelgönne, J. H. , Bol, A. M. J. M., Hop, W. C. J, van Wijk, R., *Experientia*, 48 (1992), 504–508
[34] Sainte-Laudy, Belon, *Agents Actions*, 38 (1993), C245–247
[35] Hirst, S. J. *et al.*, *Nature*, 366 (1994), 525–527
[36] Doucet-Jabœuf, M. *et al.*, *C. R. Acad. Sci. Paris*, 295 (1982), 283–286
[37] Beauvais, F. *et al.*, *J. Allergy Clin. Immunol.*, 87 (1991), 1020–1028

Anhang 7a

Vier Briefe über einen Betrugsverdacht

Brief von Benveniste an Charpak (14. Mai 1993)

Herr Kollege,
ich bin ziemlich besorgt darüber, wie sich die Dinge entwickelt haben. Ich denke, Sie sind sich dessen bewußt, wie ernst schon die Äußerung des Wortes »Betrug« sein kann. Von Betrug war nie gesprochen worden, außer von verantwortungslosen Journalisten, die von einem Gericht deswegen verurteilt würden, weil sie keinerlei Beweise hatten. Ich bedaure, daß Sie bei den codierten Experimenten, die am 13. Mai durchgeführt wurden, nicht anwesend waren. Sie hätten beobachten können, daß bei den Versuchen alle Vorsichtsmaßnahmen getroffen wurden, um die Möglichkeit einer vorherigen Erkennung auszuschließen. Die Codierung wurde nicht vorgenommen, um Betrug zu verhindern (der für niemanden in diesem Laboratorium in Frage kommt), sondern um jegliches Vorurteil der Techniker auszuschließen. Beachten Sie, daß die Experimentatoren numerierte Spritzen erhielten, die von einer anderen Person präpariert worden waren; das bedeutet, daß die Techniker niemals die Originalröhrchen sahen.
Als wir hörten, daß Sie kommen würden, sagten wir: »Endlich ein Wissenschaftler!« Daher ist es einigermaßen enttäuschend zu erfahren, daß Sie ein Gerücht wieder aufgreifen, von dem wir dachten, daß wir es seit 1988 los seien. Die Vorstellung, daß »jemand hinter Benvenistes Rücken betrügt«, war der Ausweg, den die Gruppe der Zeitschrift *Nature* mit ihrem Magier beschritt. Zum gegenwärtigen Zeitpunkt sind mindestens zehn Personen an dem Experiment beteiligt. Somit ist jede von ihnen diesem Vorwurf

ausgesetzt. Normalerweise wählen Wissenschaftler ihre besten Resultate, sobald sie überzeugt sind, daß ihre Hypothese bewiesen ist. Wir handeln nicht so, sondern zeigen jedem alles und gehen damit das Risiko ein, daß Mißinterpretationen schlimmster Art daraus folgen können. Herr Kollege, handeln Sie wie ein Wissenschaftler, nicht wie ein Polizist. Was wir beinahe zufällig festgestellt haben, ist in der Tat frappierend. Die Tragweite können wir beide nicht einschätzen. Angesichts der vorliegenden Aspekte sind kleingeistige Haltungen weder berechtigt noch hinnehmbar. Verstehen Sie solche Einstellungen? Ich auch nicht. Aber es gibt sie. Tragen Sie dazu bei, daß sich die Wahrheit durchsetzt. Andernfalls werden Sie dies – beim Fortgang der Dinge mit der momentanen Geschwindigkeit – bestenfalls (oder schlimmstenfalls) um ein paar Monate aufhalten, denn die Prüfsysteme werden immer einfacher handhabbar sowie zunehmend beweiskräftiger.

Mit den Problemen, die Sie beim Verständnis der Funktion dieses Geräts haben, stehen Sie nicht allein. Sie wissen sicher, daß das Argument »ich verstehe es nicht, also existiert es nicht« in der Vergangenheit so häufig angeführt wurde, daß es völlig diskreditiert ist. Für die nahe Zukunft planen wir Experimente mit einer direkten Kopplung zweier Spulen; damit soll geklärt werden, ob die Verstärkung erforderlich ist. Aber ich erinnere Sie daran, daß nach der Verschiebung des Potentiometers um einige Millimeter die induzierte Frequenz von 1000 Hz verschwand, ebenso wie die Übertragung. So verhält sich kein Holzstück. Und selbst wenn es ein Holzstück wäre, so bliebe immer noch die Tatsache, daß wir mit diesem Holzstück dem Wasser eine komplexe Antigen-Aktivität verliehen! Und noch besser …

Am besten könnten Sie den Betrugsverdacht für sich entkräften, wenn Sie das Experiment in Ihrem Laboratorium selbst durchführen ließen. Ich erinnere Sie daran, daß ich (anstelle von Cochin) dies ursprünglich vorgeschlagen hatte. Das Experiment würde von zwei auswärtigen Beobachtern ausgeführt, die durch uns beide nominiert würden (zum Beispiel Professor Spira,

Präsident der Abteilung 10 des INSERM). Diese würden garantieren, daß die Übertragungen gemäß einem zuvor definierten Protokoll erfolgten. Ich trete nun eine zehntägige USA-Reise an (um Himmelfahrt). Nach meiner Rückkehr können wir festlegen, wie dieses Protokoll aufzustellen ist. Dieses Experiment sollte alle Zweifel ausräumen, die sich in den letzten fünf Jahren bei einigen Personen festgesetzt haben, die mit aller Kraft die Atmosphäre vergiften. Ich betone erneut, daß wir ein solches Theater um die Experimente wegen Wissenschaftlern aufführen, die – heute wie früher – ein Resultat nicht anerkennen wollen, das etablierte Theorien gefährdet. Aber dieses Theater widerspricht keineswegs der wissenschaftlichen Ethik. Normalerweise hat eine wissenschaftliche Institution ein Resultat als solches zu beurteilen und nicht aufgrund seiner wissenschaftlichen Konsequenzen. Andernfalls wäre man auch durch ökonomische Auswirkungen beeinflußt, wenn nicht gar durch politische (Lyssenko). Jede andere Einstellung führte zu willkürlichen Entscheidungen und zum Abwürgen der Forschung, weil jedes abweichende Resultat verdächtig erschiene und niedergehalten würde. Sobald die *üblichen* Vorsichtsmaßnahmen ergriffen wurden, um die Stichhaltigkeit eines Befundes abzusichern (und im vorliegenden Fall ist mehr als dies getan worden), muß dieser publiziert werden, so daß die Wissenschaftler ihn in den folgenden Jahren bestätigen oder widerlegen können. Wenn ein Befund reproduziert werden muß, *bevor* er publiziert wird, so wird die Forschung gestoppt. Könnte Max Planck heutzutage den Gutachtern von *Nature* entgehen?

Daher möchte ich nach diesen zwei Blindversuchen nur eine weitere Überprüfung durchführen: Das Reproduzieren des Experiments in Coraboeufs Laboratorium. Obwohl dadurch die anerkannten Regeln wissenschaftlichen Verhaltens strapaziert würden, sollte damit eine Rückkehr zu normalen wissenschaftlichen Disputen möglich sein. Zunächst aber müßten Sie ein Übertragungsexperiment selbst durchführen. Im Grunde hatte Eccles eben dies getan; er stellte fest, daß Loewi recht und er,

Eccles, unrecht hatte. Sie sind ein ehrenhafter Mann. Daher können Sie keine Bemerkungen machen, die einen Kollegen herabsetzen, und sich dann weigern, eine Überprüfung vorzunehmen, die die Gerüchte zum Verstummen bringen könnte.
Ich danke Ihnen für Ihre Aufmerksamkeit.
Mit freundlichen Grüßen,
J. Benveniste

Brief von Schiff an Charpak (16. Mai 1993)

Herr Kollege,
vorigen Freitag informierte mich Herr Benveniste über die Wirkung des Berichts, den Sie von Herrn Lewiner (oder von Herrn Hennion, ich weiß nicht, von wem der beiden) erhielten. Dabei ging es um die vier Demonstrationen, die ich am Donnerstag, 13. Mai, im Laboratorium der Abteilung 332 des INSERM in Cochin durchgeführt hatte. Nach Benvenistes Aussage sind Sie aufgrund dieses Berichts zur Überzeugung gelangt, die erwähnten Demonstrationen müßten durch Betrug verfälscht worden sein – durch einen Betrug, bei dem ich wohl der Handelnde war. In einer so komplexen und heiklen Affäre wie dieser steigert der Umweg über Zwischenträger die Kommunikationsprobleme. Deswegen ziehe ich es vor, direkt mit Ihnen Kontakt aufzunehmen.
Mein Verhalten scheint Sie zu gewissen Annahmen zu veranlassen, die psychologisch-erkenntnistheoretischer Art sind. Daher ist es durchaus angebracht, daß ich Ihnen meine eigenen Interpretationen darlege. In der Anlage zu diesem Brief finden Sie eine Analyse, die ich im vorigen Jahr publiziert hatte; ich überschrieb sie »erkenntnistheoretische Repressalien«. Ihr eigenes Verhalten in dieser Affäre scheint zu illustrieren, was ich damals schrieb:

1 Der Generaldirektor des INSERM erlaubte Preparata und del Giudice nicht, zu kommen und ihre Theorie der kohärenten Bereiche zu erläutern. Diese Theorie erscheint mir derzeit als die vielversprechendste, wenn es um die Lösung des erkenntnistheoretischen

Problems geht, das Benvenistes Experimente über das Wassergedächtnis aufwerfen. Wegen dieser Ablehnung hatte ich als Ersatzmann zu wirken und mußte formulieren, was ich von dieser Theorie verstanden hatte. Ich sandte Ihnen im voraus einen Text und gab zu Beginn Ihres Besuchs am 21. April 1993 eine mündliche Erläuterung, auf die Sie nach meinem Eindruck mit einer autoritativen Argumentation antworteten. Ich versuchte, die Theorie der kohärenten Bereiche und deren mögliche Verknüpfungen mit dem Wassergedächtnis zu erklären – soweit ich dazu als ehemaliger Physiker fachlich in der Lage war. Sie aber schienen mir autoritativ zu reagieren, indem Sie darlegten, daß Sie de Gennes konsultiert hatten. Dieser hatte sich seinerseits auf Nozières bezogen, der – nach seinen Worten – erklärt hatte, die Theorie der kohärenten Bereiche sei nicht stichhaltig.

2 Nach meinen Ausführungen vom 21. April deuteten Sie die Möglichkeit einer Irreführung an, indem Sie eine Anekdote über Ihre früheren Arbeiten mit Joliot-Curie zitierten. Nachdem er Zeuge eines von Kollegen vorgeführten Zaubertricks war, fragte er diese: »Wo ist der Trick?« Sie werden mit mir darin einig sein, daß die Machtverhältnisse und die näheren Umstände einer entspannten Diskussion über diesen Punkt nicht förderlich sind. Eben darum hatte ich mich entschlossen, diesen Aspekt nicht ins Spiel zu bringen.

3 Ich hatte erfahren, daß Sie beabsichtigten, den Demonstrationen am 13. Mai selbst beizuwohnen, aber Sie delegierten zwei Personen, die Sie vertraten.

4 Es scheint, daß Sie meine vorübergehende Verärgerung sowie meine Einwände gegen Ihre Vertreter bei einem aktuellen Experiment als Indiz dafür interpretierten, daß Betrug vorliegt. Falls Ihre Informanten es Ihnen nicht berichteten, erwähne ich es hier: Ich bestand darauf, daß sie wenigstens eines der vier Experimente beobachteten. Zudem forderte ich, daß sie den Part von teilnehmenden Beobachtern bzw. von Zeugen einnahmen, die im Protokoll erwähnt sind. Sie lehnten dies ab, und ich bestand darauf, daß sie zumindest bei einem der Experimente anwesend wären und es beobachteten. Jedoch verbrachten sie nur die halbe Zeitdauer eines Experiments in dem Raum, in dem die Demonstration stattfand. Mich störte die Tatsache, daß sie – anstatt die ablaufenden Vorgänge zu verfolgen – sich vom Gerät abwandten und fortfuhren, mit Benveniste über Betrug zu diskutieren sowie über die »Aufgeschlossenheit« der wissenschaftlichen Ge-

meinschaft, die nach ihren Worten nicht so engstirnig sei, wie Benveniste behauptete. Sie müssen zugeben, daß ich Gründe hatte, zornig zu werden!

Um konkret zu werden: Ich schlage vor, daß Sie jemanden vom ESPCI (dem Pariser Institut für Physik und Chemie) oder von anderswo entsenden, um mit Herrn Benveniste und mir ein Demonstrationsverfahren bzw. -protokoll auszuhandeln. Dieses könnte möglicherweise dazu führen, daß Sie Ihre Meinung darüber ändern, ob zwischen einem chemischen Signal und seiner ursprünglichen molekularen Basis eine Trennung existiert oder nicht. Sollten Sie an Ihrer Unterstellung von Betrug starr festhalten, gäbe es allerdings keinen Grund, eine Modifizierung des Protokolls zu versuchen. Wenn Ihre Annahme auf experimentelle Weise nicht entkräftet werden kann, erschiene sie als nichtwissenschaftlich, zumindest nach der Definition, die Popper gab. Wie ich im Protokoll erklärte, ging es um folgende Experimente: dasjenige, das Sie am 21. April beobachteten, und das vom 13. Mai, zu dem Sie zwei Vertreter sandten.

Ich möchte diesen Brief mit einer Anmerkung schließen, die weniger erkenntnistheoretisch und eher persönlich ist. Wie ich Ihnen am 21. April sagte, hatte ich eine Zusammenarbeit mit meiner früheren Universität erwartet, um eine wissenschaftliche Frage zu klären. Ich muß gestehen, daß ich bisher enttäuscht wurde; doch gebe ich die Hoffnung nicht auf, daß am ESPCI und anderswo letztlich die Vernunft triumphieren wird.

Michel Schiff, ehemaliger Doktorand am ESPCI (Abschluß im Jahre 1956), Chargé de Recherche au CNRS.

Anlage: Ein Kapitel mit dem Titel »Je ne veux pas le savoir: Le refoulement scientifique à l'état pur« (aus: *L'Homme Occulté: Le Citoyen face au Scientifique*), 1992, Editions Ouvrières, 63–78.

Kopien an: Jacques Benveniste (INSERM, U200, Clamart); Jacques Lewiner und Claude Hennion (ESPCI, Paris); Emilio del Giudice und Giuliano Preparata (Universität Mailand); Isabelle Stengers (Freie Universität Brüssel)

Brief von Lewiner an Schiff
(18. Mai 1993)

Herr Kollege,
ich erhielt eine Kopie des Briefes, den Sie am 16. Mai an Herrn Charpak sandten. Es scheint mir wichtig, die falsche Interpretation aufzuklären, die sich nach unserem Besuch vom 13. Mai offensichtlich entwickelt hat.
Nach unserer Rückkehr berichteten wir Herrn Charpak über unsere Eindrücke von der gewählten experimentellen Prozedur und schlugen ein Verfahren vor, das nur sehr wenig davon abweicht. Dieses sollte geeignet sein, entweder die wissenschaftliche Gemeinschaft zu überzeugen oder die Notwendigkeit weiterer Experimente zu beweisen.
Wir haben ganz gewiß niemals behauptet, daß die Reihe von Demonstrationen, die Sie ausführten, durch Betrug entwertet seien, und erst recht haben wir nie gesagt, Sie hätten einen Betrug begangen.
Daher sollten wir Herrn Charpak eine experimentelle Prozedur vorschlagen, die – wenn es ihm angemessen erscheint – Ihnen wahrscheinlich unterbreitet wird.
In der Zwischenzeit verbleibe ich mit freundlichen Grüßen,
J. Lewiner

Brief von Charpak an Benveniste
(19. Mai 1993)

Lieber Herr Benveniste,
bitte entschuldigen Sie die Verzögerung, mit der ich Ihre Mitteilungen beantworte. Ich war wegen Reisen und Konferenzen nicht erreichbar.
Allerdings hatte ich sichergestellt, daß zwei meiner Mitarbeiter vom ESPCI nach Cochin fuhren, weil ihre Mitwirkung an Labortests dringend geboten ist. Sie bestätigten mir, daß der Verstärker permanent oszilliert hatte. Nachdem ich darüber nachdachte, bin

ich nicht geneigt, daraus derzeit irgendwelche Schlüsse zu ziehen. Der Effekt, den Sie beobachten und von dem Sie sagen, er sei leicht reproduzierbar, benötigt nur eine einfache Überprüfung. Es sollte ein objektiver Test möglich sein, denn Sie verwendeten rund 20 Röhrchen, von denen einige einen Inhalt hatten, der nach Ihrer Methode sensibilisiert worden war. Ferner folgten Sie einem von Ihnen bestimmten Protokoll, wobei Sie während der Prozedur die Verteilung der Röhrchen nicht kennen konnten.

Während des Besuchs meiner Mitarbeiter in Cochin gab es eine kleine Diskussion mit Herrn Schiff, weil sie annahmen, sie hätten eine Möglichkeit bemerkt, die Röhrchen zu markieren, die im Verlauf der Vibration sensibilisiert wurden. Das bedeutet sicher nicht, daß diese Möglichkeit auch ausgenutzt wurde. Aber es ist klar, daß hierüber kein Zweifel bleiben darf. Es wird Herrn Spira leicht möglich sein, ein Protokoll zu entwerfen, das jeglichen Verdacht ausschließt.

Mit freundlichen Grüßen,

George Charpak

Kopien an: Coraboef, Hennion, Lazar, Lewiner und Spira.

Anhang 7b

Thematische Analyse der Artikel, die Davenas *et al.* zitierten

Der verwendete Katalog

Ich zog alle Artikel in englischer oder französischer Sprache heran, die ich im Jahre 1993 finden konnte. Diese Artikel wurden im wesentlichen mit Hilfe des *Science Citation Index* und des Artikels von Garfield (unten als Nr. 22 aufgeführt) aufgefunden. Die Zeitschriften sind in alphabetischer Reihenfolge aufgeführt. Danach sind die jeweils erstgenannten Autoren angegeben, ebenfalls in alphabetischer Reihenfolge. Außerdem ist bei jedem Zitat die laufende Nummer in der Liste angegeben.

American Scientist (Rousseau: 80 (1992) 54–63)[1]

Biochemical and Biophysical Research Communications (Kahn: 166 (1990) 1039–1046)[2]

Biological Journal of the Linnean Society (Berezin: 35 (1988) 199–203)[3]

British Journal of Clinical Pharmacology (Ernst: 30 (1990) 173–174)[4], (Ferley: 27 (1989) 329–335)[5], (Ferry: 32 (1991) 39–44)[6]

British Medical Journal (Davies: 299 (1989) 918)[7], (Fisher: 297 (1988) 618)[8], (Grange: 300 (1990) 47)[9], (Smith: 297 (1988) 377–378)[10], (Wall: 299 (1989) 1401)[11]

Canadian Medical Association Journal (Morgan: 146 (1992) 1719–1720)[12], (Richmond: 147 (1992) 97–98)[13]

Canadian Veterinary Journal (Scrimgeour: 31 (1990) 336)[14]

Chemical Engineering News (Dagani: 66 (1988) 6)[15]

Comptes Rendus de l'Académie des Sciences (Benveniste: 312 (1991) 461–466)[16], (Jacques: 310 (1990) 1437–1439)[17]

Critical Reviews of Oncology / Hematology (Valent: 10 (1990) 327–352)[18]

Current Contents (Anonymus: no. 39 (1988) 9–10)[19], (Anonymus: no. 13 (1989) 8–10)[20], (Beaven: no. 21 (1990) 6–8)[21], (Garfield: no. 13 (1989) 3–7)[22], (Garfield: no. 21 (1990) 3–5)[23]

Dermatology (Aberer: 182 (1991) 253)[24]

European Journal of Pharmacology (Sassard: 183 (1990) 384)[25]
Experientia (Ovelgönne: 48 (1992) 504–508)[26]
Genetics (Stahl: 132 (1992) 865–867)[27]
Journal de Chimie Physique (Berg: 87 (1990) 497–515)[28]
Journal de Médicine Nucléaire et de Biophysique (Demangeon: 16 (1992) 135–145)[29], (Spira: 16 (1992) 105–106)[30]
Journal of Allergy and Clinical Immunology (Beauvais: 87 (1991) 1020–1028)[31]
Journal of Nuclear Medicine (Scott: 33 (1992) 407–409)[32]
Journal of the American Mosquito Control Society (Mehr: 6 (1990) 469–476)[33]
Journal of the Royal College of General Practitioners (Swayne: 39 (1989) 503–506)[34]
Journal of the Royal Society of Medicine (Lewith: 83 (1990) 543–544)[35]
Lancet (Anonymus: 9. Juli (1988) 117)[36], (Anonymus: 6. Aug. (1988) 347)[37], (Benveniste: 13. Okt. (1990) 944)[38]
Medical Hypotheses (Berezin: 31 (1990) 43–45)[39]
Nature (Anonymus: 333 (1988) 787)[40], (Anonymus: 334 (1988) 367)[41], (Anonymus: 340 (1989) 82)[42], (Benveniste: 334 (1988) 291)[43], (Benveniste: 335 (1988) 759)[44], (Bland: 335 (1988) 109)[45], (Bonini: 334 (1988) 559)[46], (Claire: 335 (1988) 584)[47], (Clemens: 335 (1988) 292)[48], (Coles: 334 (1988) 372)[49], (Coles: 340 (1989) 89)[50], (Coles: 340 (1989) 178)[51], (Coles: 341 (1989) 7)[52], (Danchin: 334 (1988) 286)[53], (Doublet-Stewart: 335 (1988) 200)[54], (Dunthorn: 335 (1988) 664)[55], (Escribano: 334 (1988) 376)[56], (Fierz: 334 (1988) 286)[57], (Findlay: 335 (1988) 292)[58], (Fisher: 335 (1988) 292)[59], (Friedjung: 334 (1988) 646)[60], (Gaylarde: 334 (1988) 375)[61], (Gibson: 335 (1988) 200)[62], (Gillman: 335 (1988) 292)[63], (Glick: 334 (1988) 376)[64], (Grimwade: 335 (1988) 292)[65], (Hirst: 366 (1993) 525–527)[66], (Johnson: 335 (1988) 392)[67], (Jonas: 335 (1988) 292)[68], (Lane: 335 (1988) 109)[69], (Lasters: 334 (1988) 285)[70], (Lipowicz: 335 (1988) 109)[71], (Maddox: 334 (1988) 287)[72], (Maddox: 335 (1988) 760)[73], (Metzger: 334 (1988) 375)[74], (Miller: 340 (1989) 498)[75], (Neville: 335 (1988) 200)[76], (Nisonoff: 334 (1988) 286)[77], (Opitz: 334 (1988) 286)[78], (Petsko: 335 (1988) 109)[79], (Plasterk: 334 (1988) 285)[80], (Reilly: 334 (1988) 285)[81], (Rothaupt: 335 (1988) 758)[82], (Schilling: 335 (1988) 584)[83], (Scott: 335 (1988) 292)[84], (Seagrave: 334 (1988) 559)[85], (Shakib: 335 (1988) 664)[86], (Shoup: 335 (1988) 664)[87], (Snell: 334 (1988) 559)[88], (Stanworth: 335 (1988) 392)[89], (Suslick: 334 (1988) 375)[90], (Taylor: 335 (1988) 200)[91], (Timmerman: 352 (1991) 751)[92], (van Valen: 335 (1988) 664)[93], (Von Hahn: 335 (1988) 664)[94]

New Biologist (Martin: 3 (1991) 409–411)[95]
New Scienctist (Anonymus: 8. Sept. (1988) 33)[96], (Cherfas: 5. Nov. (1988) 25)[97], (Concar: 16. März (1991) 10)[98], (Patel: 23. Okt. (1993) 10)[99], (Vines: 14. Juli (1988) 39)[100], (Vines: 4. Aug. (1988) 30–31)[101]
New-Zealand Medical Journal (Welch: 102 (1989) 202)[102]
Quarterly Journal of the Royal Astronomical Society (de Jager: 31 (1990) 31)[103]
La Recherche (Anonymus: 19 (1988) 1005)[104], (Anonymus: 19 (1988) 1149)[105], (Anonymus: 23 (1992) 1224)[106], (Ourisson: 24 (1993) 1014–1015)[107]
Science (Benveniste: 241 (1988) 1028)[108], (Dickson: 245 (1989) 248)[109], (Maddox: 241 (1988) 1585–1586)[110], (Pool: 241 (1988) 407)[111], (Pool: 241 (1988) 658)[112], (Relman: 242 (1988) 348)[113]
The Scientist (Benveniste: 2 (1988) 10)[114], (Dixon: 5. Sept. (1988) 1)[115], (Dixon: 5. Sept. (1988) 5)[116], (Dorozynski: 5. Sept. (1988) 4)[117], (Garfield: 5. Sept. (1988) 12)[118]
Science Progress (Berezin: 74 (1990) 495)[119]
Search (Trajstman: 20 (1989) 14)[120]
Sourthern Medical Journal (Frenkel: 82 (1989) 1195–1196)[121]
Thermochimica Acta (Labadie: 162 (1990) 445)[122]
Thorax (Lane: 46 (1991) 787–797)[123]
Veterinary Record (Anonymus: 13. Aug. (1988) 1)[124]

Thematische Einordnung des Inhalts der Artikel

Vorschläge zu Artefakten

Der in französischer Sprache publizierte Vorschlag wurde in Kapitel 6 im Abschnitt »Wissenschaftliche Zermürbung« behandelt. Die sieben von Nature publizierten Vorschläge wurden im Anhang 6c betrachtet.

Reaktionen auf Zensur

Der Begriff »Zensur« wurde nie verwendet. Die Positionen reichten von strenger Kritik an der Haltung von *Nature* (19, 20, 35, 60, 91) bis zu einer Einstellung, die an McCarthy erinnerte, bei der die Autoren annehmen, daß »Betrugsdezernate« ohne Vorwarnung die Forschungsinstitute besuchen sollten (63, 76).

Betrugsverdacht

Dieses Thema wurde im zweiten Teil von Kapitel 7 behandelt. Informationen über einen besonderen Betrugsverdacht wurden auch im Anhang 7a gegeben.

Homöopathie

Die meisten Autoren gingen beim Diskreditieren dieser Experimente von einem Zusammenhang zwischen hohen Verdünnungen und Homöopathie aus. Die Argumente umfassen Hinweise auf die Finanzierung (20, 21, 49, 72) oder Warnungen vor den Gefahren, wenn die homöopathische Medizin als seriös angesehen wird (13, 23, 36, 80). Jedoch weisen einige Autoren darauf hin, daß Erkenntnisse hinsichtlich der Homöopathie eine wissenschaftliche Herausforderung darstellen, die mehr als Sarkasmus verdient (62, 81).

Methodologisches

Praktisch alle Autoren geben einfach die Argumente von Maddox, Randi und Stewart wieder, mit besonderer Betonung der unzureichenden statistischen Überprüfung. Der Aspekt der statistischen Variation von Basophilenzählungen wurde in Kapitel 6 sowie im Anhang 6a untersucht.

Fehlschläge beim Reproduzieren der Experimente zu hohen Verdünnungen

Das Scheitern, Experimente zu hohen Verdünnungen zu reproduzieren, wurden in Kapitel 6 besprochen, und das jüngste Beispiel wurde im Anhang 6b vorgestellt. Eine Übersicht über Experimente zu hohen Verdünnungen wurde im Anhang 6d gegeben.

Ironie und Sarkasmen

Diese Aspekte wurden im zweiten Teil des Kapitels 7 untersucht. Insbesondere wurden dort ungewöhnliche Bezeichnungen aufgeführt, ferner der Text von drei Cartoons.

Theoretische Kritikpunkte

Das niedrige Niveau der wissenschaftlichen Kritik wurde gegen Ende von Kapitel 7 anhand einer langen Liste von Zitaten besprochen.

Register

Dieses Buch, einschließlich Vorsatzpapier und Einband, wurde auf
Recyclingpapier gedruckt, das zu 100% aus Altpapier besteht.
Das Kapitalband wurde aus ungefärbter und ungebleichter Baumwolle gefertigt.